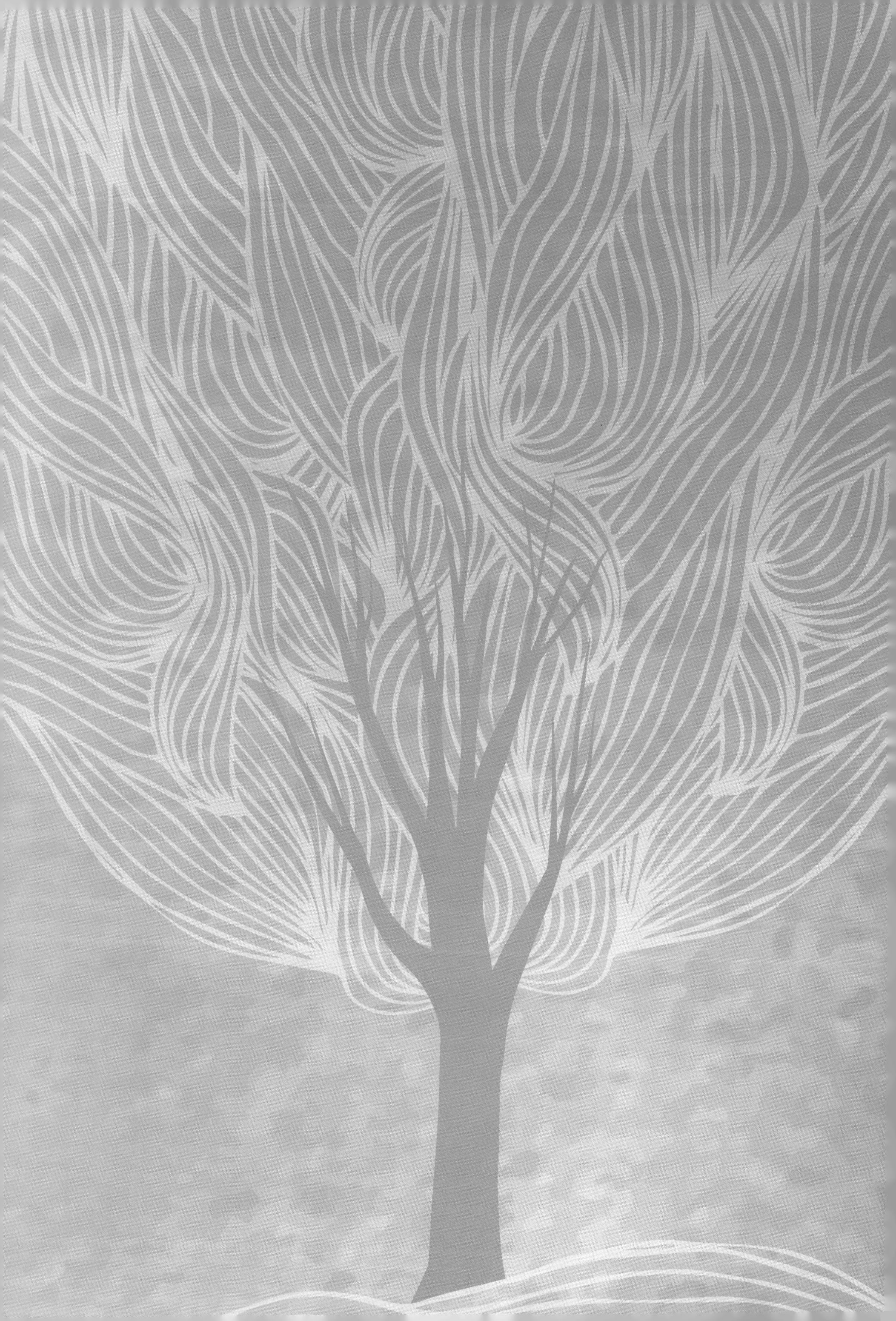

THERAPEUTIC

YOGA

印度舒瑜伽

[印度]
吉图
索尼
尹德尔
著

重庆出版集团 重庆出版社

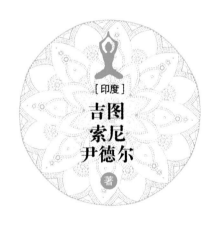

本书通过四川一览文化传播广告有限公司代理，经帕斯顿数位多媒体有限公司授权重庆出版社出版中文简体字版。
版贸核渝字(2015)第124号

图书在版编目(CIP)数据

印度舒瑜伽 / [印度]吉图，[印度]索尼，[印度]尹德尔著. —重庆：重庆出版社，2016.9
ISBN 978-7-229-11048-2

Ⅰ.①印…　Ⅱ.①吉…　②索…　③尹…　Ⅲ.瑜伽—基本知识　Ⅳ.①R247.4

中国版本图书馆CIP数据核字(2016)第048605号

印度舒瑜伽
YINDU SHU YUJIA
[印度]吉图　索尼　尹德尔　著

责任编辑：钟丽娟　何　晶
责任校对：何建云
装帧设计：整文玩图
　　　　　重庆出版集团艺术设计有限公司·卢晓鸣

重庆出版集团
重 庆 出 版 社　**出版**
重庆市南岸区南滨路162号1幢　邮政编码：400061　http://www.cqph.com
重庆出版集团艺术设计有限公司制版
重庆市国丰印务有限责任公司印刷
重庆出版集团图书发行有限公司发行
E-MAIL:fxchu@cqph.com　邮购电话：023-61520646
全国新华书店经销

开本：787mm×1092mm　1/16　印张：14.5　字数：130千
2016年9月第1版　2016年9月第1次印刷
ISBN 978-7-229-11048-2
定价：38.00元

如有印装质量问题，请向本集团图书发行有限公司调换：023-61520678

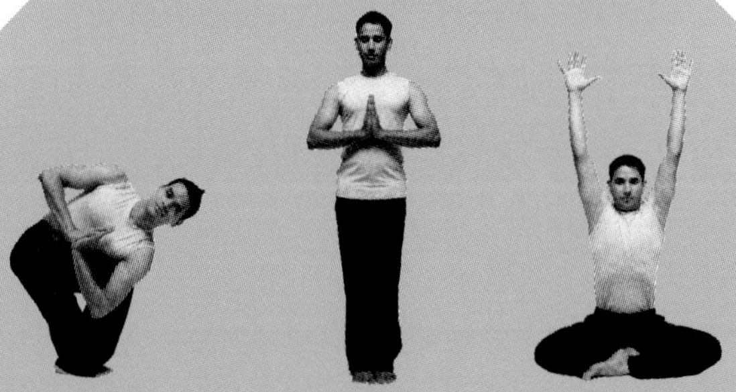

印度舒瑜伽

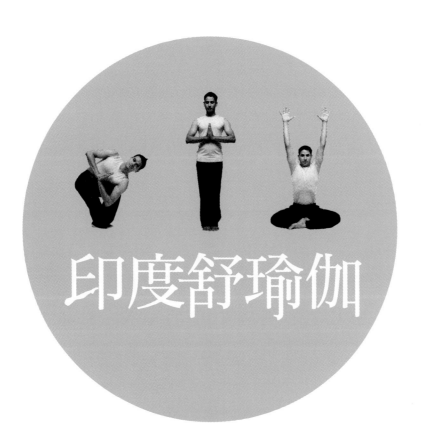

Contents

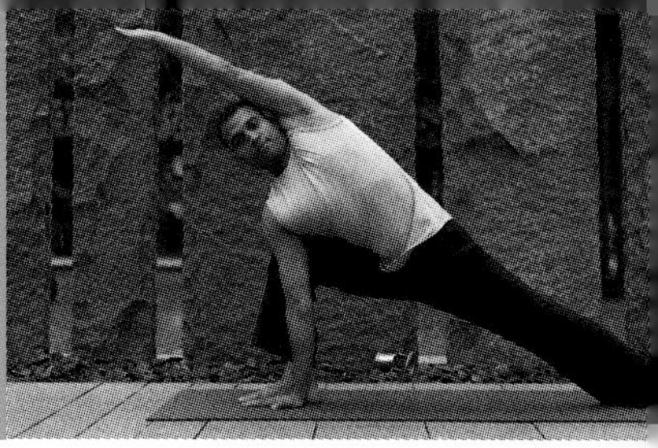

心

Heart

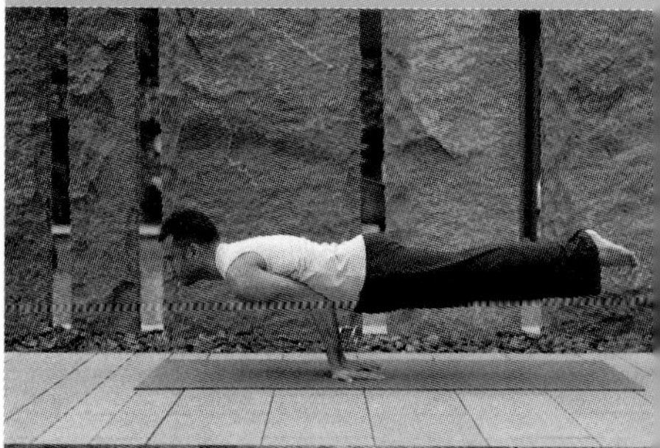

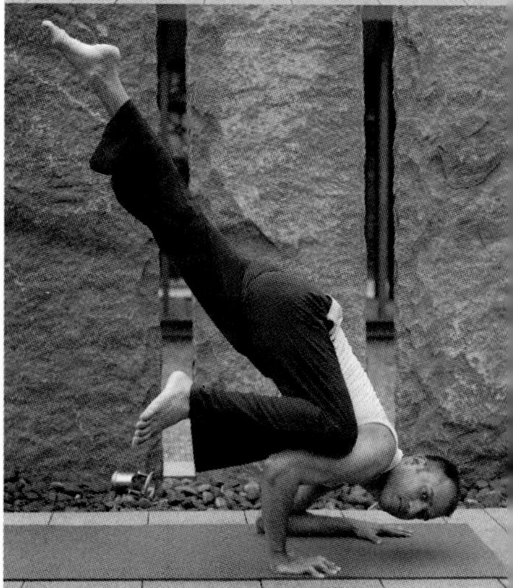

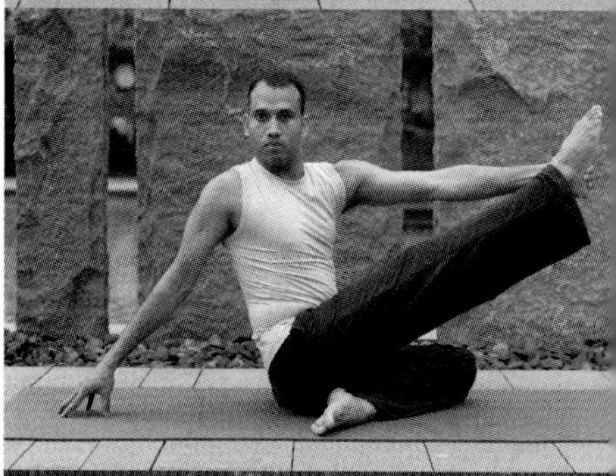

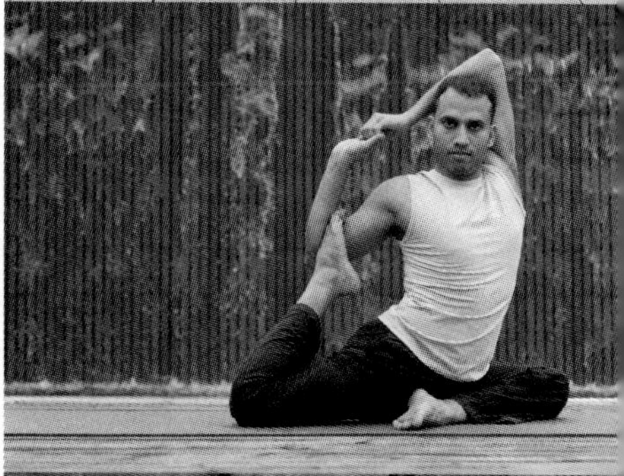

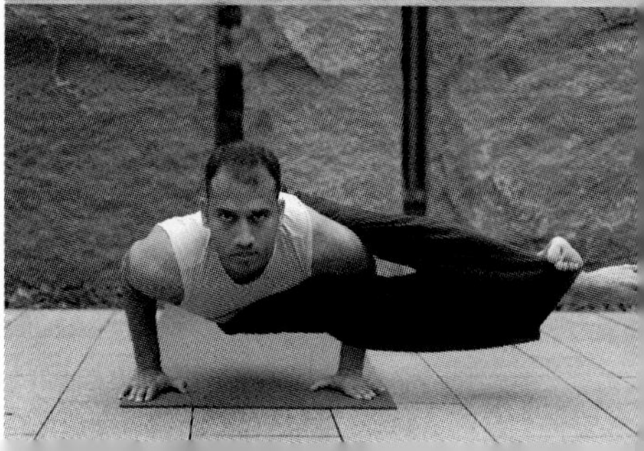

Contents

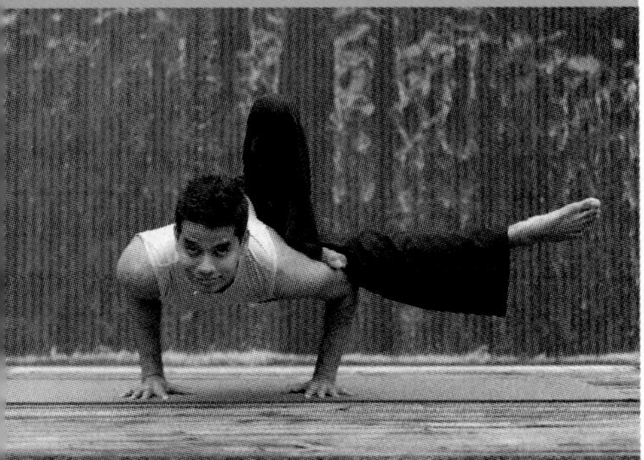

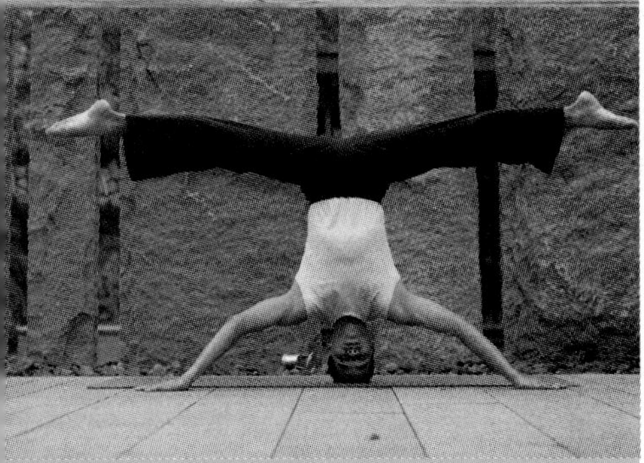

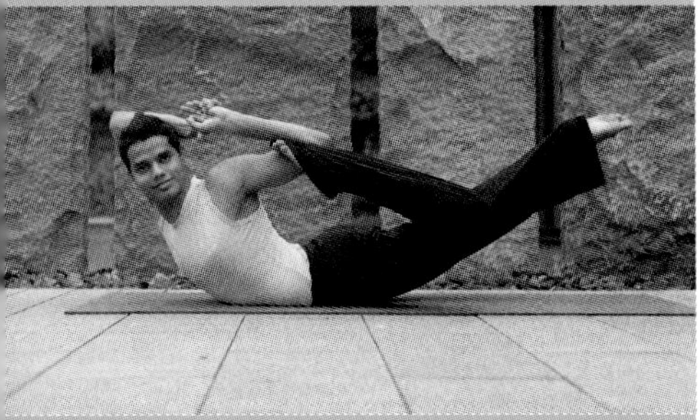

体
Body

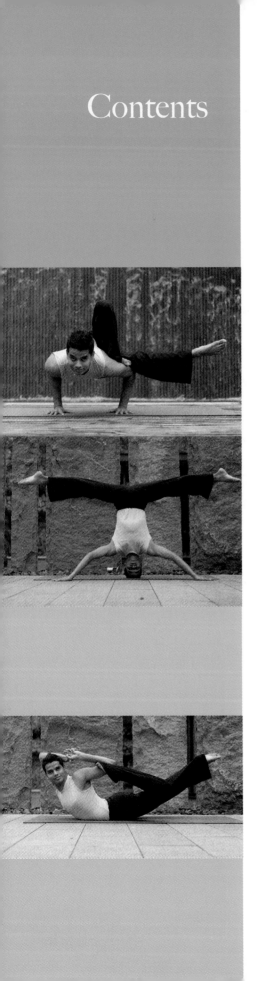

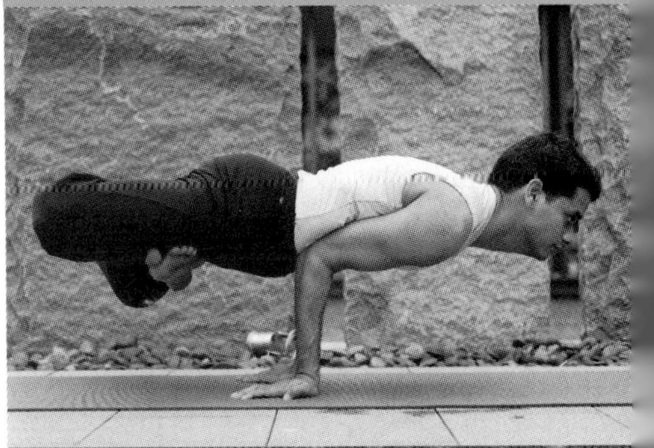

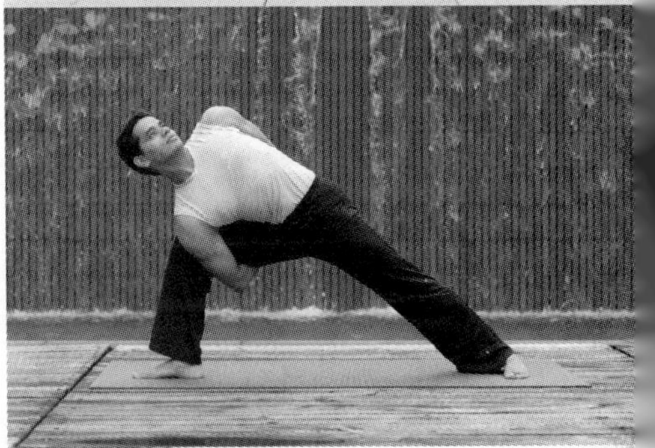

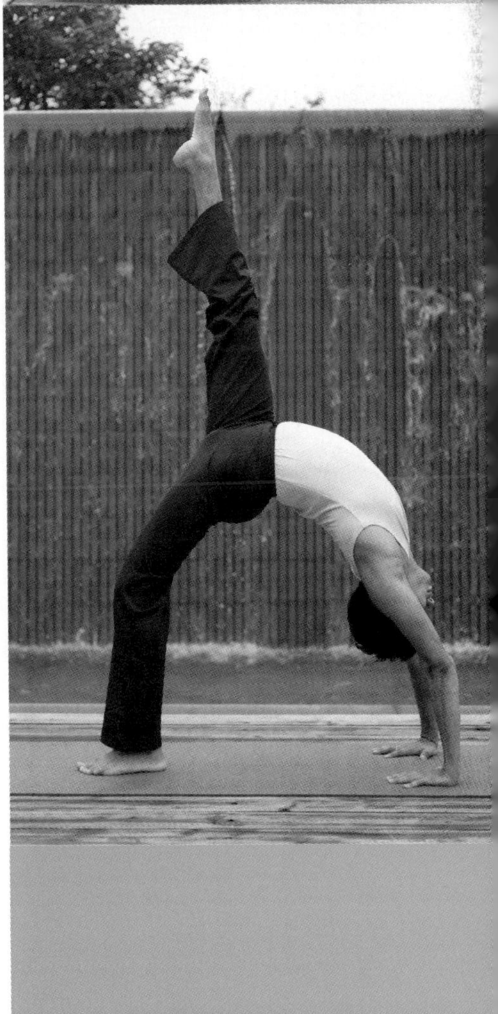

Contents

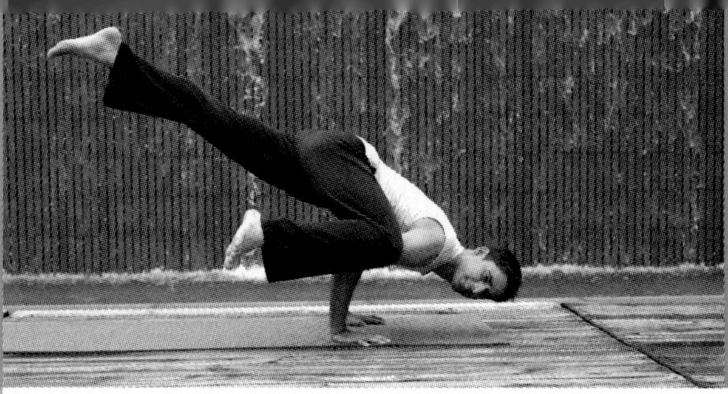

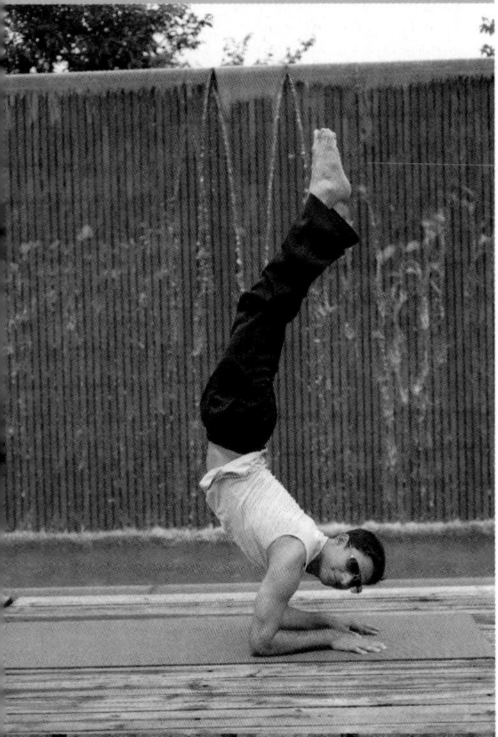

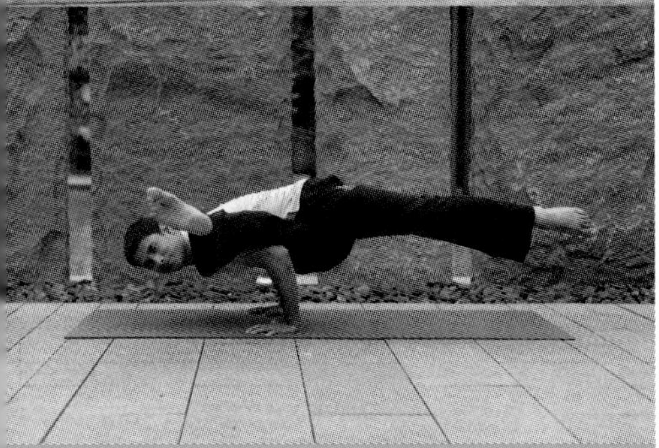

其他
Others

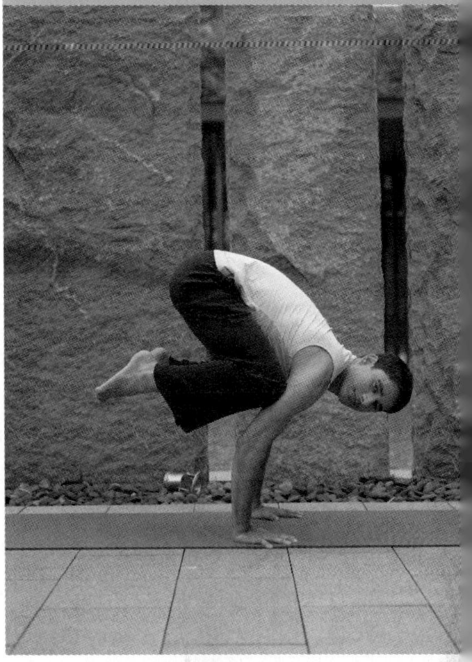

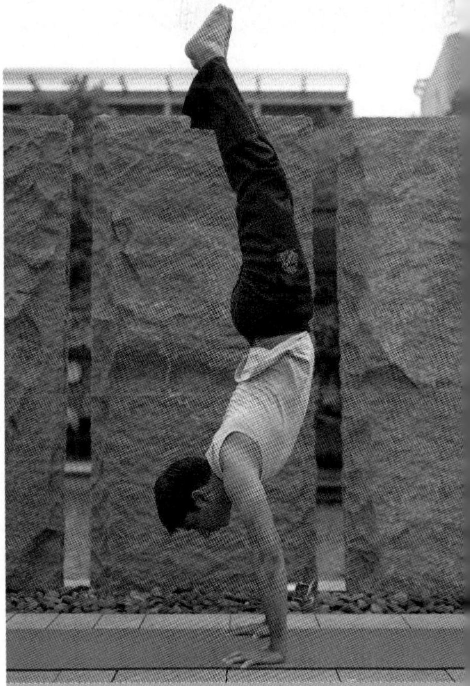

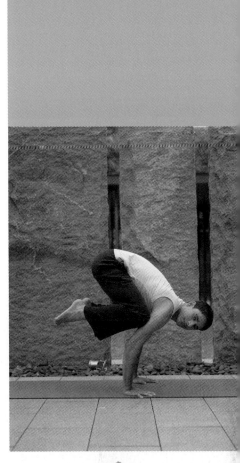

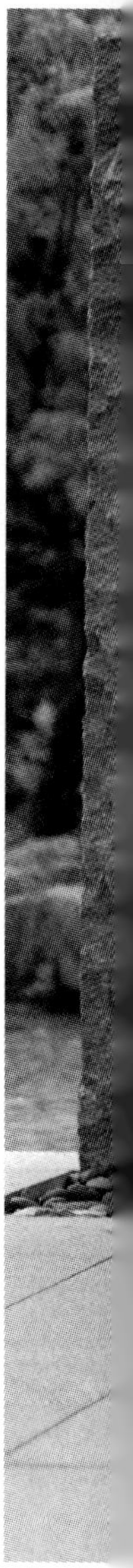

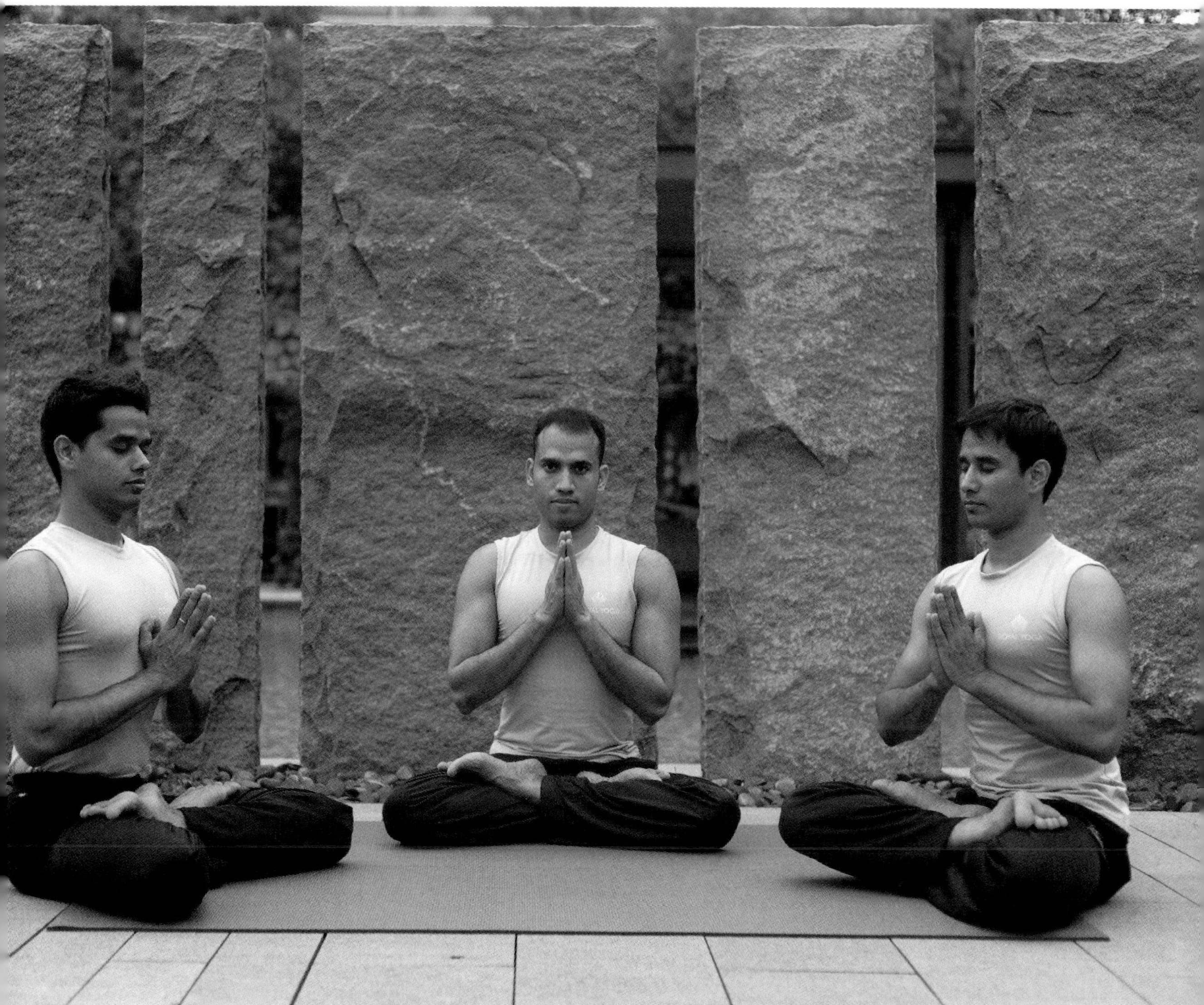

前言

Preface

瑜伽之道

Master Jitu Soni Inder

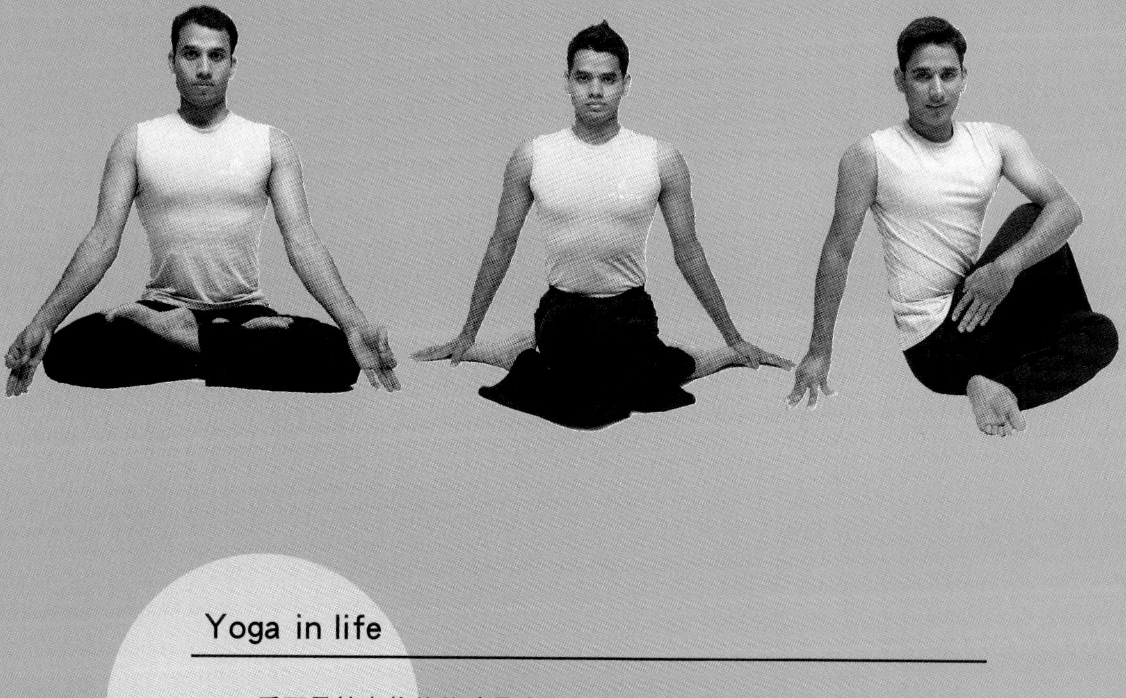

Yoga in life

看不见的事物往往才是决定人生重要的关键，比如呼吸、力量、感觉等等，这些都是我们所看不见也无法触摸到的，却能决定我们生存的价值与生活的质量等等，生命中有很多事物都是我们闭上眼还感受得到的，瑜伽就是一种让你充满爱与健康的生活方式，教你与自己的内在对话，并探索你所不知道的可能。

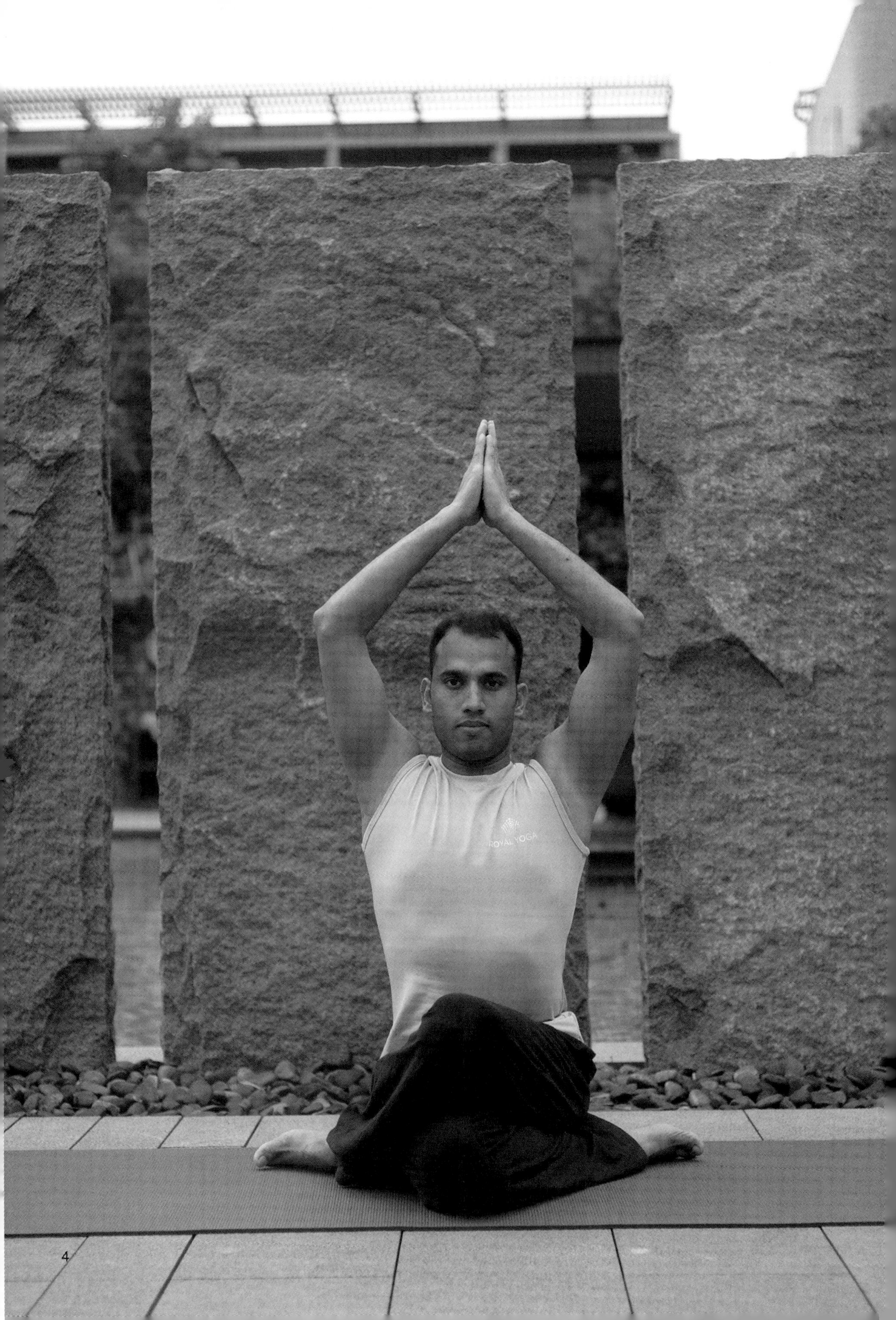
ROYAL YOGA

吉图的瑜伽之道——

在瑜伽中，领悟自我存在的价值

吉图老师来自一个孕育出无数瑜伽冠军摇篮的城市詹谢普尔（Jamshedpur），除了瑜伽，詹谢普尔同时也是印度著名的炼钢城市，因为这样的环境造就吉图从小就有一股异于常人的求胜心与钢铁般的坚定意志。

当许多孩童还在享受童年的时候，吉图老师从8岁就开始学习瑜伽，自我要求甚高的他，为了一圆瑜伽的冠军梦而不断挑战自我，从小就参与了许多的瑜伽竞赛，并成为竞赛常胜将军。他回忆当时："我还记得小时候为了要练习用一只手臂力量就能支撑的高阶体位法，不幸摔断牙齿，当时望着镜中缺牙的样子，让我又好笑又生气。但我知道我的目标，即使遭遇挫折与阻碍，我也从不会兴起放弃的念头。"

真正的胜利，不是旁人的掌声，而是自我心中的定义

当时身为常胜将军的他，早已将获奖当成家常便饭，渐渐地他发现即使赢得了奖项，却不如想象中的开心，而这样的状态愈来愈频繁，他觉得自己患得患失。他常问自己："我在瑜伽中到底想要追求什么？"直到开始接触了瑜伽哲学及冥想后，心中的答案才迎刃而解。他心有所感地说："因为家乡人口多、竞争多，让我常常不自主地要求自己以追求胜利来保持竞争力，但真正的胜利，不在旁人的目光与掌声，而是自己定义的。"

经历

- 1998　Bihar 省瑜伽竞赛冠军
  Jamshedpur Yogasana 竞赛冠军
  Bihar 省瑜伽竞赛季军
- 2000　Bihar 省瑜伽公开赛亚军
  Bihar 省瑜伽竞赛季军
- 2000　East Singhbhum 区域瑜伽赛事亚军
- 2001　Jharkhand 洲际瑜伽竞赛季军
- 2003　完成印度 Karmakar 瑜伽协会瑜伽哲学、应用瑜伽暨哈达瑜伽师资培训
- 2003—2004　Ranchi 大学瑜伽赛事冠军
- 2004　Ranchi 大学瑜伽赛事第五名
- 2004　Jharkhand 洲际瑜伽竞赛殿军
- 2005.5—2005.6　完成印度国家运动协会瑜伽教练培训
- 2000—2005　印度 R.D.Bhatta 社区活动中心瑜伽教练
- 2008　完成印度整合医疗协会自然疗法暨瑜伽疗法荣誉学士学位

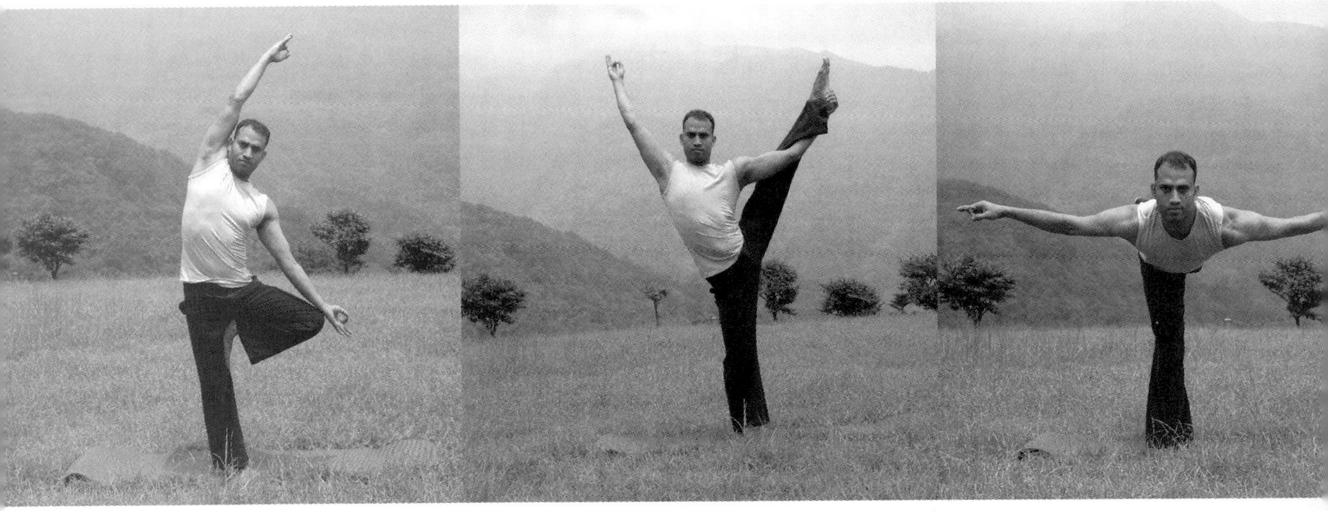

在中国台湾瑜伽会馆教学多年，相处的学生大多为上班族，课余时的闲聊，吉图常听到学生的心情：“在大城市生活的人们，仿佛生活在高压中，工作、家庭、情感无一不是压力来源，这些压力都让身心备受煎熬，而唯有躲进瑜伽馆才能令人忘却城市喧嚣的杂音，从内在与自己的身心重新对话，调整好身心灵状态重新出发。”

“先爱自己，才有能力爱人；先照顾自己，才有能力照顾其他人”

“无论你的心情好与坏，无论你的心是否能够沉静，一旦开始坐下来练习呼吸法及体位法，正面的能量又会被提升起来。”看在吉图老师的眼里，瑜伽应该从心出发，再带进体位法里，让身心真正地契合。当你的心没有足够的正面能量滋养，就很容易被负面情绪影响，久而久之便容易抑郁成疾，成为病痛入侵到你的身体里。

“我经常听到我的学生们抱怨着身体不舒服却还要工作加班，而我总是告诉他们，拥有强健的身心灵才能成为真正富有的人，因为身体健康才能享受辛苦工作的所得与安排自己的生活，这些才是你努力工作的根本。我的教学时数和行政管理工作有时也会让我喘不过气，但我每天都保持着冥想的习惯去净化心中一些压力和负面想法，不只身体要排毒，心也是一样。往往冥想结束后，我就会想起我有多热爱我的工作，又可以再一次带着正面的能量给我的学生们。”吉图老师说。

“看得见的，有一天会消失，看不见的，才会永远地存在！”

人往往对看得见的与能够触摸到的特别有感觉，但那却是很肤浅的第一层，而看不见的事物往往才是决定人生重要的关键，比如呼吸、力量、感觉等等，这些都是我们所看不见也无法触摸到的，却能决定我们生存的价值与生活的质量等等，生命中有很多事物都是我们闭上眼还感受得到，瑜伽就是一种让你充满爱与健康的生活方式，教你与自己的内在对话，并探索你所不知道的可能，而当你与瑜伽融合在一起时，更能向内探索自我的极限，让你能不断成为更好的人。

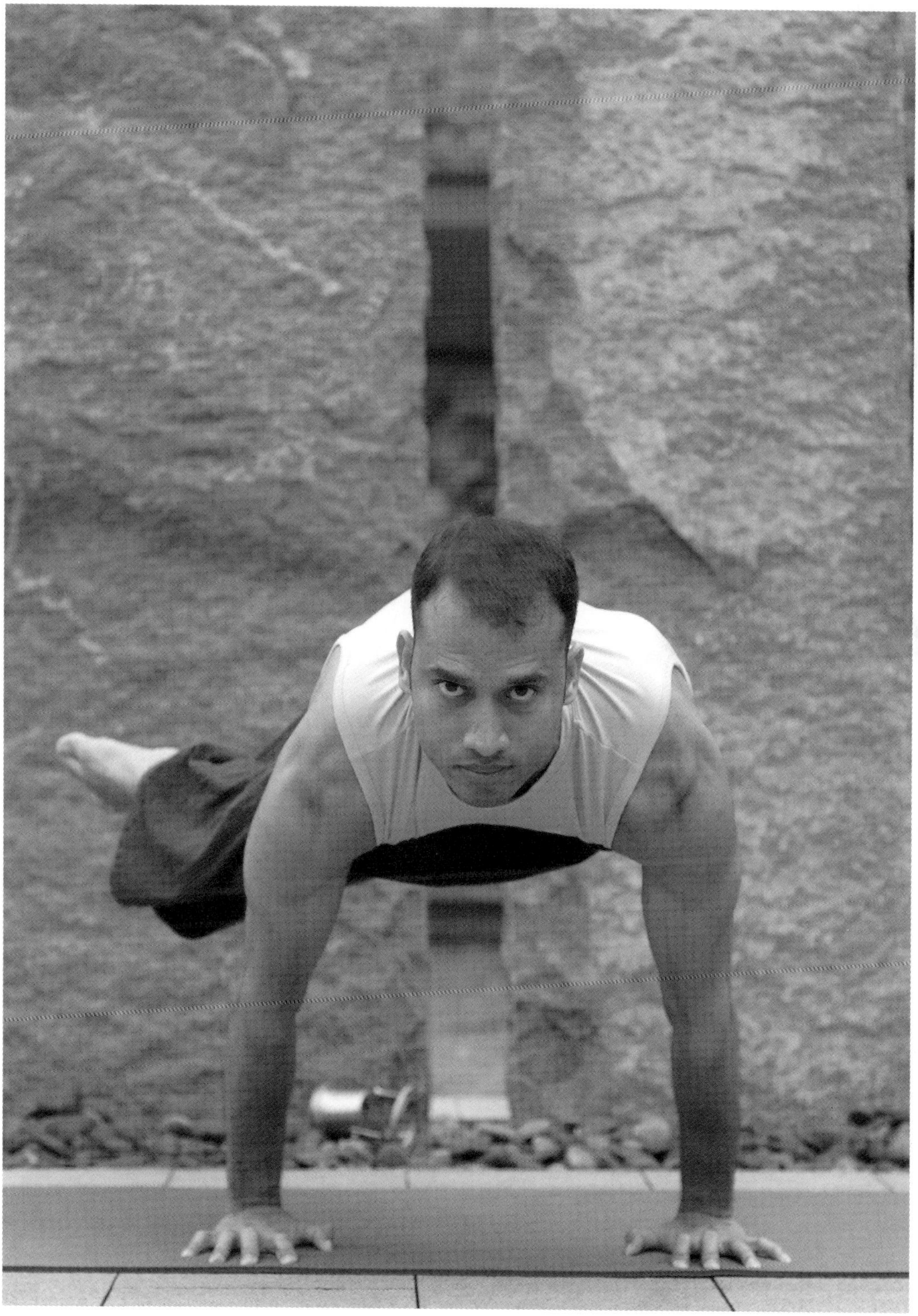

索尼的瑜伽之道——

深度的疗愈与修复，让人从瑜伽中回归最好的状态

索尼老师在家排行老二，总是给人沉稳又温柔的印象。年幼时父母亲忙碌，童年时总是兄代父职地照顾家中另外三个兄弟。“小时候我们兄弟在争玩具争零食时，我总是需要扮演和事佬的角色来排解兄弟间的冲突。而随着年龄增长，当父亲忙着工作忽略我们时，我试着在家中给予更多的关心及爱，让我每一位兄弟都可以有家的感觉。我的个性比较早熟，尽管我不是成员中最大的哥哥，我也时常扮演着家中的大家长。”

“我相信心理绝对会影响生理，开始从事瑜伽教学之后，我发现有许多学生前往瑜伽会馆来练习，除了保持体态及解决疼痛问题，更多的学生是想要寻找一个心中的慰藉及抒发的管道，尽管有着语言的隔阂，我会竭尽所能地成为好听众，试着帮助学生解决一些心理问题及障碍。”

工程师背景，有逻辑及组织的教学方式

尽管年幼时即接触瑜伽，但在青少年时期，对于索尼老师而言，瑜伽就是个课后的运动，是可以和其他同学更亲近的娱乐，在大学以前，并没有很深入地接触瑜伽的概念。身为家中学业较优异的一分子，他顺理成章地实现父亲的期待，进入到家乡当地的工程学首府 Indo Danish Tool Room 完成工程师学业。

“我从小就很喜欢阅读，也对电机工程上的组装拆卸有着强大的好奇心，小时候写作业如果有解不开的数学题，会让我彻夜难眠！”强烈的求知欲，造就了索尼老师在瑜伽解剖学及病症解决上更高的成就。“只要学生来和我讨论他们身体发生的疼痛，我就会当成是发生在我身上的症状，竭尽所能地去解决。”索尼说。

赛事奖项

- 2000　荣获印度省际瑜伽竞赛冠军
- 2001　获选印度国家代表队参加于 Jharkhand 举办之国际瑜伽赛事获选省代表参与印度瑜伽竞赛
- 2002　获选参赛于巴西举办之世界瑜伽赛事
- 2003　获选 Ranchi 大学瑜伽队参加于旁遮普省举办之大学校际赛事

证照 & 训练

- 2006　取得印度运动主管处 NSNIS 认证之瑜伽教师证照
- 2006　取得 BIHAR YOGA BHARTI Munger 瑜伽教师证照
- 2008　于 Kare 阿育吠陀研究中心取得艾杨格瑜伽医学课程证照
- 2011　David Swensen Ashtanga Yoga 研习营

教学经历

- 1998—2006　R.D.Bhatta Centre 受训 & 实习
- 2009—2013 Yoga Wave Fitness Beauty
- 2014 迄今　服务于 ROYAL YOGA

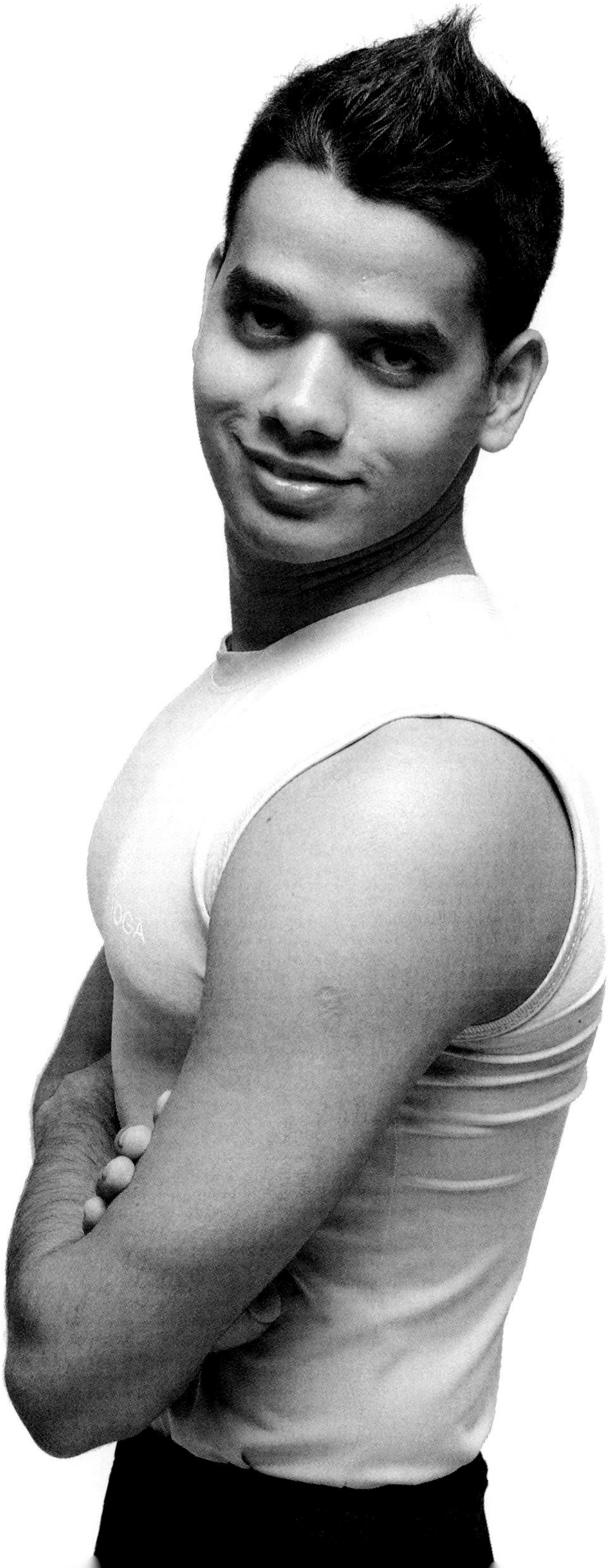

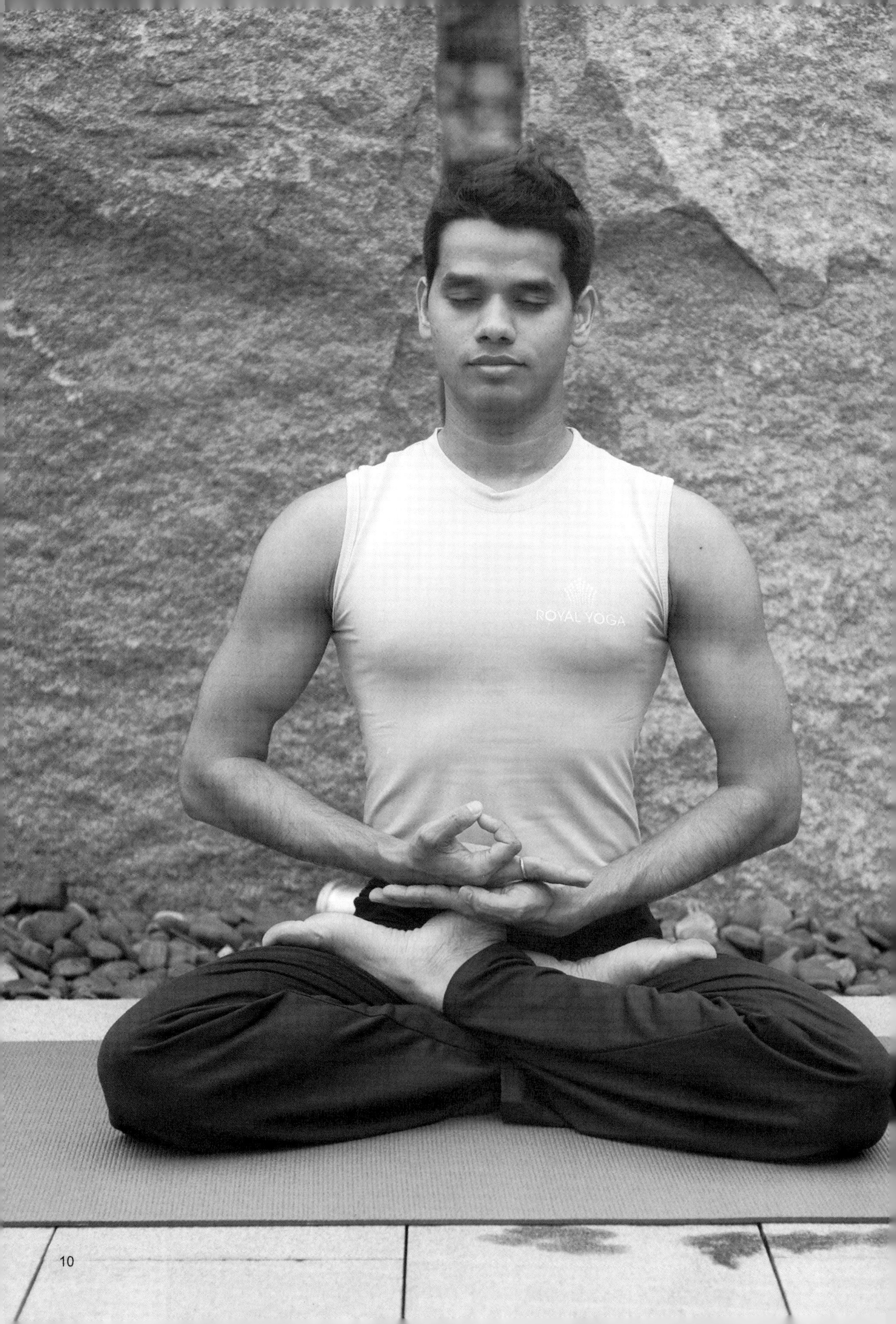
ROYAL YOGA

净化身体的疲劳感，解除心灵压力

教学经验超过 10 年的索尼老师，先后旅居马来西亚、中国大陆及中国台湾，教学地点都位于当地的大城市。而学生的都市文明病，是索尼老师最常被提问及协助解决的重点。曾经担任过工程师的索尼老师，对于学生的需求可以感同身受。“很多人都会开玩笑说我们瑜伽人不明白上班族的苦，但在我从事瑜伽教学前，也当过几年工程师，所以我很可以体会那种长期守在计算机前的倦怠感。”

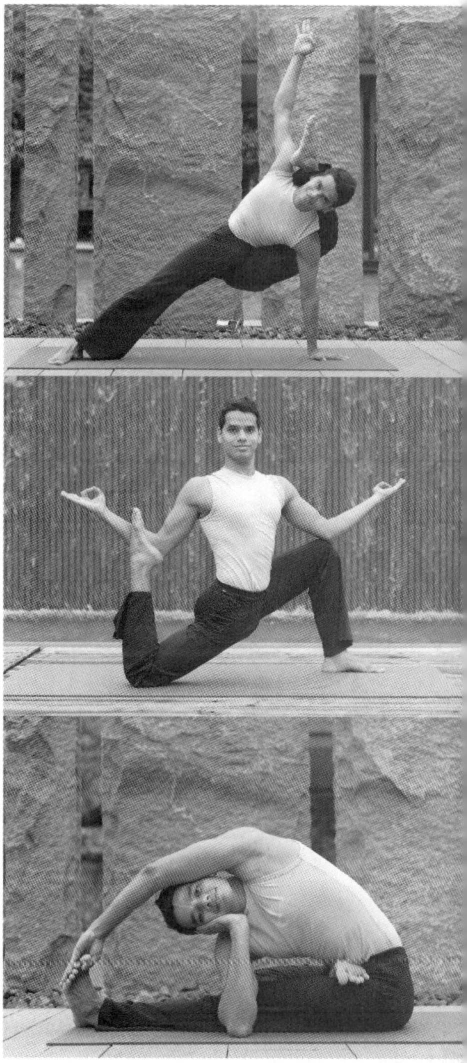

“来到亚洲后，我的教学法改变了许多。印度以劳动工作者居多，所以训练多半是以增加体力及解决劳动工作者的身体疲累。但当我到马来西亚，我发现白领阶层的上班族们需求很不一样，他们需要的是解决长期守在计算机前所带来的肩颈酸痛，以及排解一整天开会及面对主管的心理压力。”自从来到亚洲开始巡回教学，索尼老师的课程编排便开始植入许多针对上班族的元素来满足需求，也从一开始阿斯坦加（Ashtanga）的教学，逐渐转变成艾杨格（Iyengar）的正位瑜伽，具有深度愈疗及修复效果。

摒除旧有的一切，自在做自己

对于许多严格执行瑜伽修行生活的学生们，他分享：“先摒除瑜伽老师的身份，我是个追求健康及自在生活的人，从小到大只要看到养生健康相关的产品或是研习，都会引起我的兴趣跟关注。自在做自己很重要，如果遵守一些教条开始让你不开心，并且造成你生活上的压力，你应该要适当的选择性参与，所有的宗教及规范不需盲从，而是选择自己最舒服最自在的方式参与。”

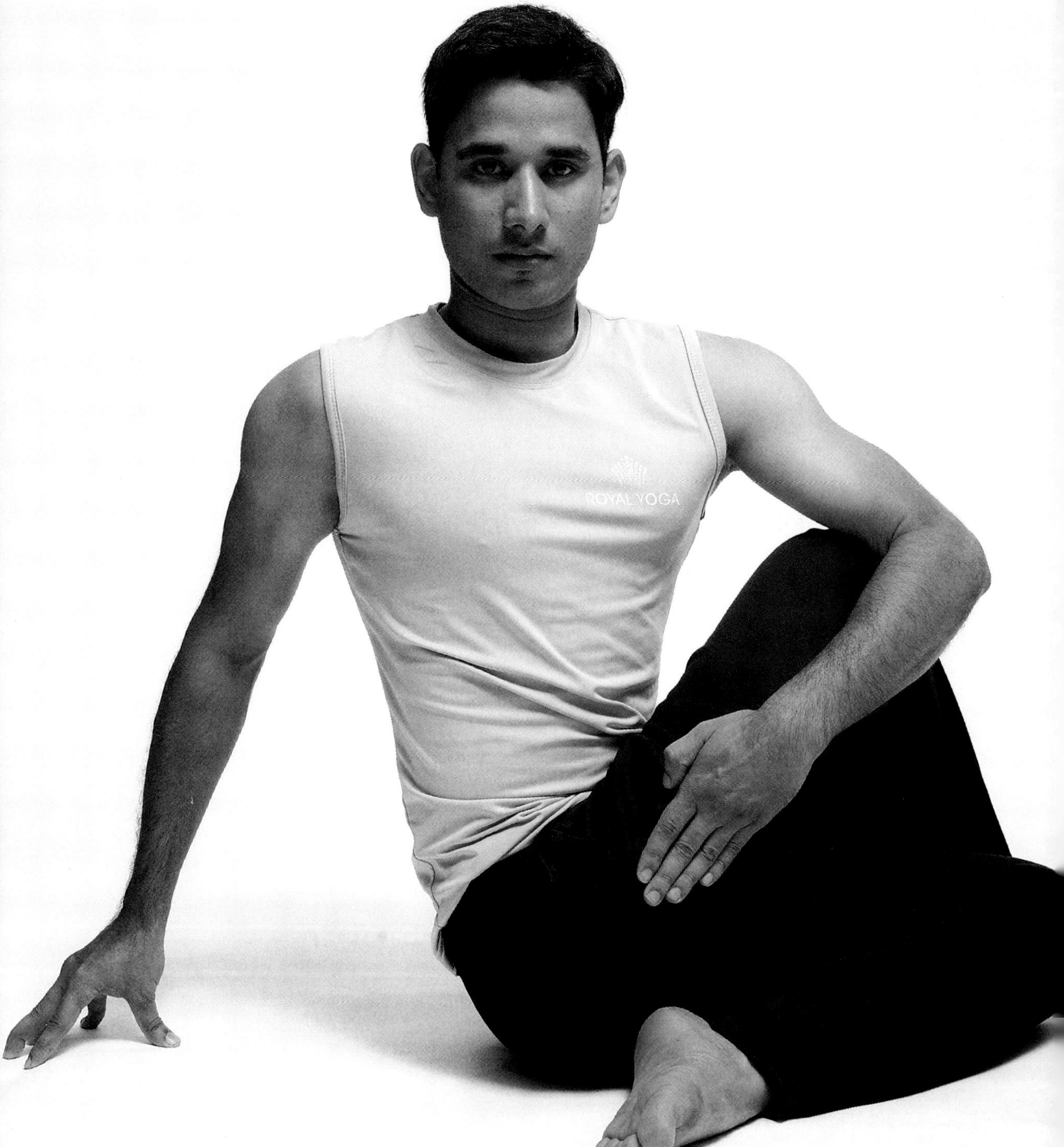
ROYAL YOGA

尹德尔 的瑜伽之道——

一个瑜伽人更应该具备良好的
健康与饮食管理，
并且要保护自己不在练习时受伤

尹德尔老师来自于印度东北部的瑜伽圣地詹谢普尔，来自一个温馨大家庭的他，总是沐浴在爱与分享中。父亲是一位相当注重健康及讲求纪律的严格家长。从尹德尔有记忆以来，父亲总是会在天刚亮时就唤醒家中成员，沐浴整装，全家一起出门运动，这样的习惯从尹德尔老师有记忆以来到大学都没有间断过，这也让他培养出多元的体育专长；除了瑜伽之外，田径及球类运动也是教学之余涉猎的运动项目之一。

由于父亲注重养生，尹德尔从小耳濡目染下，对于饮食及生活作息也遵循着家规，尽管现阶段离开印度到台湾瑜伽会馆教学，饮食及文化虽有差异，仍然保持着每日晨练瑜伽及健康的饮食管理——不接触任何酒精饮品。

练习瑜伽，能让我抛开现实的压力，使我用更清澈的心去面对人、事、物

除了父亲每日早晨会带着全家出门运动之外，放学到家时，家中兄弟时常会玩成一片，瑜伽就是大家回家写完功课之后最常做的休闲活动。“我开始接触瑜伽大概是在六七岁的时候，其实那时对于瑜伽并没有很深刻的体会，我只知道每天下课回家后，我们几个兄弟会相约去社区中心和其他的同学一起跟着社区的老师练习瑜伽，雨季来临时，就会回家将瑜伽垫在地板上铺开，互相帮忙做瑜伽伸展，而一整天的课业压力也随着愉悦的瑜伽时光而消逝。”

瑜伽经历

传统 Ashtanga 于 KPJAYI Mysore

哈达瑜伽于 YOGA DARSHANAM 国际教师培训中心

印度传统医学委员会的瑜伽和按摩治疗文凭

于 Ramamani Iyengar Memorial Yoga Institute（RIMYI），。PUNE 学习艾杨格瑜伽

瑜伽小建议

不要强迫身体做超越自己的能力的体位法

认识尹德尔老师的学生们，对于尹德尔老师乐于分享及活泼的个性或许不陌生。他说：“我是来自大家庭的孩子，我很感谢我的父母带给我许多健康的生活习惯及生活态度。小时候我的父亲总是会等全部家庭成员都到齐了才开饭，并且会希望我们每一位兄弟都能分享些学校的有趣事情，这点教会了我如何分享，我也将同事与授课的学生当成家人看待，互相分享。”

不愿成为每天工作 10 小时的工程师

在大学求学期间，尹德尔选择了生物学及工程学，但这并非他的志趣，这样选择只不过是顺从家人的意见。“在印度，父母及长辈的意见其实很难抗拒。父亲认为工程师是最稳定的职业，希望未来我能够有个安定的工作和薪水，所以希望我能照着他的期望当上工程师。但一想象未来我要成为一位每天坐在计算机前要超过 10 小时的工程师，我十分确定那不是我想要的未来。”面对思想保守的父亲，尹德尔和他经过几年的沟通，最后终于得到父亲的支持，选择了瑜伽为终身职业。

瑜伽不只是姿势练习，而是身心灵探索的旅程

当年年轻气盛勇于挑战，并且有着父亲长年所培养出强健体育细胞的尹德尔老师，选择了阿斯坦加派系师资培训的课程。“当时的我还没有办法体会瑜伽的精神，我只知道在阿斯坦加的体位训练中，我可以有许多进阶体位法的挑战，我很想知道我的极限在哪里。”而在一次的自我练习当中让下背及腿后侧严重拉伤后，尹德尔老师终于体会到瑜伽当中所强调的“不竞争”。“阿斯坦加系统强调强力体位法训练，尤其在团体训练中，你很容易会去在意身边的同伴可以达到何种强度，潜意识中会有竞争的想法在追逐着你。放下比较、放下竞争、聆听自己身体最真实的声音，是我在当年受伤时学到最美好的一课。”

随后尹德尔开始钻研瑜伽疗法及解剖学，并将其融入在课堂中，引导学生练习安全及达到身心灵平衡的课程。他说：“正如我所说的，每一堂课我都将我的学生当成家人，我尽力地将最安全及有效率的动作安排在课堂内，如同呵护家人一般。”

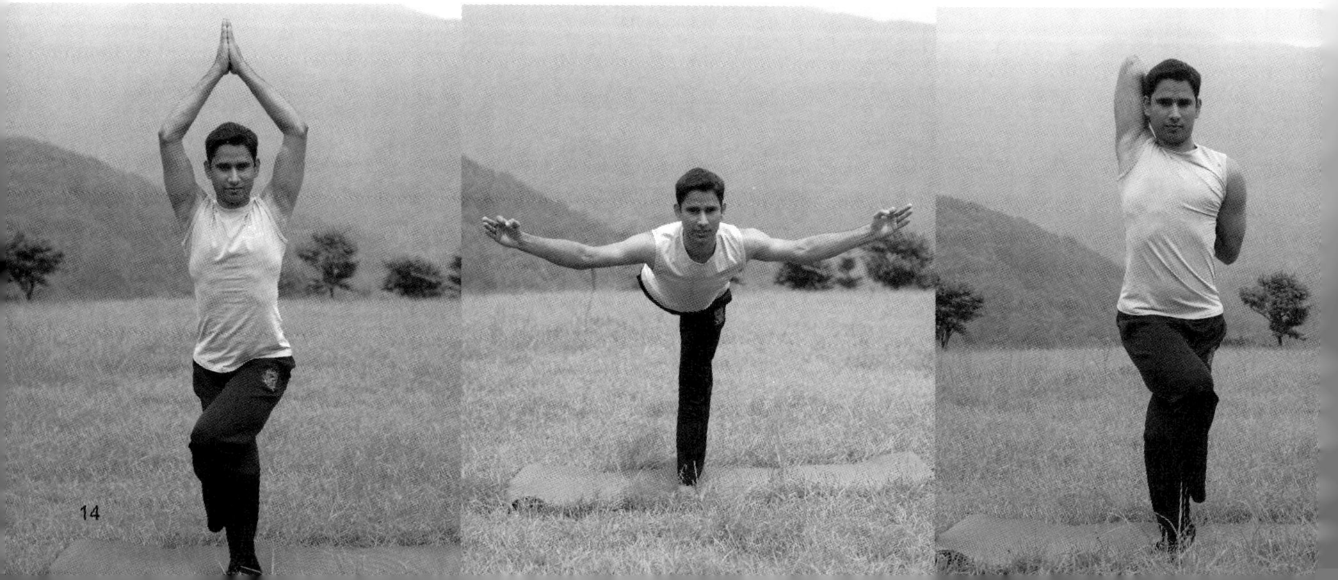

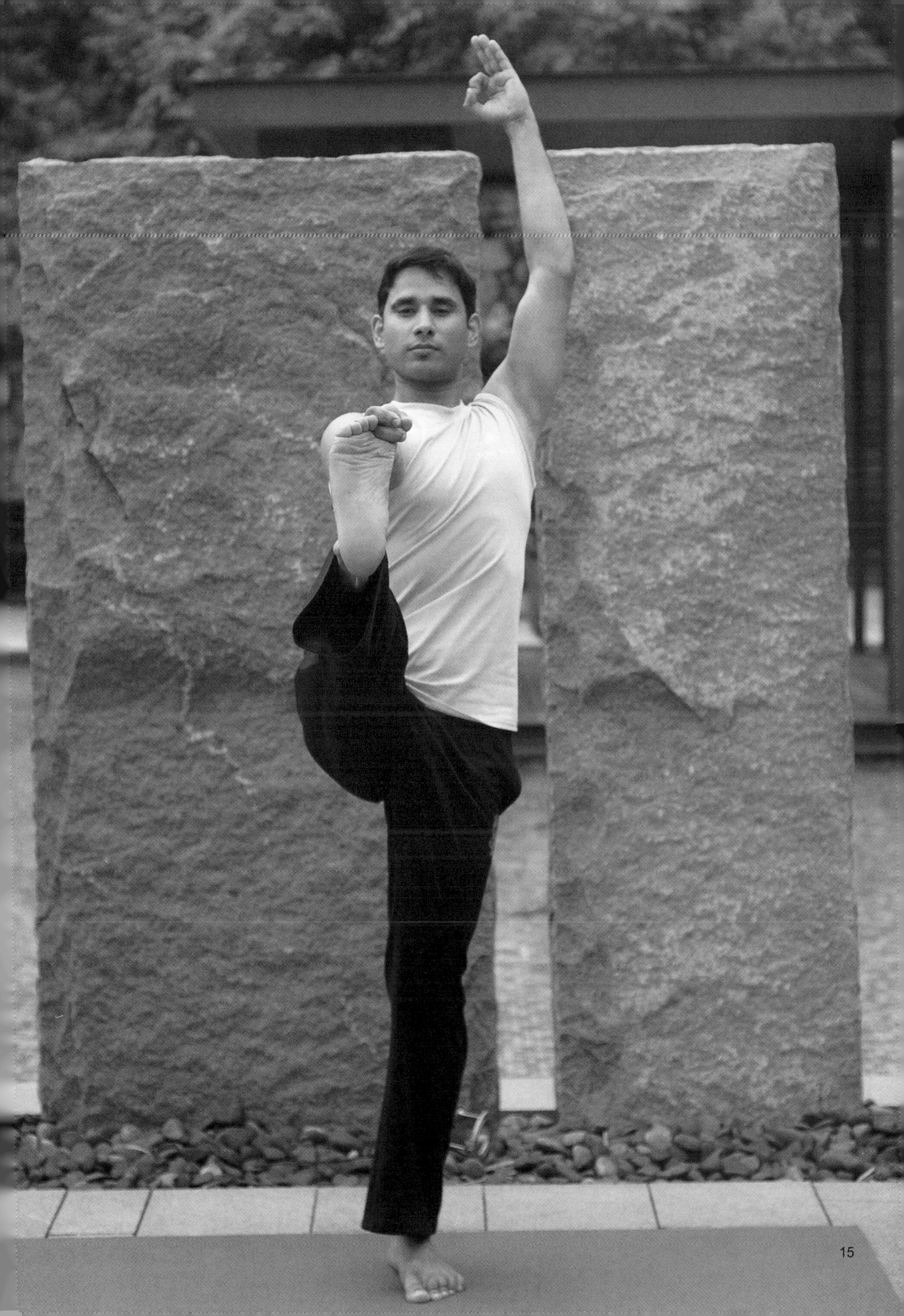

Chapter 1

瑜伽，身心灵的综合体验

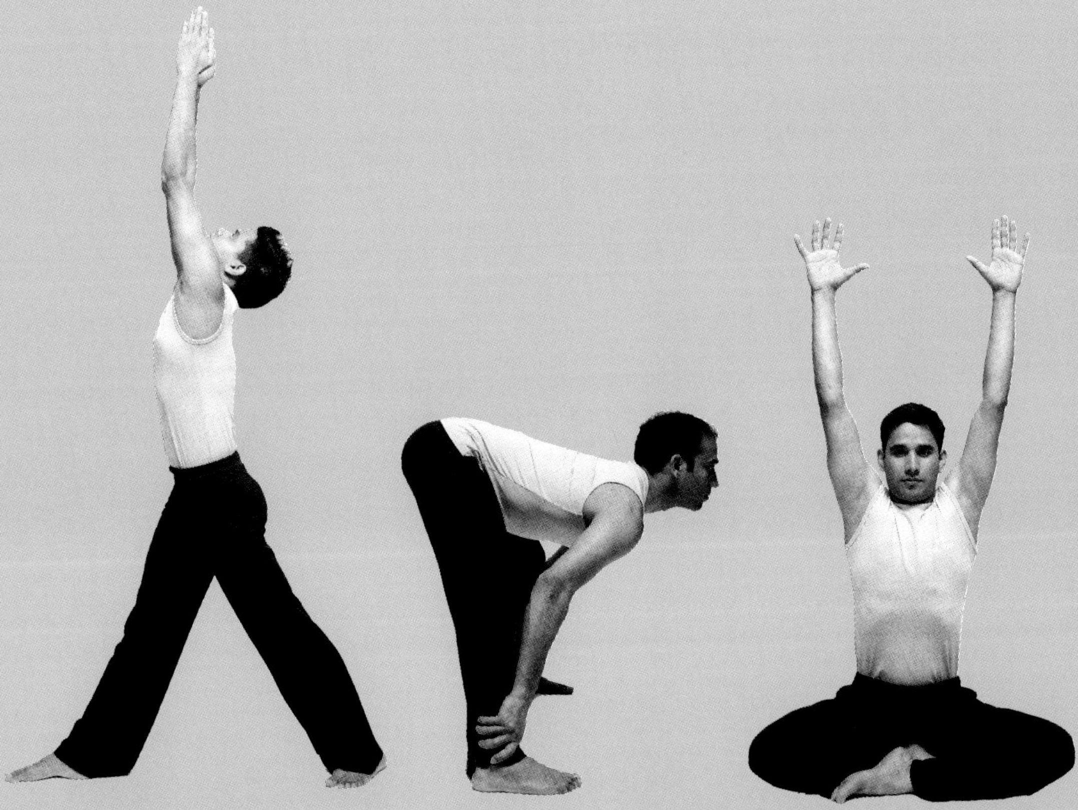

About body and mind

印度人相信，瑜伽的起源追溯至5000年前的古印度，当时多数为口传，而瑜伽代表着“身心灵合一”的完整概念，也是一种生活的方式，其灵感来自于大自然中的动、植物天生具有的自愈、放松、睡眠或保持清醒的本能，是一种经由观察与模仿而衍生的体位锻炼。

Chapter 1

瑜伽，身心灵的综合体验

让身心灵回到 25 岁，现在就开始学瑜伽

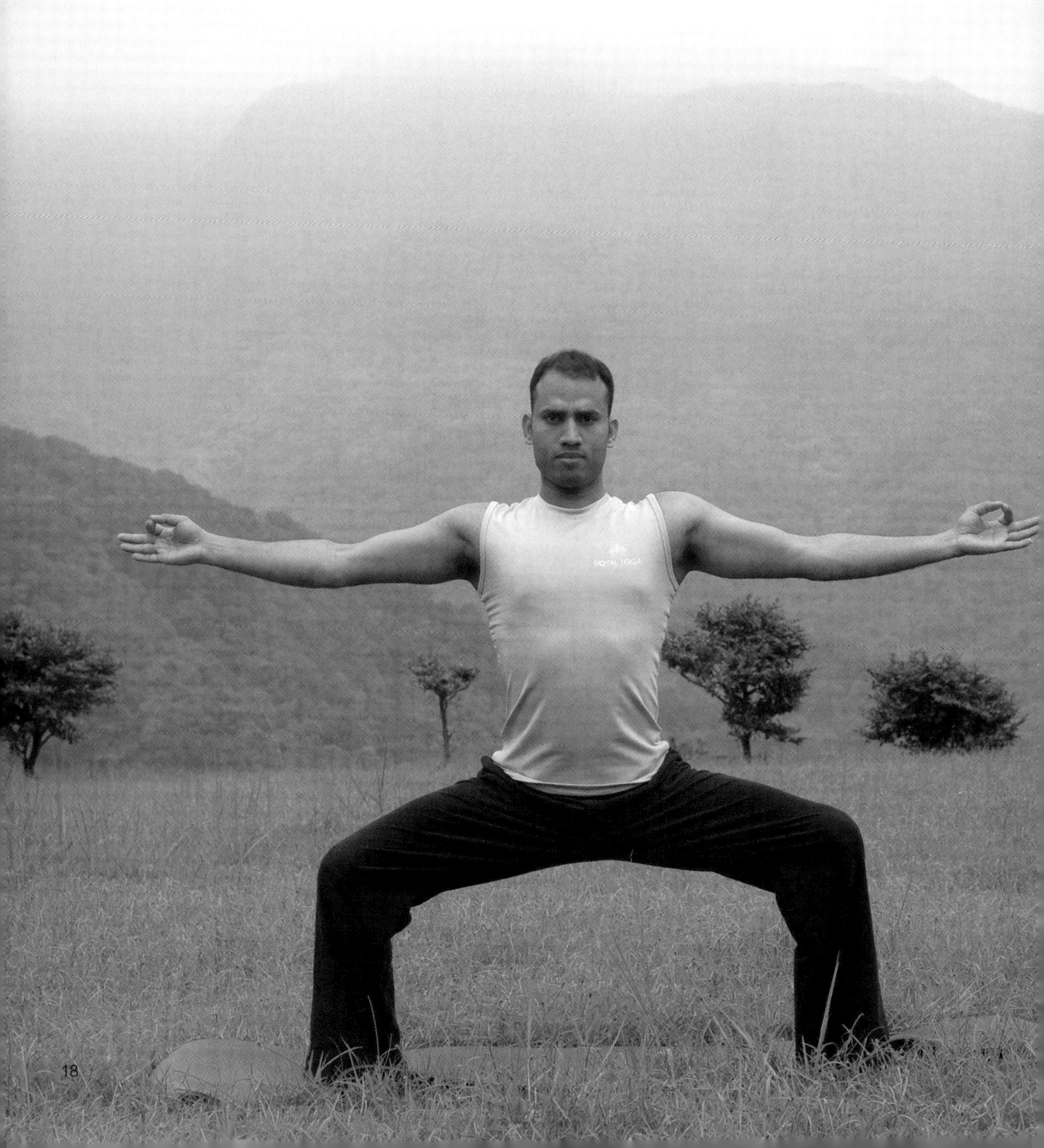

瑜伽的派系与目的

从 18 世纪末开始，瑜伽逐渐蔚为风潮，并不断传至西方世界，瑜伽风气大开，同时开办了哈达瑜伽学校，使得哈达瑜伽自此累积更多学习者。传统瑜伽之外，一些瑜伽老师更以传统瑜伽为本，依据不同训练重点发展出不同派别，有的强调疗愈效果、有些强调锻炼方式及效果，甚至直接以人名来命名。在中国台湾，常见的教学派别有：

1 哈达瑜伽 Hatha Yoga

哈达瑜伽是很传统的瑜伽派系之一，适合各年龄层的练习者。Ha 意为右脉，tha 则为左脉，透过持续练习，可畅通气脉与脉轮。它利用最基础的瑜伽呼吸法，加上简单的瑜伽动作让练习者进入柔和的伸展与深层放松，不仅最为基础，且温柔有效。它释放各种症状所带给身体的压力，包括紧张性头痛、疲劳、焦虑、后脑疼痛、抑郁和失眠等等。进阶课程则注重体位法，是一种能强化意志力及专注与平衡的训练。

2 阿斯坦加瑜伽 Ashtanga Yoga

阿斯坦加瑜伽是由瑜伽大师 Pattabhi Jois 所创立，进行该派系的瑜伽练习可提高肌肉耐力，修整身体形态、平衡、控制呼吸和加强身体灵活性，以及促进情绪平稳，使人安枕无忧。它不仅是一种完整和深远的瑜伽修炼，更可完美补充其他形式锻炼的不足。由于此类动作内容充满挑战性，要求力量与耐力，还要搭配呼吸。所以对于练习瑜伽体位法已超过一段时间（至少超过一年以上）后，还想精进体位法练习，才建议此种课程。

3 温和瑜伽 Gentle Yoga

温和瑜伽是适合瑜伽初学者的入门课程。它所强调的瑜伽动作最为温和，也不会造成太大的身心负荷。温和瑜伽有助舒缓压力，提高身体机能。它帮助修习者由浅而深，进入瑜伽领域。并经由呼吸吐纳、意识力、身体联结相辅而行，净化心灵、释放生活压力；除此之外，温和瑜伽也透过按摩经络，促进血气流畅，让免疫力自然提升，增加身体代谢能力。

4 艾杨格瑜伽 Iyengar Yoga

这是以印度瑜伽大师 B.K.S. Iyengar 为名的瑜伽派系之一。此种派别练习的体位法虽不多，但却强调动作姿势的正确，并且运用各式辅具，如瑜伽砖、瑜伽带等，着重练习顺序，有助于各式学习者，甚至是年长者及身体有旧疾的练习者，都能以安全又精准的方式达到更完整的动作。此派被认为是最安全，又具疗愈功效的派系，受到全世界广大群众的喜爱。

5 瑜伽疗法 Yoga Therapy

瑜伽疗法采用各种体式锻炼及呼吸调整，集中注意力或冥想，使身心安定，恢复身体内环境稳定并加强自然治愈力。由于人类在长期演化后变成双腿直立，是一种不自然的姿势，长久下来造成脊椎负担过重，容易引起腰背疼痛和内脏下垂。故进行以自然界动植物发想的衍生姿势，让身体回归原始状态，就能进一步达到治疗目的。练习时，须将注意力集中，并透过冥想让身心安定，同时练习呼吸控制，带动身体其他部分自然调节机能，达到祛病保健功效。

6 热瑜伽 Hot Yoga

是目前风行世界的派别之一。其最大特色就是需在室温 36 ～ 40℃的专业教室中练习，欲练习者要先考量身体健康状况，如有心血管疾病、呼吸系统疾病以及高血压患者均不合适。热瑜伽以哈达瑜伽为基础，在高温帮助下，身体拉伸度会增大，所以可大幅改善脊椎柔软度，并且透过大量排汗，可加速血液循环，感受身体重返活力状态。

7 强力瑜伽 Power Yoga

强力瑜伽在美国开发，以阿斯坦加流派为基础，并融入现代运动医学，可激发体能，并提升身体耐受的极限。以燃烧脂肪，雕塑美好体态为主要目标。强力瑜伽的特色是将一连串设计好的动作流畅地组合起来，同时配合强而有力的呼吸，使身体自始至终都充满热能。由于此类的训练动作都是以运动解剖学的观点出发，故对于改善肌肉群的不均衡，矫正脊椎均有极大的助益，亦透过高热能的串联动作让肌肉与关节得到最佳的舒展，增进心肺功能与柔软度。

8 动瑜伽 Flow Yoga

动瑜伽的重点是在于透过动作与动作间流畅连贯的衔接，搭配音乐节奏让全身肌肉充分运用，强化心肺功能，是练习瑜伽的基本锻炼方法之一。动瑜伽有几项基本条件必须遵守，以获得良好的练习效果。一是安静合宜的练习场所，二是轻松的心情与身体，三是不躁进、不期待有立即的成效；另外还包含饮食控制、呼吸锻炼、观想及更深入的体式锻炼等。适合已经有瑜伽基础的练习者进行。

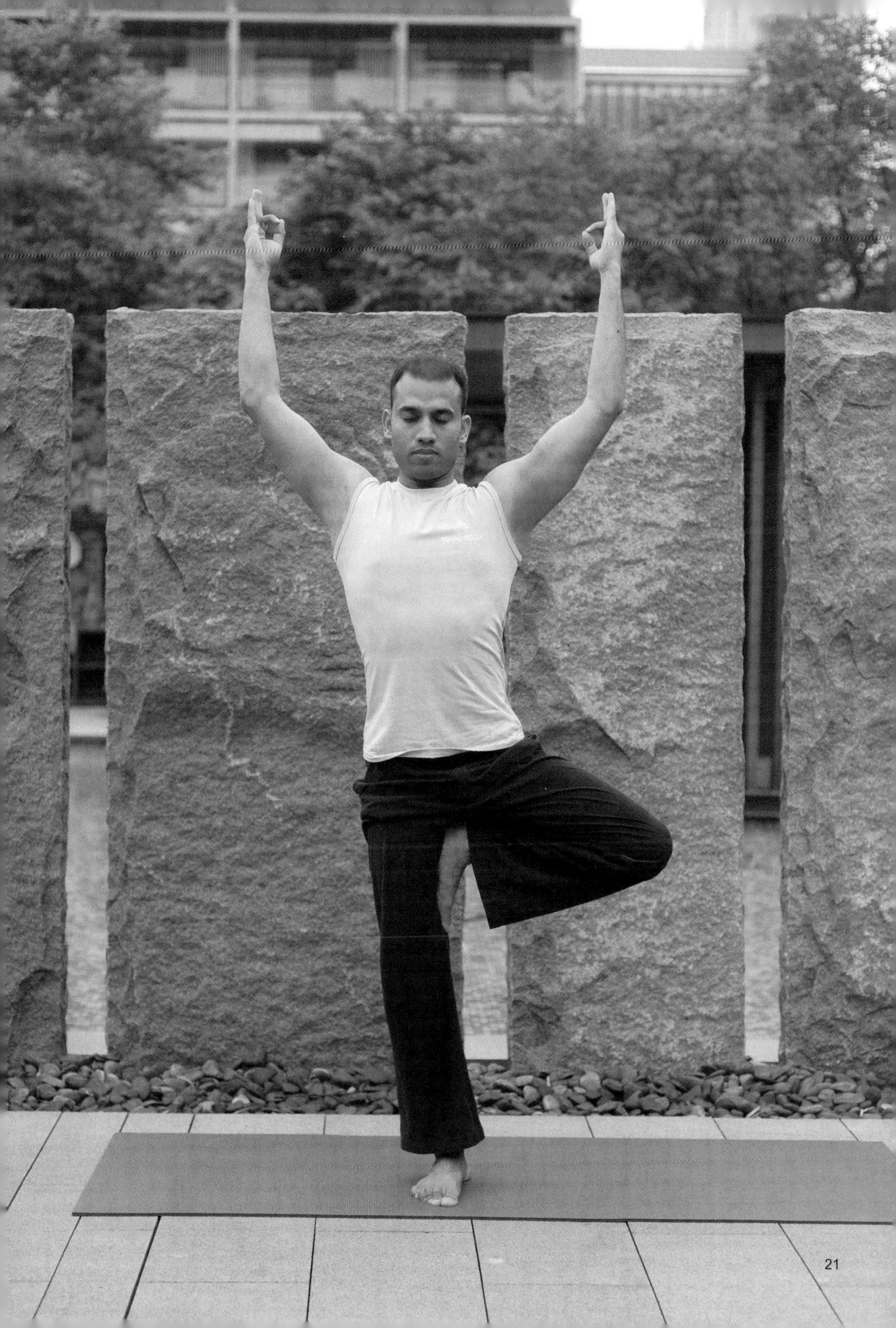
ROYAL YOGA

除了上述几种目前流行的主要类别之外，其他瑜伽流派仍多得不可胜数。

五千年来，瑜伽仍在不断改创、更新，为的就是要让更多人能够了解瑜伽的魅力。但是，对于身体已经有不舒服的症状或无法进行激烈训练的练习者来说，疗愈系瑜伽是你最好的选择。相信只要透过正确的练习，更多缓慢深沉的呼吸，勿勉强躁进，假以时日，你也一定能脱胎换骨，找回一个健康全新的自己！

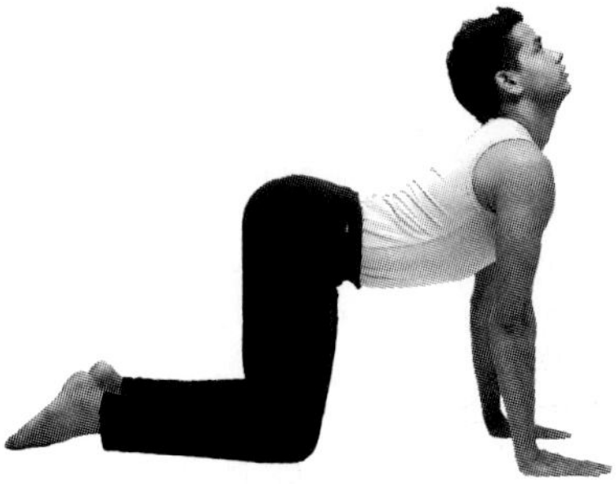

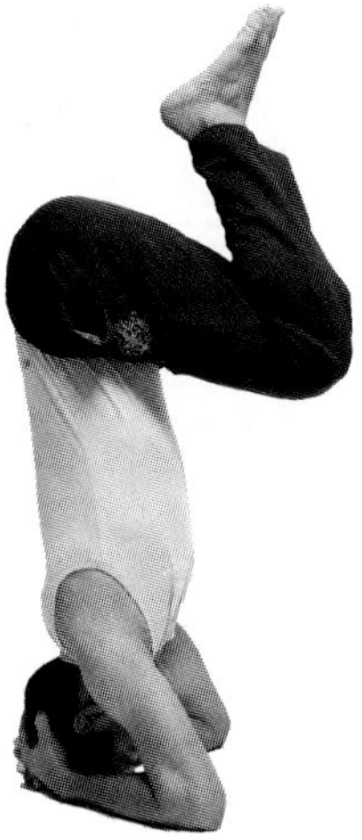

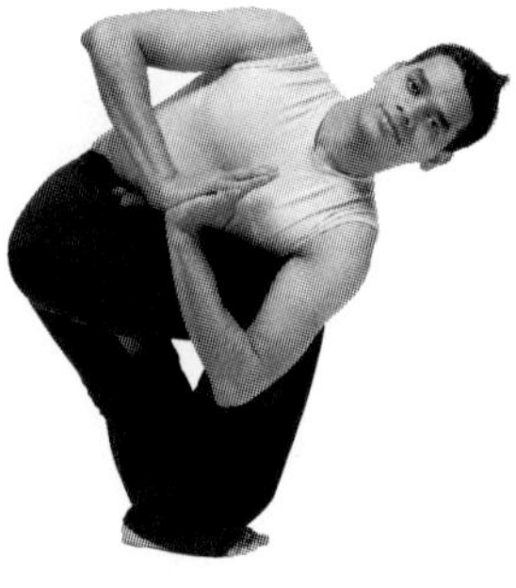

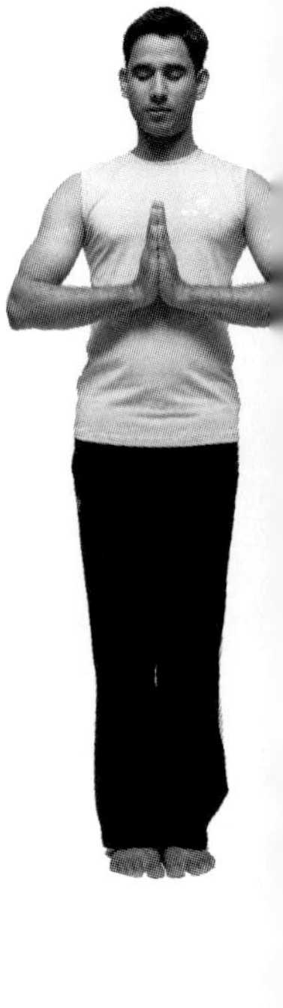

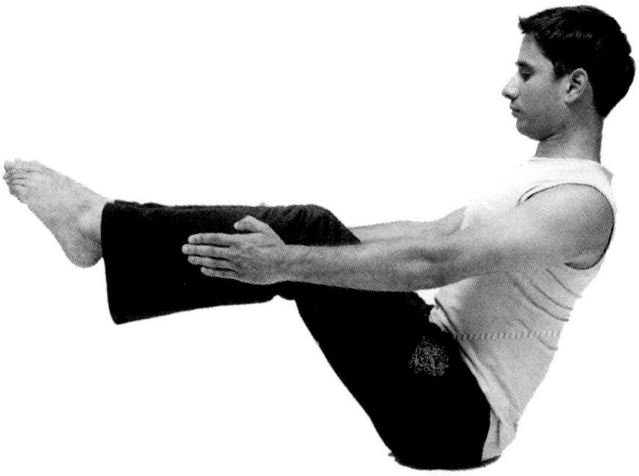

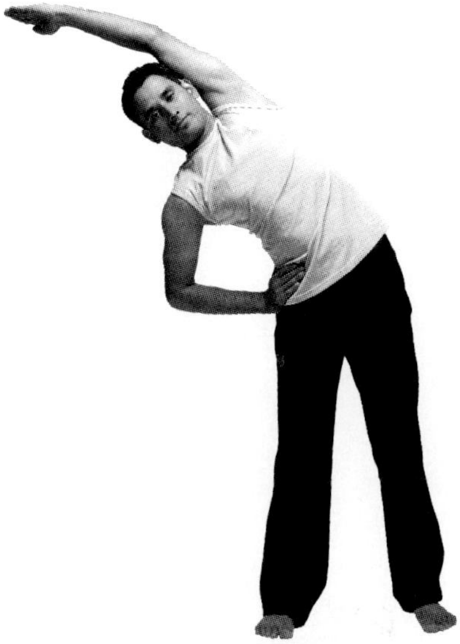

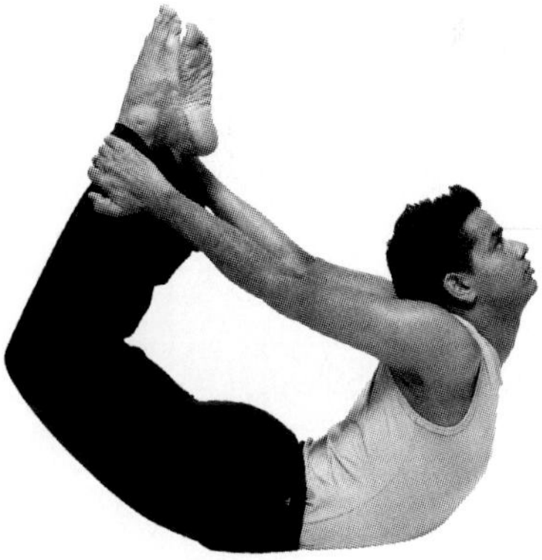

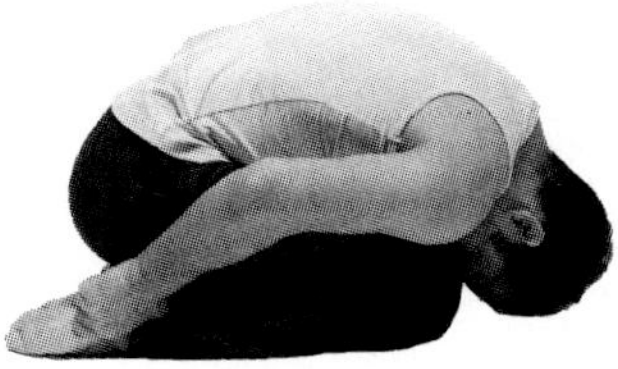

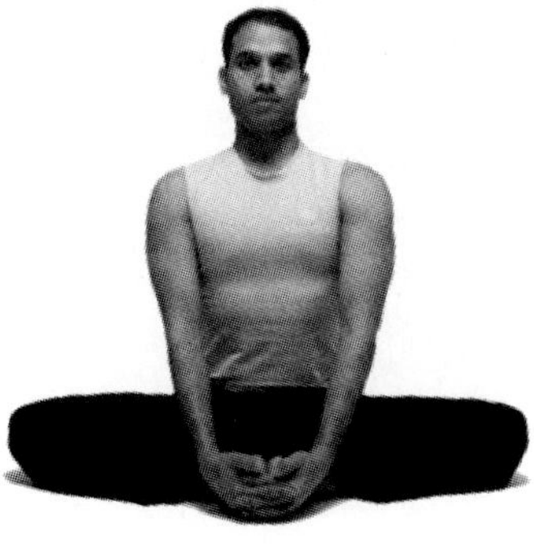

Chapter 1

瑜伽，身心灵的综合体验

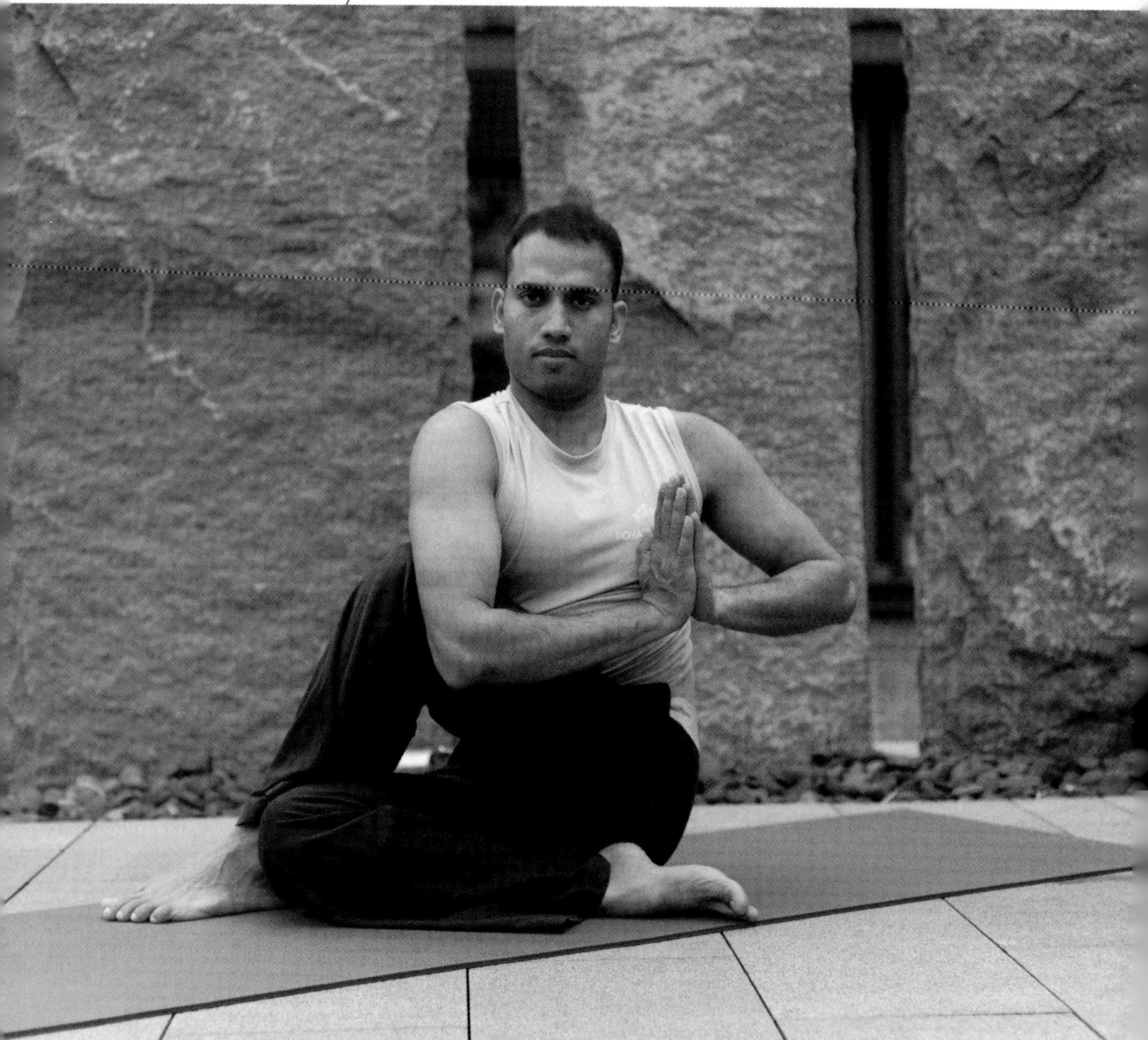

从内在开始学会平衡——
学会自我制戒×
开发身体潜能与保有健康的帕坦伽利

瑜伽不仅是运动，事实上，在宝贵的瑜伽尊者所流传的知识及规范下，除了瑜伽体位练习外，更希望每个瑜伽练习者都能不只修身也修心，才能彻底去除体内所有不良因子，让心灵清净、保持健康。胜王瑜伽的始祖——帕坦伽利（Patanjali）发表了经典著作《瑜伽经》，将胜王瑜伽订立了八支体系后，被尊为瑜伽之祖。他让瑜伽的身心锻炼有了一个具体的目标与系统，旨在让每个练习者都能探索身心灵的本我，建立正确生活方式才是瑜伽所能带给人们的最大意义。他阐述了八支（八个阶段）的进行方式：

1 自我制戒 Yama

意思是“制约”，修行者必须不暴力(ahimsa)，不说谎(satya)，不偷盗(asteya)，节制(brahmacharya)与不贪心(aparigraha)。

这是一种维持人性道德的基本原则。瑜伽的体位法是外在修炼的体现，但在那之前，内心首先应保持在最纯粹无为的状态下，而且不单只是“限制”这些行为，而是在思想中就不应有这种想法，让自己保持自在无欲，才是修行的第一步。如此一来，从心开始逐渐提高人格修为，让你更真实地听到自己的声音，并且带领你逐步走向正确的光明道路。

2 自我修行 Niyama

意思是“遵循”，并包括净洁(saucha)，满足(samtosa)，纪律(tapas)，学习(svadhyaya)，奉献(isvara pranidhana)。

接着，你应该要进行规矩的生活。保持身心整洁、不讲粗话、不要有罪恶想法、摄取健康食物，让身心随时保持在干净畅通的状态下，并且懂得知足，唯有懂得知足才能让你无欲无求。除此之外，不断学习钻研瑜伽奥义及经典，打坐禅修等等，透过生活上不断进行自律的“日课”，才能自我净化，有益身心灵。而当你习得知识，这些思想便会成为你心中未来的养分，让你产生更清楚明确的想法。最后，这种高贵无私的精神则要奉献给神，因为神是所有精神修炼的最终依归。

3 体位法 Asana

体位法是八支瑜伽当中的第三支，持续练习可以保持身体稳定、灵活及健康。体位法的练习可以帮助身体排除毒素，增加专注力与内在的能量。

透过体位法，给予身体刺激，保持身体在最佳状态——强壮、健康、平衡，帮助修行的自己不受肉体牵绊，畅通全

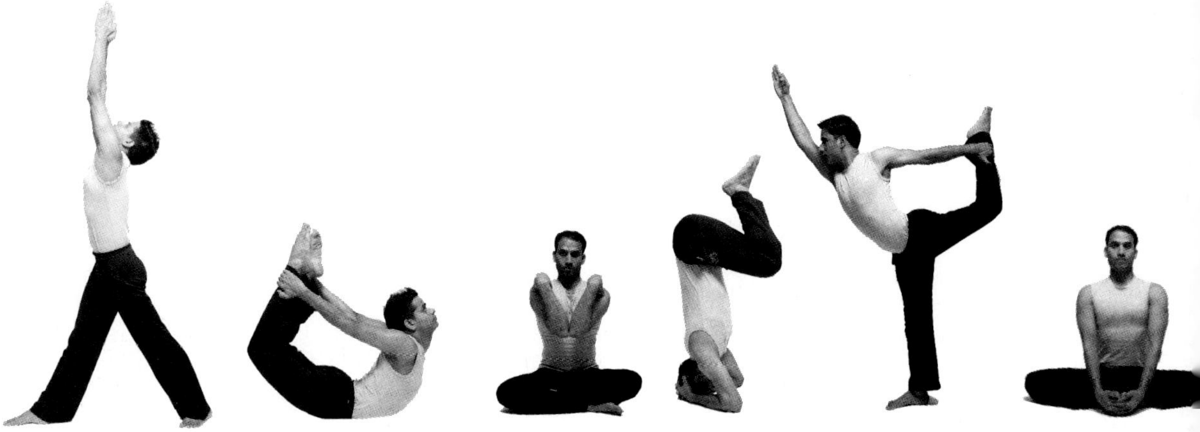

身七大脉轮（见 P31 页说明），让身体远离病痛困扰。尤其是每个人的问题不同，身体所产生的状况也不同，但是，修行却是一样的——透过不同的体位法，不论是谁，最后都能超越身体的禁锢。你能够让身体好好地处在一个安适的状态下吗？静坐时产生的腿部酸麻，你能克服吗？你是否曾经发现过，原来你的身体比你所以为的还难以活动？记得，不要让身体控制住你！相反地，通过体位法学会操控自己的身体，并且学会释放出身体与生俱来的最大能量。

4 呼吸法 Pranayama

体位法只能帮助身体一部分的排毒，透过呼吸法的训练可以使我们的身体更加纯净。

呼吸法在瑜伽练习中是极为重要的，尤其对于现代都市人来说，在生活的压力与紧张感的环绕下，经常忘记应该要给让身体进行几次深呼吸。呼吸能调整自律神经、缓解紧张感、调节心跳速度。就如同体位法一样，呼吸也会因着个体不同而有所差异；够不够深沉？气够不够足？都是没有标准的。唯一可以知道的是，深层呼

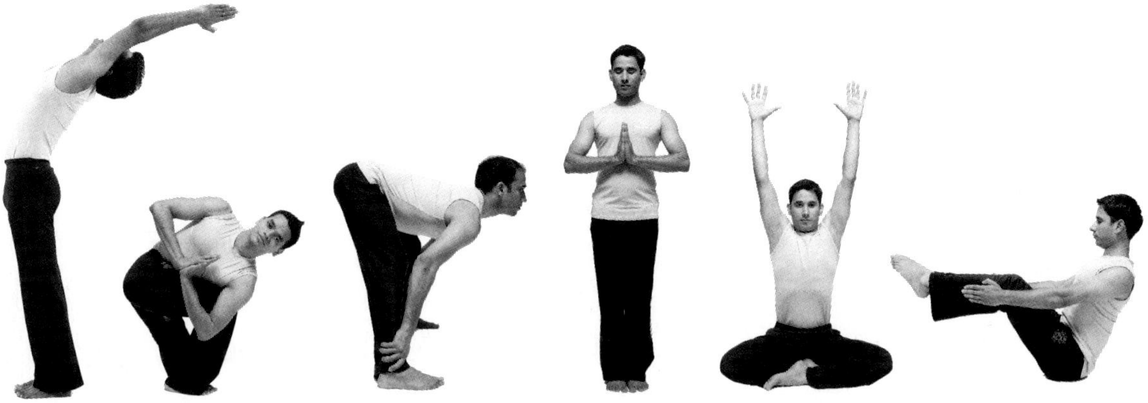

吸除了能让身体舒畅外，它更是一种觉知，是让生命延续的力量之一，每次呼吸都是自己对内在的探索，并且在呼吸的同时感觉与周遭的环境合而为一，最后跟着宇宙万物一起呼吸，再吐尽气体，让身体停留在静止状态；这样一吸一吐间的练习，会让你发现你愈发能控制全身的能量，甚至感觉自己的意识就此从呼吸中抽离。

5 制感 Pratyahara

第五支“制感”为帕坦伽利八支瑜伽中，外在与内在修行的分水岭；《瑜伽经》将前四支归类为外在的瑜伽练习（bahiranga yoga），其后第五至八支则为内在的瑜伽修行（antaranga yoga）。

制感的重点在于收摄并内化感官，控制身体与意念不受五官——眼、耳、鼻、舌、身影响；先前的四支已囊括道德层面之自律修炼，体位法练习使身体舒适自在、不受病痛干扰、得以稳定地久坐进行冥想，呼吸法可畅通气脉、引导练习者控制体内能量流动，并有助心念清明稳定。到此阶段，练习者开始觉察外在环境的刺激对五官产生什么样的影响，诸如视觉、听觉、嗅觉、味觉、触觉，并由觉察的过程进而练习抽离与保持中立的心念，调伏身心使其不为所动。

6 专注力 Dharana

意思是意念的专注，是把意识向内带向冥想的第一步。当人的感官从外在开始专心于内在时，我们可以专注于内心的声音，当心定时，心灵也自由。

如果只是任由思绪乱窜，它只会让你更加混乱。从此刻起，透过呼吸将思绪收回，保持内心平静，接着要试着将意识全数回归，集中你的注意力，将所有想法全都集中在一个目标上，把此刻拥有的心智意念全都聚集，刚开始你可能会因为周遭环境干扰而打断这个过程，仍要再次重新保持集中精神，才能顺利进入下一步的冥想阶段。

7 冥想 Dhyana

就是意念（注意力）向内集中。这样我们的意识就会扩展，到达它天然的不执着的状态——寂静。专注力越强，越可帮助冥想。

冥想可使自身与环境统一，消除对立和不安定，使自己的意念与行动一致。此阶段亦可视为禅定，透过静坐修持，专心无杂念使身心安定，释放杂念，到最后，上一步骤中所集中的目标也已经散去，进入一种超乎自我的状态——入定。但是要真正能做到冥想入定是非常困难的，你随时都有可能退回，只能依靠不断练习，重复这段自我修行之路。

8 三摩地 Samadhi

意思是专注/超越，这是我们在每天冥想中所体验的。忘我无我，无欲无求至梵我合一。

三摩地是八支中最高级的境界，让心灵进入超意识的领域，无我之地。若顺利踏入此领域，就表示不会受到外在影响重回静心状态，此刻修行者已经身心性灵合一。对于一位瑜伽修行者来说，三摩地即为神的世界。

以上就是瑜伽八支所主要阐述的内容及遵循之道。基本上，一般人所了解的瑜伽只能算是体位法，在帕坦伽利的八支瑜伽修行中，哈达瑜伽派系练习侧重身体，八支/胜王瑜伽从道德层次开始，其他项目没有做到的话，并不能算是真正的瑜伽修行者，也无法真正将身体中的病痛完全铲除。虽然分作八支，但想让自我获得解放，应该要八支同时并行兼顾，从心的修养至身的修炼，让身心获得平衡，乃至三摩地的世界。

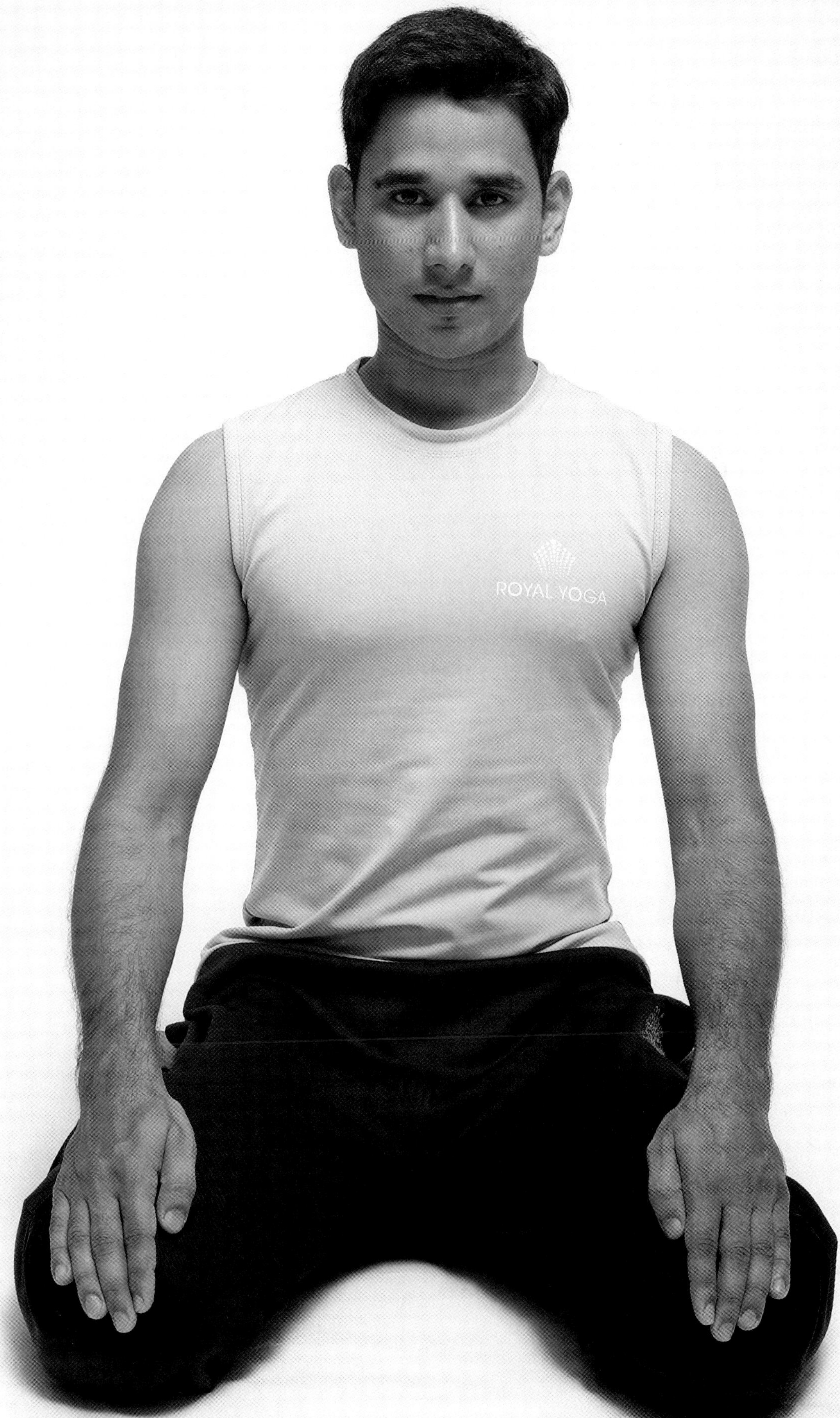
ROYAL YOGA

Chapter 1

瑜伽，身心灵的综合体验

印度老师教你运用脉轮启动身心疗愈能量——每日练习，舒缓小毛病造成的不适感

在古印度经典《吠陀经》中即有人体七大脉轮之相关记载，“脉轮”的梵文为“Chakra”，意指“转动之轮”。它是存在于人精微体内的能量中心，延着脊椎骨，由下到上分别为：海底轮、生殖轮、脐轮、心轮、喉轮、眉心轮及顶轮，它们各自掌管身心不同区域，在身体上，它们影响着内分泌腺体的运作；在心灵上则影响着复杂的内心情绪。每个脉轮都是一个气脉交会的能量汇聚中心，以心轮为分界，以上为“上三轮”，以下为“下三轮”。在八支修炼中，我们已经知道，瑜伽不仅要修身，更重要的是要修心才能得道。而下三轮所代表的是“身”，上三轮则为“灵”，当我们借由体位法及修炼让代表身、心、灵的七大脉轮维持平衡，就能让体内能量保持畅通，去除各种身体不舒服、内心郁结等负面情形，进而提升身心层次。

当你想进入开启脉轮的修炼时，最好先从海底轮开始确认开启后，再逐步向上进行。但是脉轮的开启与否，以及时间长短，是要视不同个体而定的。这是自我觉察的功课，更重要的是，要时时注意自己的状态，确定每个脉轮的平衡。

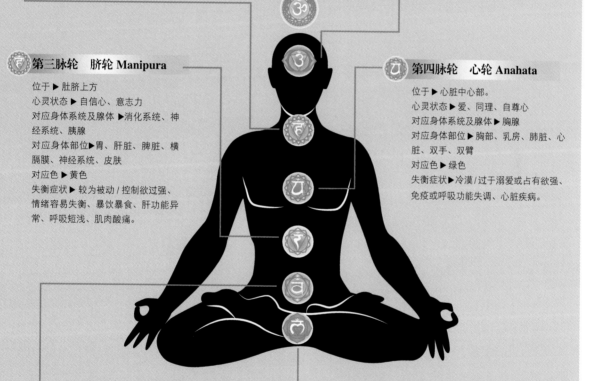

第五脉轮　喉轮 Vishuddha

位于▶喉咙底部
心灵状态▶言语表达、沟通
对应身体系统及腺体▶内分泌、甲状腺
对应身体部位▶颈部、声带、喉咙、肩膀
对应色▶蓝色
失衡症状▶过于安静 / 多话、甲状腺机能失调、喉痛声闷、扁桃腺疼痛。

第七脉轮　顶轮 Sahasrara

位于▶头顶处百会穴处
心灵状态▶智慧、潜意识
对应身体系统及腺体▶松果腺
对应身体部位▶全身
对应色▶紫色
失衡症状▶精神层面的缺乏或过度热衷、不切实际、持续性头痛、癫痫。

第六脉轮　眉心轮 Ajna

位于▶眉心部
心灵状态▶直觉力、洞察力
对应身体系统及腺体▶脑下腺
对应身体部位▶双眼、前额、头盖骨的楔状骨左右脑髓
对应色▶靛色
失衡症状▶迷惘、欠缺判断 / 独裁、头痛、头昏眼花、视力异常。

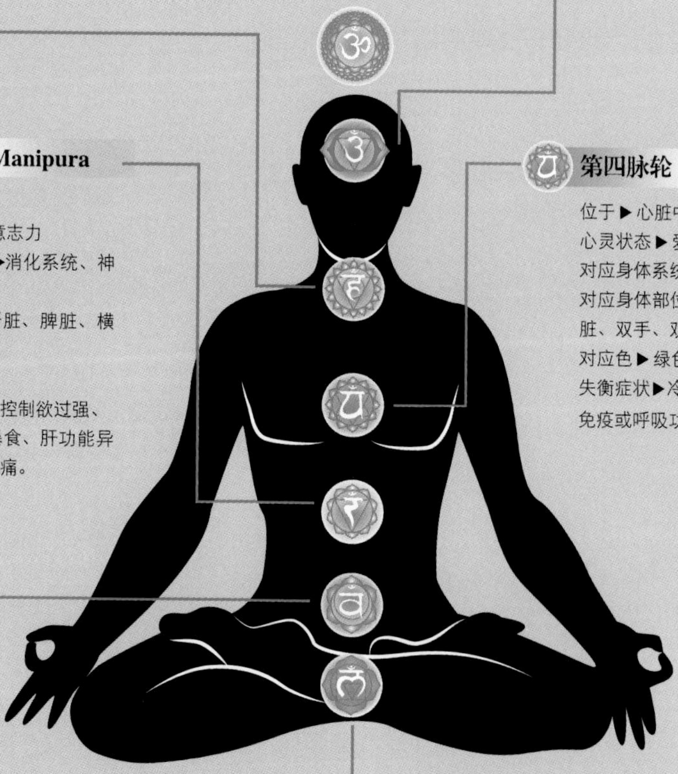

第三脉轮　脐轮 Manipura

位于▶肚脐上方
心灵状态▶自信心、意志力
对应身体系统及腺体▶消化系统、神经系统、胰腺
对应身体部位▶胃、肝脏、脾脏、横膈膜、神经系统、皮肤
对应色▶黄色
失衡症状▶较为被动 / 控制欲过强、情绪容易失衡、暴饮暴食、肝功能异常、呼吸短浅、肌肉酸痛。

第四脉轮　心轮 Anahata

位于▶心脏中心部。
心灵状态▶爱、同理、自尊心
对应身体系统及腺体▶胸腺
对应身体部位▶胸部、乳房、肺脏、心脏、双手、双臂
对应色▶绿色
失衡症状▶冷漠 / 过于溺爱或占有欲强、免疫或呼吸功能失调、心脏疾病。

第二脉轮　生殖轮 Svadhisthana

位于▶生殖器官的中部
心灵状态▶感情、性欲、罪恶感
对应身体系统及腺体▶生殖系统、性腺
对应身体部位▶子宫、生殖系统、循环系统、肠
对应色▶橙色
失衡症状▶性欲不协调、膀胱肾脏有问题、腹部不适、骨盘及尾椎紧绷。

第一脉轮　海底轮 Muladhara

位于▶脊椎底端部
心灵状态▶安全感
对应身体系统及腺体▶泌尿系统、肾上腺
对应身体部位▶双脚、双腿、骨盘骨底部
对应色▶红色
失衡症状▶容易心不在焉、产生恐惧 / 容易贪心、欲望过多；便秘痔疮、坐骨神经痛、体重过轻或过重。

欲试着练习开启脉轮时，可以在冥想时搭配不同手印及特殊梵音一同吟唱，感受个别脉轮能量，进而强化刺激腺体加以活化。除此之外，不同的体位姿势也会影响到对应腺体。所以，在进行体位法的同时带入正确的呼吸，感受当下的身心交流，才是打开脉轮开关的不二法门。

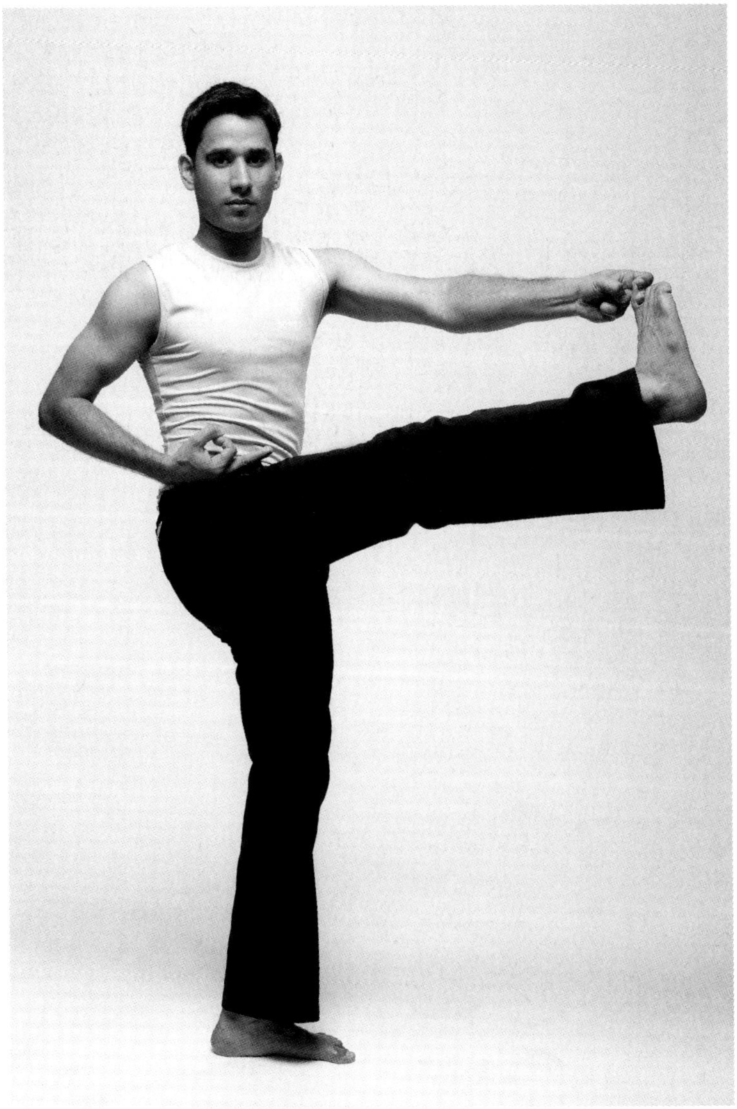

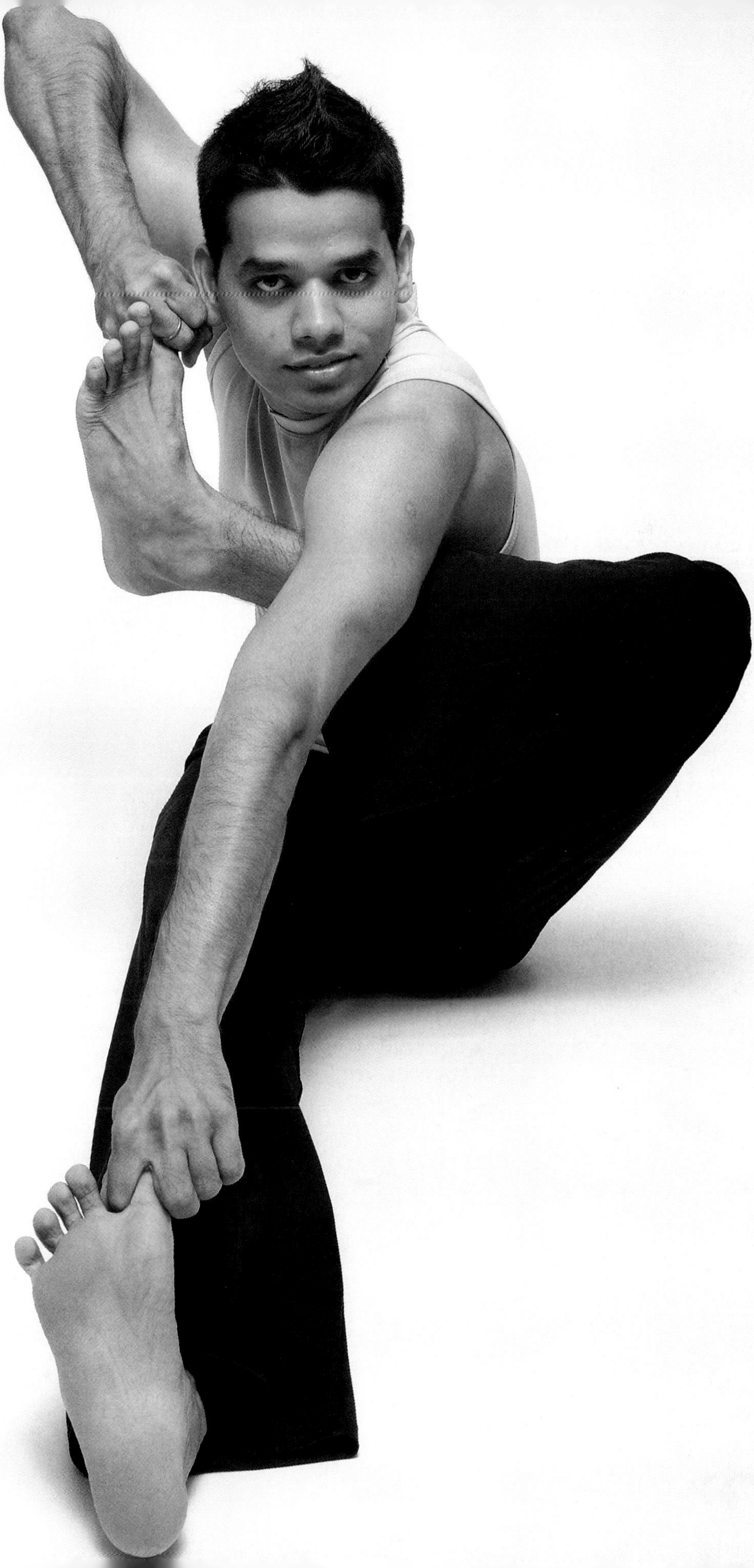

Chapter 1

瑜伽，身心灵的综合体验

疗愈，需要身心灵的平衡

对于现代人来说，由于工作压力累积、情绪无处释放，让身体开始慢慢产生出各种负面效应，如腰酸背痛、掉发、内分泌失调、肥胖等问题。但是，这些真的都是压力环境的因素所造成的吗？请你仔细想想，你有多久没有好好倾听自己内在的声音了呢？你开心吗？觉得愤怒吗？还是你觉得有点忧郁？现在，抛开一切，从“心”检视你的需求。有不舒服的地方，参照本书的动作介绍并且跟着进行，感受身体带给你的各种反馈。切记，你绝对不需要勉强自己，因为就算是最简单的动作也能有效消除不适感。回归你的自然本质，疗愈，需要全身心灵的平衡，才能真正找到健康、自在与快乐。

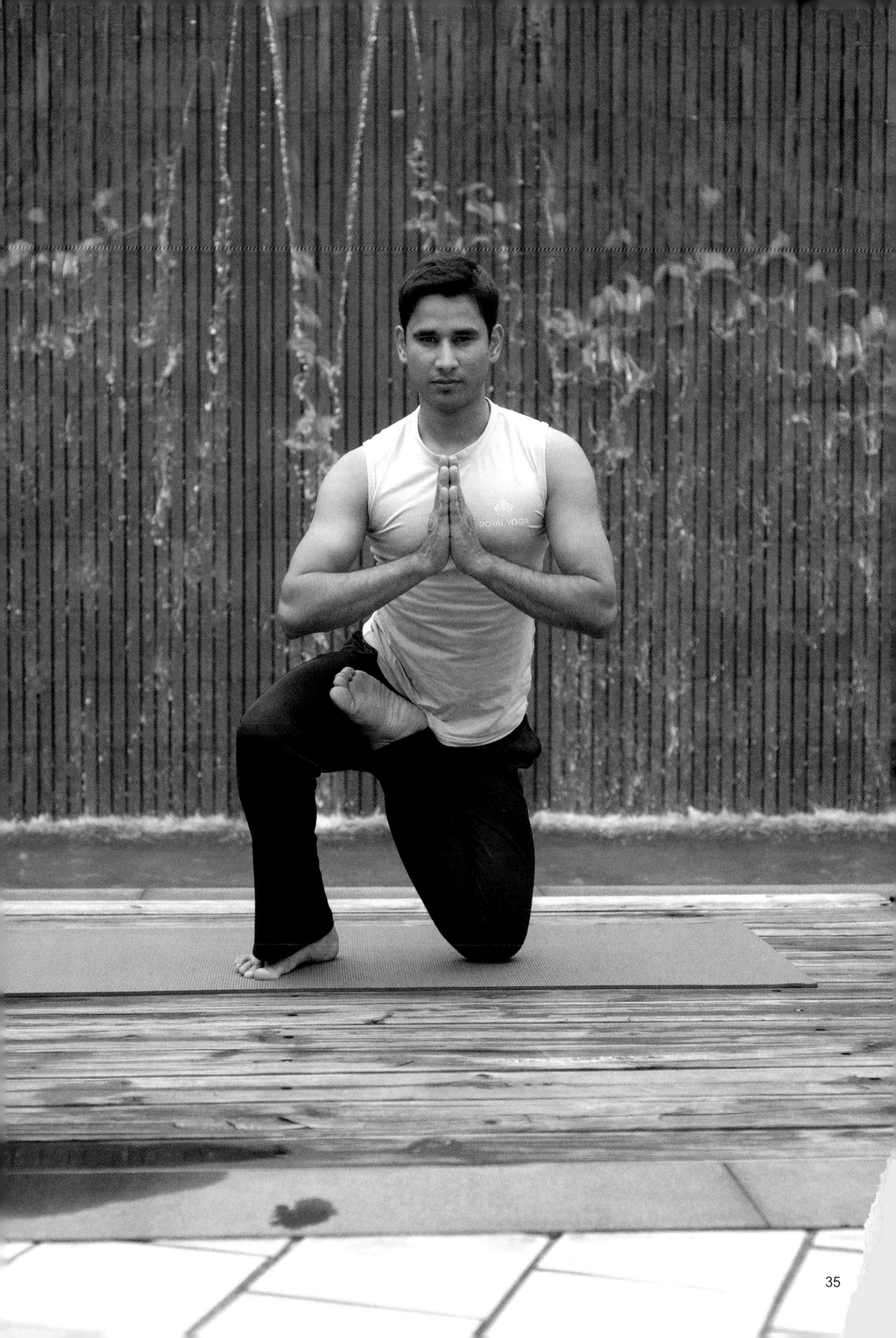
ROYAL YOGA

Chapter 1

瑜伽，身心灵的综合体验

梵唱（唱颂）——瑜伽的神圣之声

梵唱（唱颂）在印度是一门古老而普遍的练习。

在印度，唱颂起源于吠陀时期，约有5000年的历史，是一种用于启动心灵和宇宙联结的练习。

伴随音乐进行的梵唱（唱颂）为“可儿坦”(Kirtan)及“拜赞”(Bhajan)。虽然诗歌通常以梵文书写与唱颂，但诗歌的意涵是众所皆知的。人们相信古老的唱颂练习含有强力的治愈和转化能量。

唱颂有助于稳定心绪，打开心胸，去感受一股清澈、平静与欢愉的力量。医学研究指出，当人们进行唱颂时，能够使呼吸规律、稳定心跳率、降低血压，并有助于放松，使自主神经系统、免疫系统与内分泌系统获得改善，并能引导正面的情绪状态。

瑜伽的唱颂，亦称为“声音瑜伽”(Yoga of sound)，被视为是一种神圣之声，源自于古印度传统分支的“奉爱瑜伽”(Bhakti)、“胜王瑜伽”(Raja)与“密宗瑜伽”(Tantra)。瑜伽唱颂乃由重复性的祈祷文(Mantras)组成，而祈祷文本身为能够发挥实际物理震动能量的文字。

瑜伽唱颂不仅能够挹注一股平静、稳定与集中的力量至练习者的心中，同时也是一种最好的呼吸法练习，有助于改善学习、鼓励创造力，并能大幅提升您的瑜伽练习。

近来，瑜伽唱颂在西方国家成为一种实现身心健康与幸福的练习方式而蔚为风气。在瑜伽练习前后进行唱颂，对健康有许多益处，例如降低血压、减缓心跳率，以及诱导身体产生更多自然的恢复能力。瑜伽唱颂可以透过不同方式融入瑜伽练习，例如：

1. 在瑜伽练习开始前和结束时进行唱颂。
2. 在瑜伽练习时，仅以聆听方式或跟着开口唱颂。
3. 在冥想时，部分以唱颂进行。
4. 一边进行冥想，一边聆听唱颂。
5. 进行舒眠瑜伽或放松时，以聆听方式，或跟着开口唱颂。

贴心小叮咛

1 任何时刻均可进行唱颂练习。在早晨与晚上唱颂，有助于能量灌注并感到精神充沛。但是印度传统上均在早晨伴随拉格（raga）形式进行唱颂，具有更多益处。

2 在进行瑜伽练习时，边聆听边唱颂，并不会使练习受到干扰。事实上，聆听唱颂将有助于动作之间衔接的流畅度。

3 尽管唱颂有许多优点，练习者依然不可抱持期待，或为了任何物质利益而进行唱颂。

4 唱颂可低声呢喃、高声吟唱，或仅聆听录制好的梵唱。但是团体唱颂相较一个人单独唱颂，更能带来积极的振奋力量。

5 了解唱颂的内容与正确发音，将具有更好的效果。有时候错误的理解唱颂含义而未适当进行唱颂，反而会有负面影响。

6 尽管唱颂有许多优点，相较于自行从书籍或录制好的梵唱歌曲练习，向上师（Guru）或有经验的老师学习更为适当。

7 享受瑜伽梵唱的神圣之声，不必局限于在练习瑜伽或冥想的时候进行。您可以在任何时候聆听唱颂以激发内在能量，或在工作休息片刻聆听以舒缓身心，甚至在厨房烧饭时聆听唱颂亦无不可！

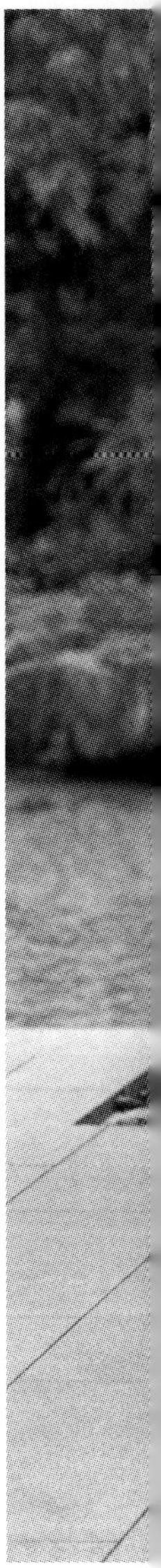

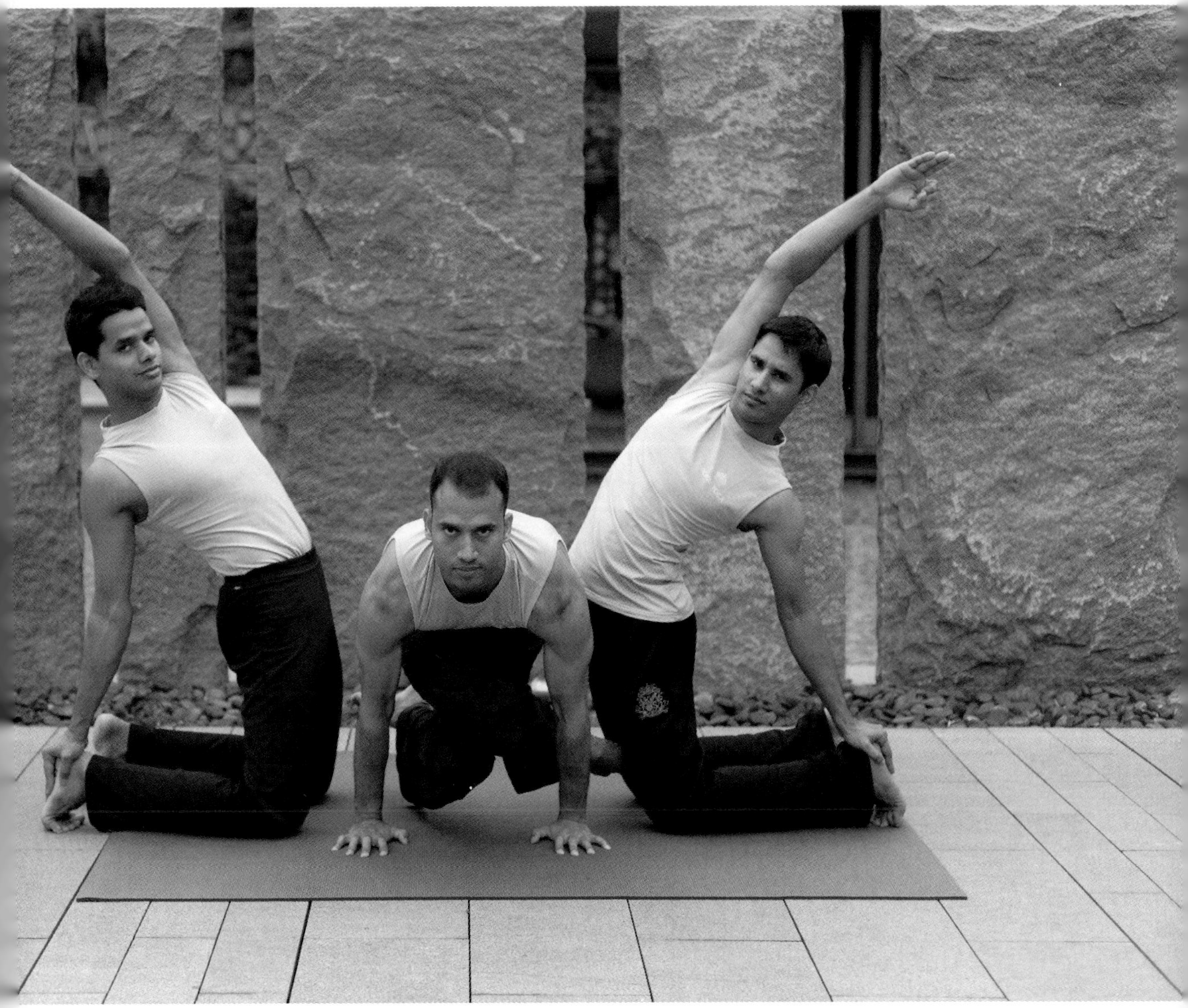

Chapter 2

练习瑜伽，你应该知道的

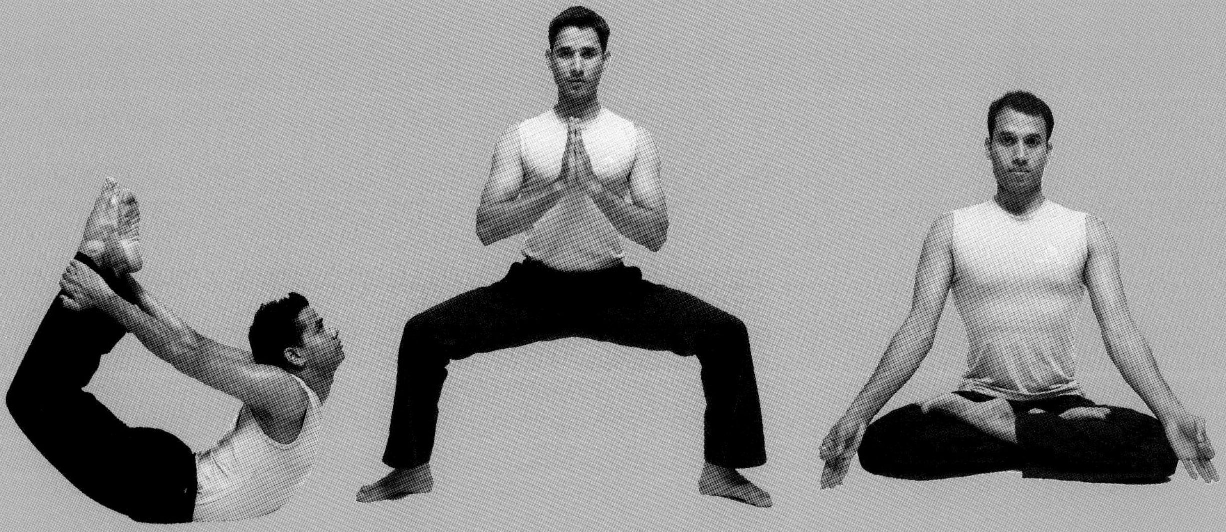

All you should know

在进行瑜伽练习的时候，有些小细节需要特别注意，过程中必须全神贯注、心无杂念，而且必须尽量释放全身动能，所以从练习前到练习后，都应该注意下列所述细节，才能得到最好的效果。

Chapter 2

练习瑜伽，你应该知道的

印度瑜伽老师给喜爱瑜伽的你练习前的10个小提醒

8 岁开始练习瑜伽至今，有无数次个人的体验及我的印度老师在练习中对我的告诫与提醒。在本书中，我也将这样的经验与喜好瑜伽的你分享， 希望无论是身为瑜伽初学者的你还是已经接触瑜伽一段时间的你，都可以经由这些小提醒而更能享受练习瑜伽所带来的好处与乐趣，以下的 10 个小提醒，协助你在练习瑜伽时更进入状态:

1 课程咨询 –

当你决定加入瑜伽教室后，应该直接与瑜伽老师沟通，并充分了解瑜伽课程设计的概念，才能让你做出正确的选择。

2 个人瑜伽程度及身体状况 –

应依据个人的程度（是否曾经学过瑜伽或接触过瑜伽）以及当前的身体状况（体能或体力负荷程度），让瑜伽老师帮助你选择合适你的课程，好让你能循序渐进地练习，不会因为困难而却步。

3 个人病史 –

若身体曾经受过伤或有慢性病（如高血糖、高血压、痛风等问题），抑或心脏病或正处于妊娠的状态等，应于课程开始前，再次告知瑜伽老师，好针对病史做好相关措施与个人动作上的设计。

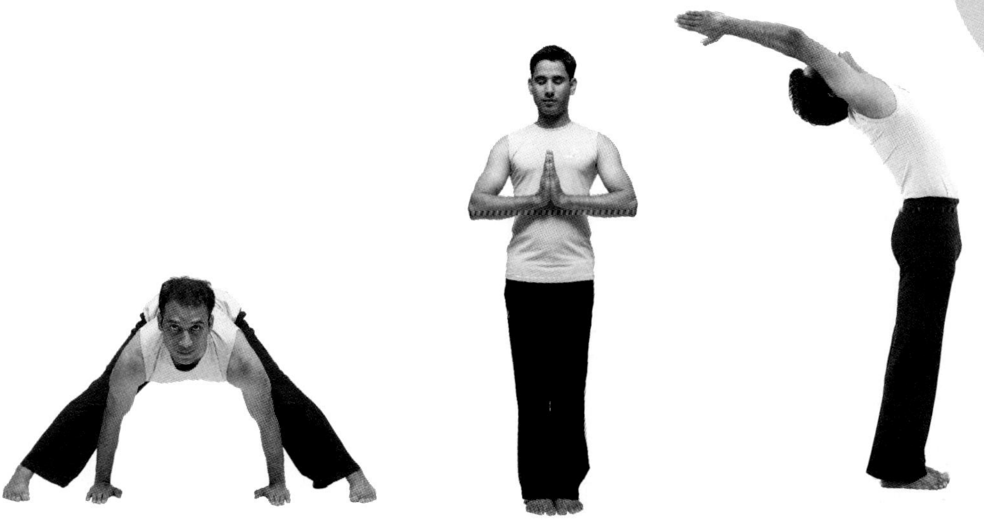

4 适应疼痛感 –

初次练习时，疼痛是十分正常的，因为肢体动作开始适应伸展等姿势，经由不断练习后，身体会逐渐适应，疼痛感就会逐渐消失。

5 用餐 –

用餐和瑜伽练习间应间隔 3~4 小时为宜。否则食物食用后留在胃中尚未消化，练习时易有反胃及呕吐感，且胃部在运动时亦过度拉扯，反而促使食量增加。

6 依照自己的步调练习 –

不要带着与他人比较的心态来练习瑜伽，或给自己压力，每个人的基础不同，因此按照瑜伽老师的指示按部就班练习即可。

7 若无法至瑜伽教室练习时 –

若您无法至瑜伽教室进行课程练习，也应该安排在家中进行练习，好让身体维持灵活与弹性，下次进行课程前不至于生疏。

8 早晨练习 –

在早晨练习，除了精神状况较好之外，也较能提升正面能量，练习效果事半功倍。

9 帮助放松与睡眠 –

晚上练习，能让身体有相当效果的放松及稳定情绪作用，并能在舒缓身心后达到帮助睡眠的效果。

10 切勿过晚练习 –

建议勿过晚练习，这样不仅没有放松的效果，反而会造成精神亢奋而难以入眠。

Chapter 2

练习瑜伽，你应该知道的

练习瑜伽前——8个注意事项让你练习得心应手

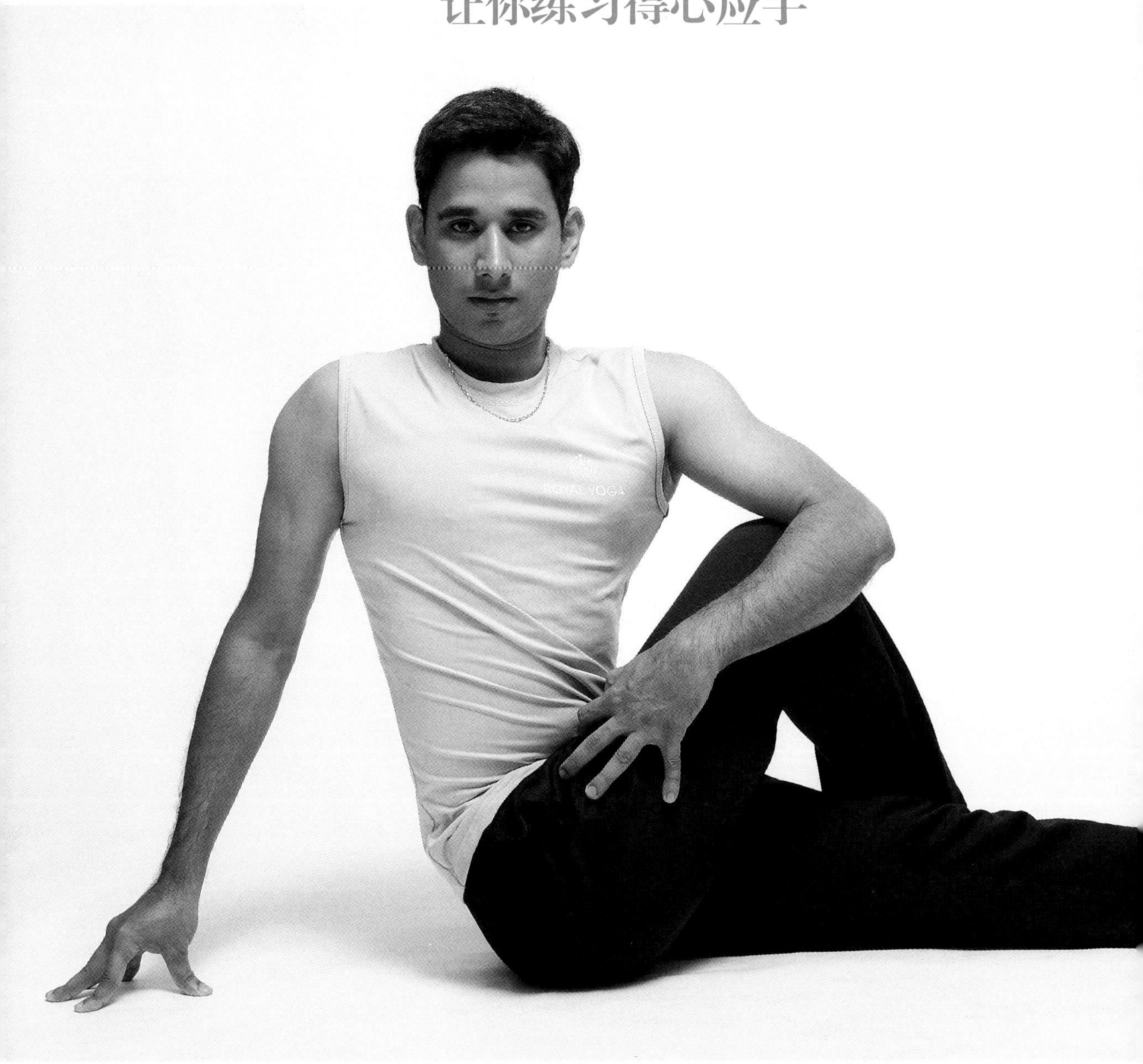

1 沐浴

练习前沐浴，可以帮助血液流通、促进血液循环、放松舒缓肌肉，活络身体的每一个部分。我们睡眠期间身体会产生一些乳酸，这也是为什么我们刚起床时伸懒腰或是轻度的伸展可以使我们的身体更舒适。沐浴可以帮助乳酸的代谢，增加身体的弹性和柔软度。水温上的选择以温水或是自然温度为佳。如果您是有洗热水澡习惯的人，最好在沐浴后 15~20 分钟再开始练习。

2 如厕

练习前如厕，排空膀胱、净空肠。让身体在处于最少负担的情况下练习，在练习过程中可以更专注。

3 空腹但不饥饿

许多瑜伽练习者会强调空腹练习是最好的状况，但是空腹并不代表饥饿。太过饥饿，在练习的过程中容易因为血糖不稳定，而造成晕眩或体力不支的状况。在练习前可以吃点小饼干或是水果等轻食协助血糖稳定。如果是在吃完正餐后练习，最好在用餐三小时后练习为佳。

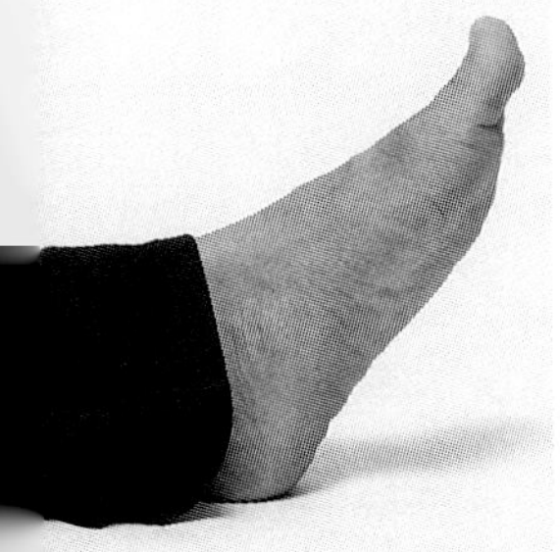

4 鼻腔及喉咙的清洁

在瑜伽的练习过程中，许多呼吸法会强调鼻腔及喉腔的共鸣，练习前将鼻腔做简单的清理，含口水润润喉会对呼吸练习法更有帮助。

5 了解自己的身体状况

无论您是要在家中练习还是在瑜伽会馆练习，在练习前都需要先接受专业的建议，清楚了解自己的身体状况，以及能做到和可接受的体位法，而不是完全照本宣科，要做自己的主人，安全为先。

6 地点的选择

如果是自我练习，选择一处通风良好的位置，活动范围内无杂物家具等干扰；如果是在瑜伽会馆练习，选择一处容易看到老师示范的位置，并且与身旁的同学保持安全距离，动作过程当中尊重并且不打扰其他同学。准时并且保持一颗宁静专注的心练习。

7 舒适吸汗的服装

赤脚为佳，身上的首饰手表最好摘掉，不穿紧身衣，以免呼吸练习过程中造成胸腔的紧绷或是伸展过程中局限了动作范围。经济能力允许的话，尽量穿着瑜伽专用服饰，这类的服饰弹性佳、延展性强，运动过程中舒适度高。也尽量避免穿着太松垮像是球衣球裤等。

8 避免课前高温中曝晒或是激烈运动

练习前过度曝晒或是激烈运动，体温容易过高，在练习过程中容易有不适感，如果您是刚运动完，至少休息 20 分钟以上再进行练习；如练习前曾行走在烈日高温下，也请先确定身体恢复到最自然的体温后再开始进行。

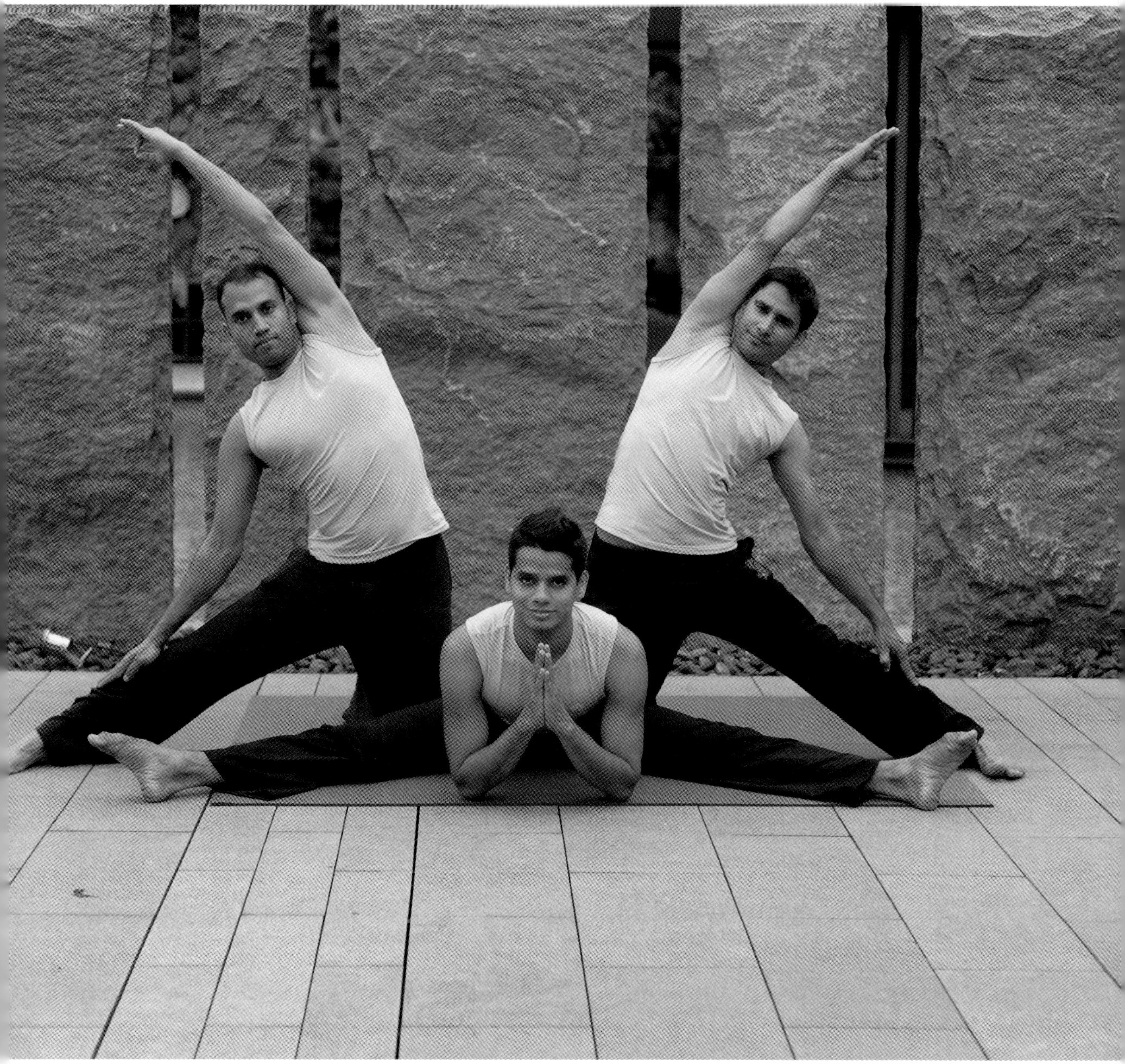

Chapter 2

练习瑜伽，你应该知道的

练习瑜伽中——8个关键，让身体进入状态

1 保持愉悦平和的心情

搭配轻松舒缓的音乐，提高练习过程中的兴趣。并且音乐中不同的频率及波长能量会传达到脏器，产生共振。脏器就会开始活化，使其开始正常运作。

2 练习的时间及频率

如果是以解决身体症状为主的时间配置，天天练习并且每次保持三十分钟以上可达到最好的修复效果。如参加教室课程的同学，准时或是提前到，可以帮助心情的平静，练习的过程中才不会急躁。

3 适时补充水分

练习过程当中不建议进食，如果口渴时以开水为佳。茶、咖啡等含有咖啡因的饮品尽量不在练习过程中饮用，以免发生心悸。也尽量避免摄取含糖果汁或饮料，否则容易造成练习过程中肠胃不适。

4 专注在自己的身体上

当我们的身体有病痛缠身时，更需要在练习过程中聆听自己身体的声音。尊重自己的身体，任何的体位法练习，尽力而不勉

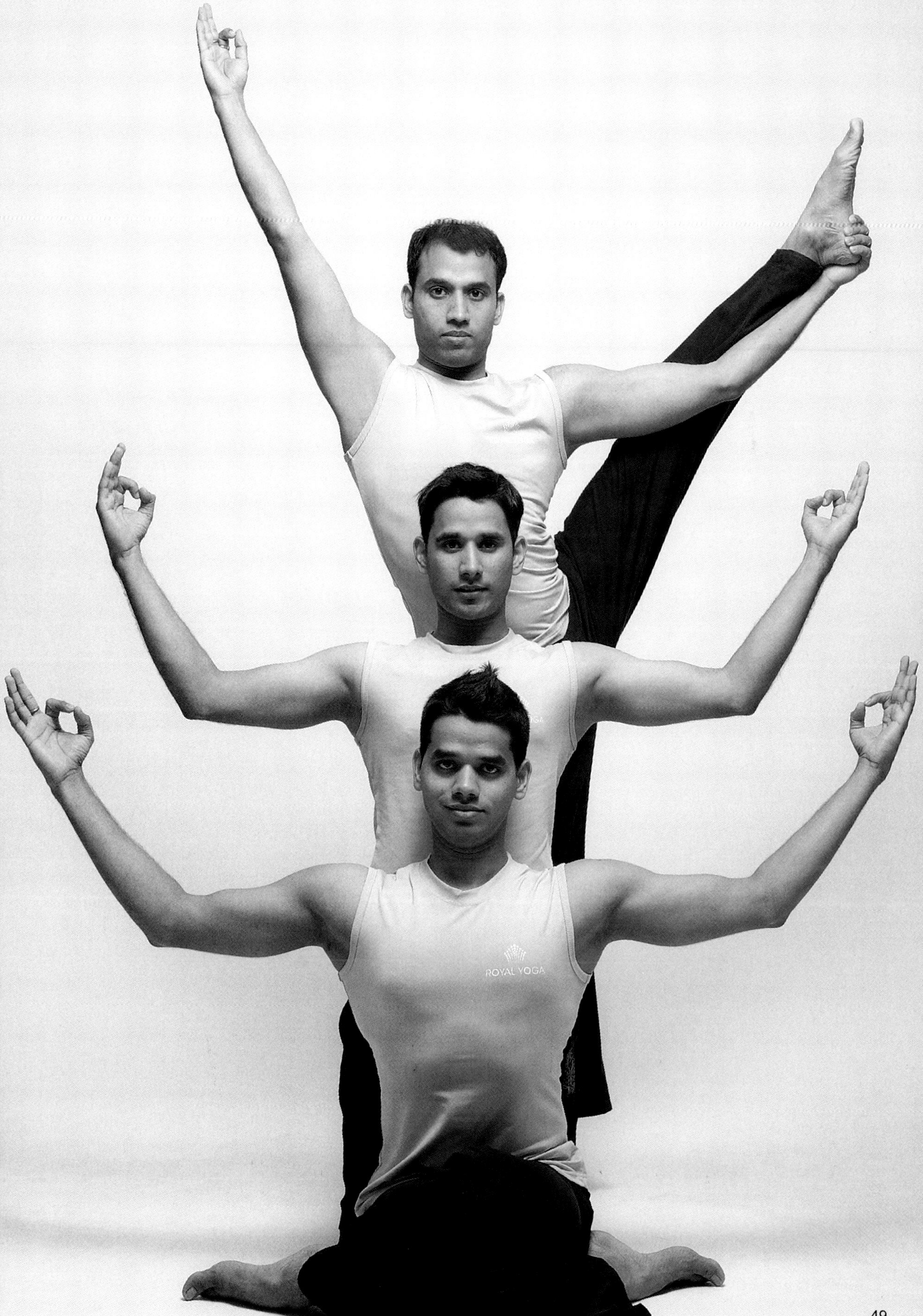
ROYAL YOGA

强。并且不和身边任何一位练习者比较竞争，自己身体的答案只有自己聆听得到。

5 保持视线的专注

视线是练习过程当中带给我们最大安全感的工具。当我们闭上双眼时，许多平衡体位法的练习就会不稳定及力量无法集中。女性学员在练习时，可以将长发束起提升专注力。

6 保持呼吸的流畅

专注呼吸、专注身体。当练习的步调与老师的口令无法配合时，以自己最自在的速度及控制流畅的呼吸为首要。呼吸不顺畅时，容易造成恶心的状况。除非老师有特别调整，否则练习的过程中，呼吸一律以鼻吸鼻吐为主。

7 保持脸部放松

在这忙碌的生活里，有多少的时间你是精神紧绷眉头紧皱的？好好享受这当下的练习，暂时抛去心里所有的不愉快，摆脱掉严肃的面容，适时地给自己的努力一个打从心里的微笑。

8 耐心及慢活的训练

不要因为自己的柔软度太差而放弃尝试，瑜伽其实是一项温和但需要耐心的练习。任何的体位法在刚开始接触时都会遇到障碍，持之以恒并且保有正面的练习态度很重要。在一开始的练习中，指导者的口令及专有名词或许会造成你的困扰及疑惑，循序渐进，当长期练习坚持下来后，自然熟能生巧。

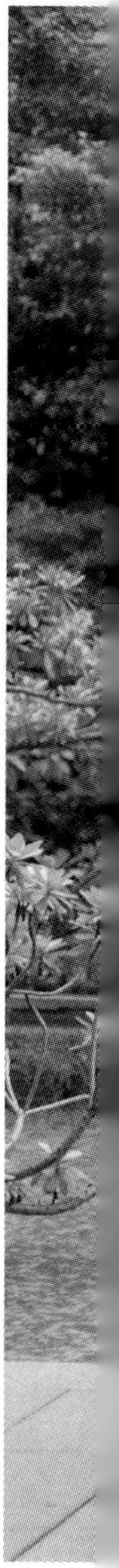

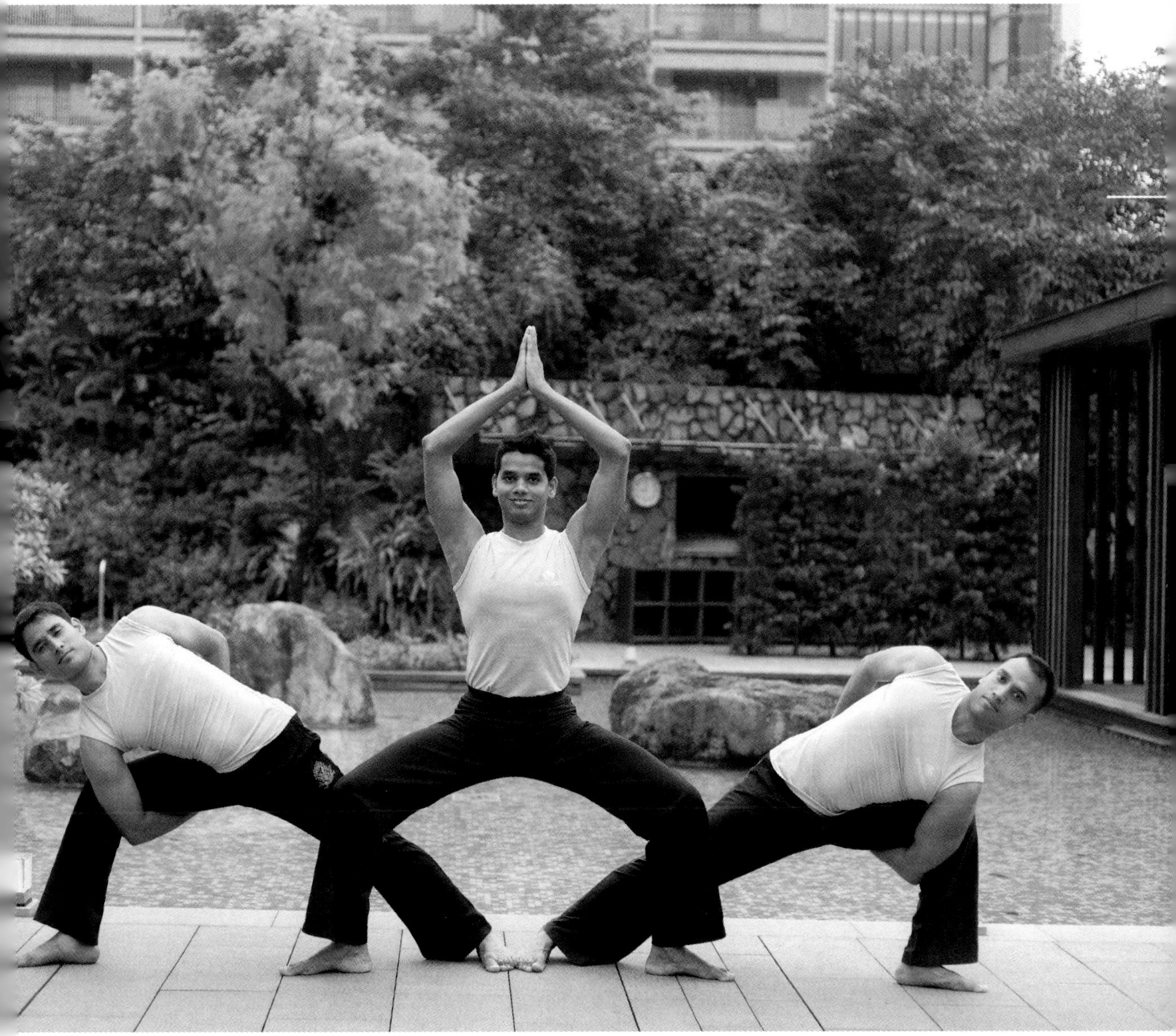

Chapter 2

练习瑜伽，你应该知道的

练习瑜伽后——5个你应该知道练习外的小技巧

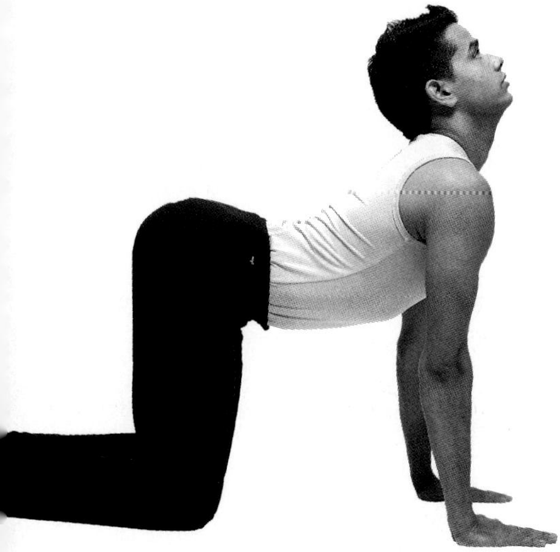

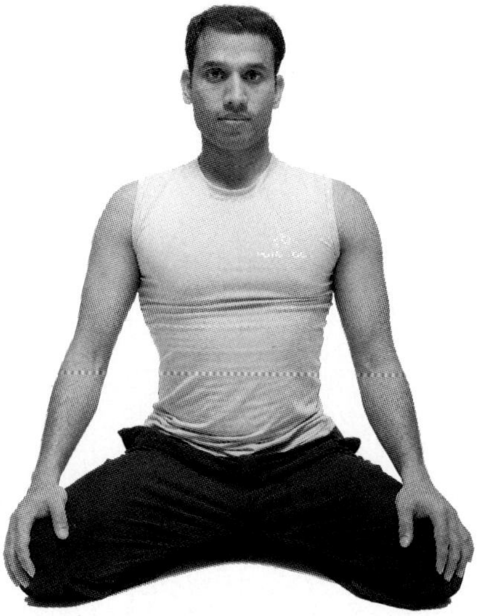

1 运动过后1小时后再进食

完整的瑜伽练习结束，大休息后身体恢复到最原始宁静的状态，此时进食，容易扰乱脏器的修复。

2 大休息的重要

大休息又称作摊尸式。通常代表一段练习到达了尾声，闭上眼睛让自己的身体和脑袋都可以好好休息。在每天忙碌的日常生活里，要我们一段时间什么都不做，是件非常难得的事。想要完全的放松，我们需要先对现实投降才能放下追寻。让头脑得到片刻的休息，心情不紧绷，身体自然就会放松，远离疾病。

3 禁语

当结束一段练习时，身体从大休息中回归原始，此时我们的心是宁静的，听觉感官是敏感的，将说话音量降低，尊重自己也

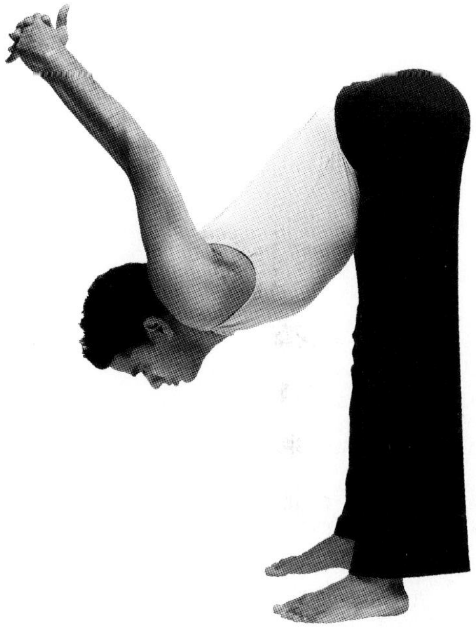

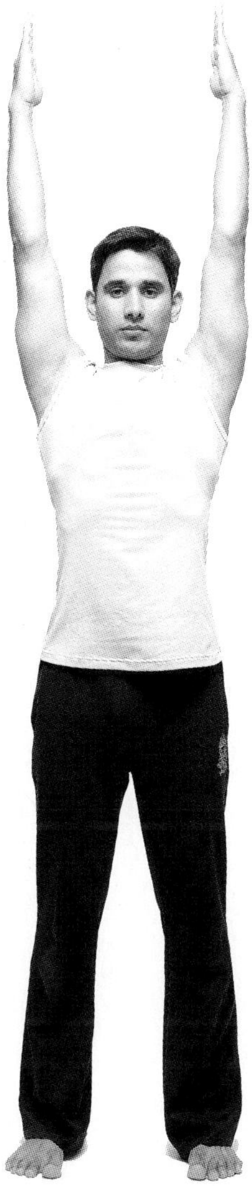

尊重身旁的练习者。

4 接受练习完的酸痛感

如果您是刚开始接触瑜伽，练习完隔天身体产生乳酸而造成的肌肉酸痛是正常的过程。代表你开始让平常没有工作的肌肉开始运作了！通常乳酸的代谢会需要 2 到 3 天。这时候请不要因为乳酸带来的肌肉不适感而放弃，等到这些乳酸代谢完之后，你即将得到一个更强壮的身体。

5 水分补充及沐浴

练习完成后可补充大量水分提高身体的排毒代谢速度，练习后 20 分钟沐浴为佳。

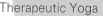

Chapter 2

练习瑜伽，你应该知道的

辅助练习，道具很重要

瑜伽疗法中，由于强调动作姿势的正确，所以姿势中若有不舒服的情形，可以在过程中加入下列辅具，来协助身体更深入、更精准地进入每一个动作。

1 瑜伽垫

由于瑜伽练习的过程中会长时间接触到地板，为了保持动作的正确，并且保护身体，不让身体与地板直接接触，或因肌肤与地板接触滑动而导致受伤，所以需要铺上略有弹性的瑜伽垫（或其他薄软垫）以保护安全。千万不可以在太硬的平面或是过软的弹簧床上进行，两者都可能使身体受伤。

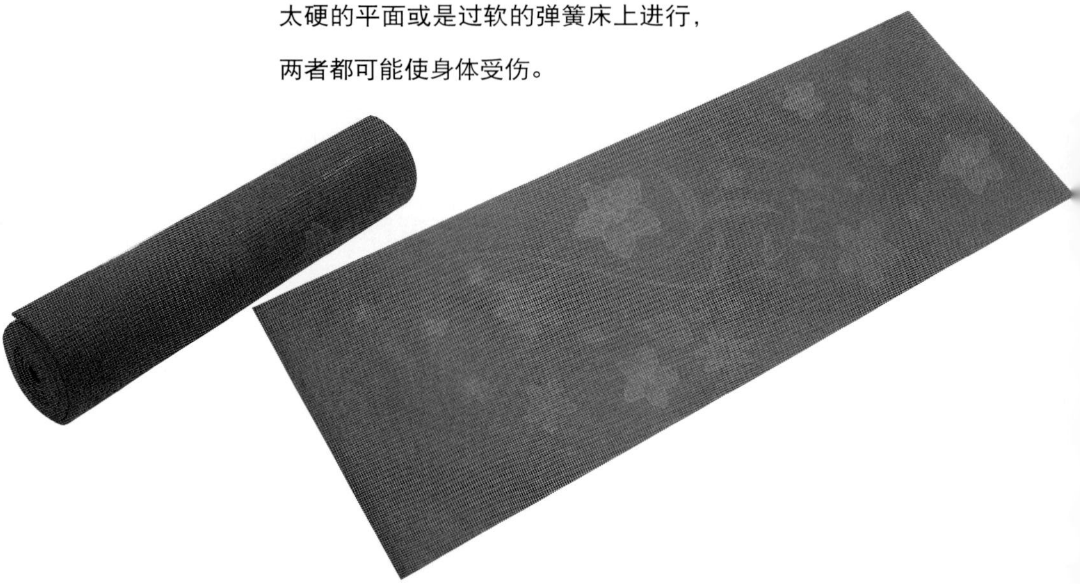

2 瑜伽砖

柔软度不够好吗？由于瑜伽疗法强调身体正位，当你在练习时发现自己没办法完全伸展的时候，就可以利用瑜伽砖帮你达到正确的姿势，降低身体不适感，并大大减少身体受伤的机会。

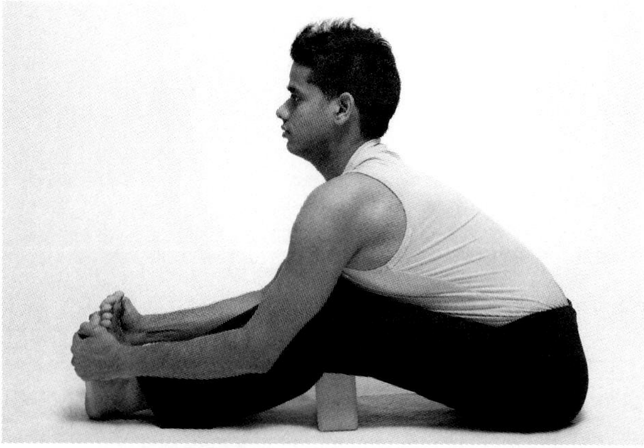

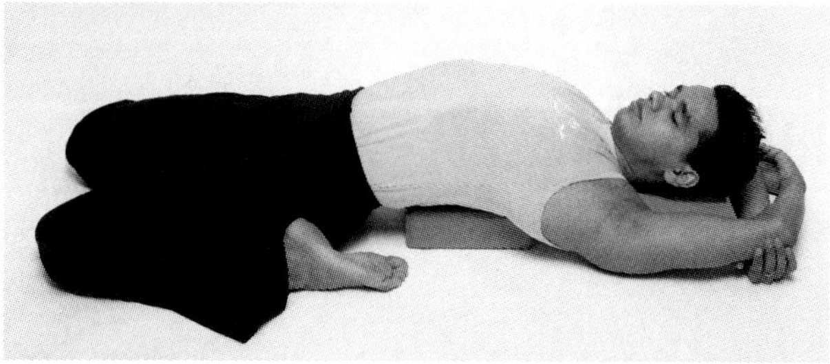

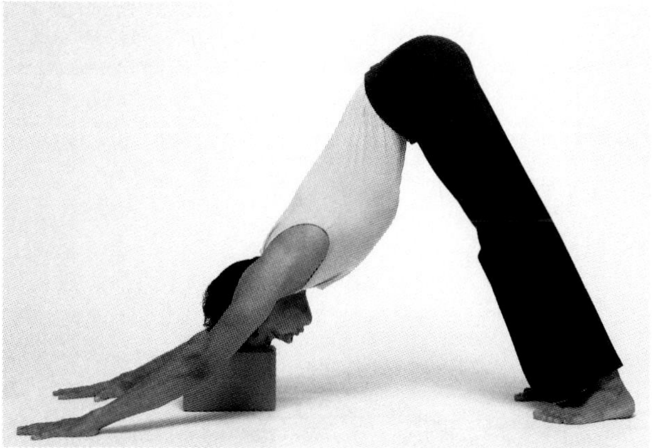

主要作用在垫高身体，并给予柔软度不佳者适当支撑。

3 瑜伽绳

也可以称作瑜伽伸展带。可借由调整出不同长度，延长动作中一些拉筋及身体延展等姿势的停留时间，并固定好正确姿势，让身体不会因不当施力或延伸而造成受伤或拉伤等情形。

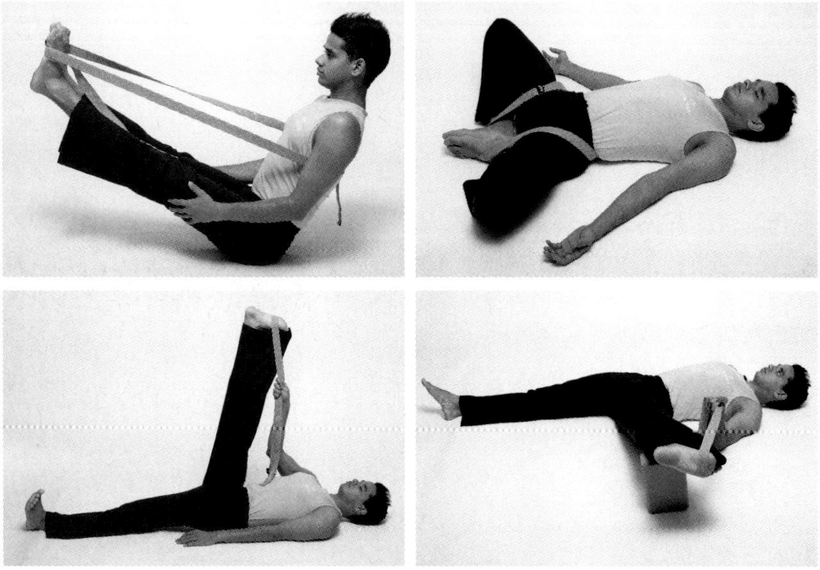

帮助固定姿势，保持身体正位，适合肌耐力不佳的练习者。

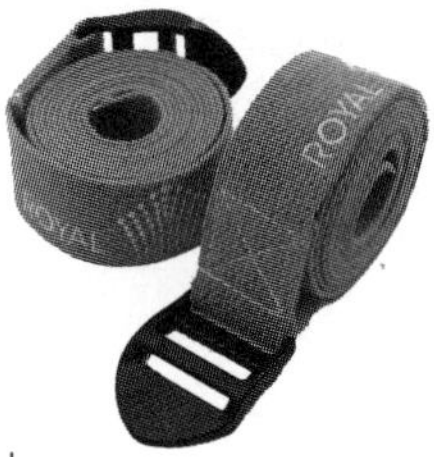

4 瑜伽柱

又称瑜伽棒，为圆柱状，目前市面上也有贩售许多长短不一的瑜伽柱，从 30 厘米到 90 厘米都有，可视个人需要选购。瑜伽柱除了能在练习时帮助支撑身体，加强身体伸展，达到保护的功能外，也能帮助维持姿势，让身体更放松。

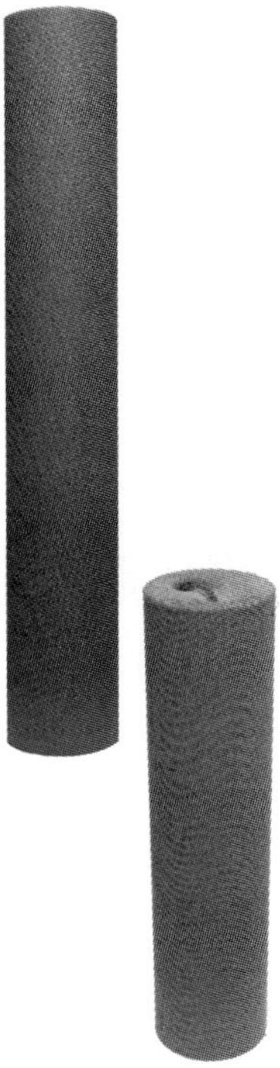

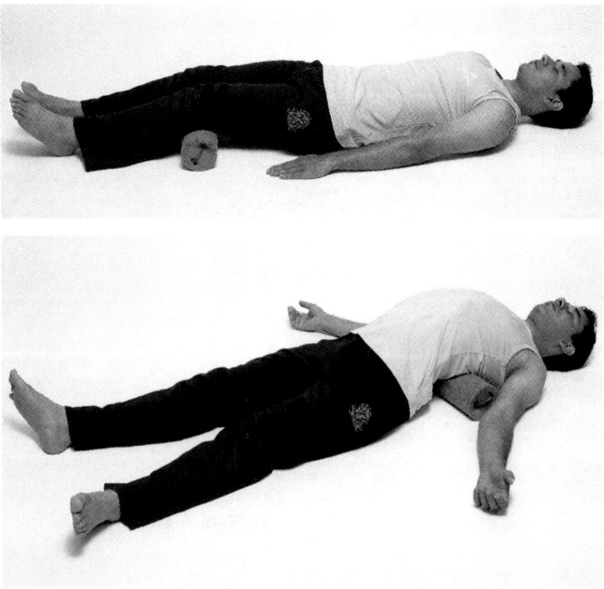

可降低身体关节（如：膝盖）不适度，亦可加强肢体伸展。

5 瑜伽墙

在某些专业的瑜伽会馆内，会设置瑜伽墙来帮助练习者练习瑜伽，瑜伽墙可让练习者以最轻松安全的方式，全方位辅助以达做到各种瑜伽动作的目的。

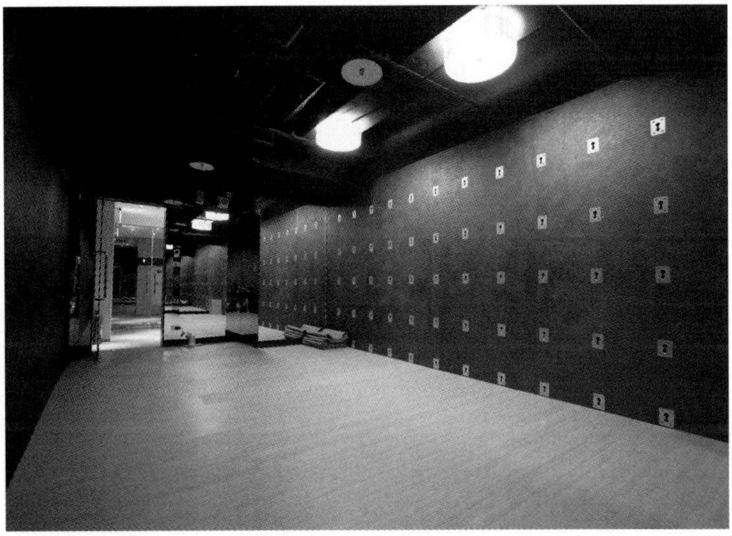

专业瑜伽会馆之瑜伽墙可提供练习者全方位且正确精准的辅助。（图片提供/ROYAL YOGA）。

6 瑜伽球

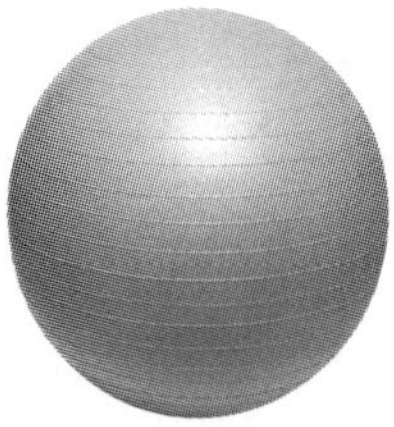

使用瑜伽球可训练核心肌群，有多种大小款式可选择。瑜伽球的特色是柔软，适合瑜伽初学者体会施力点与重心，并且辅助身体做各种伸展姿势，增加练习时的乐趣。

7 毛巾

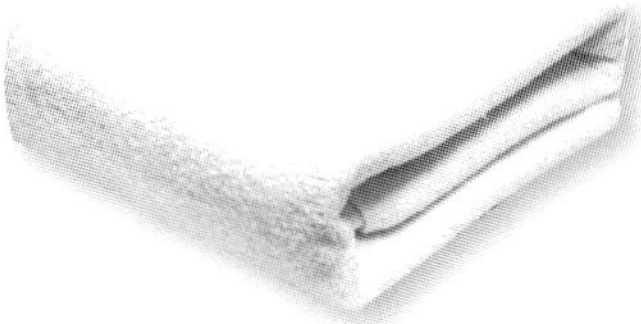

练习时，一旁最好随时准备一条大毛巾，若碰到需要与地板接触的动作的话，就可垫在身体下保护身体。另外，也建议同时准备一条小毛巾，当身体大量流汗时，擦拭使用。

Chapter 3

疗愈与放松——身体病症的瑜伽对策

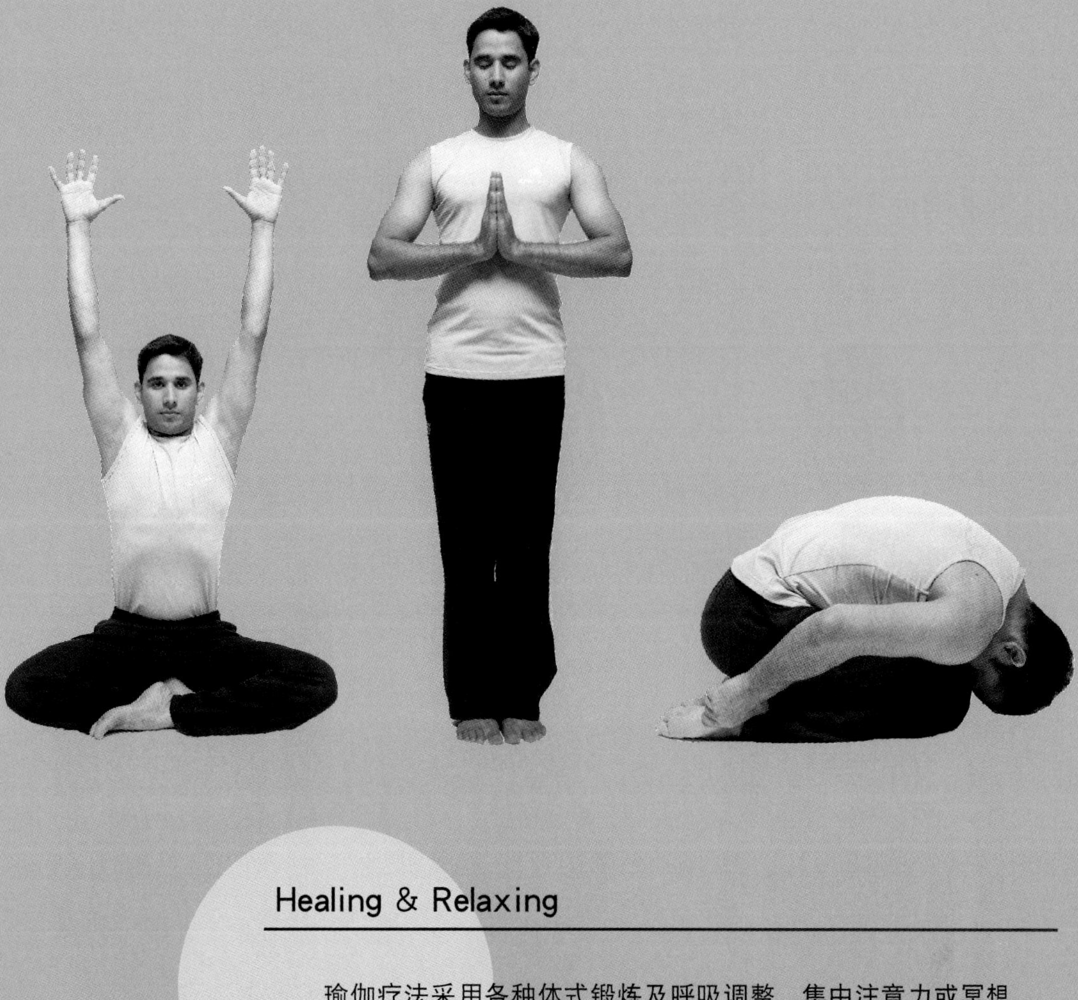

Healing & Relaxing

瑜伽疗法采用各种体式锻炼及呼吸调整，集中注意力或冥想，使身心安定，恢复身体内环境稳定和自然自愈力。由于人类在长期进化后变成双腿直立，是一种不自然的姿势，长久下来造成脊椎负担过重，容易引起腰背疼痛和内脏下垂。故进行以动物发想的姿势，让身体回归自然原始状态，就能进一步达到治疗目的。

Chapter 3

疗愈与放松——身体病症的瑜伽对策

瑜伽体位法的预备动作

山式站姿 Samasthiti

双脚并拢，脚掌稳定平贴于地面上，脊椎挺直，并且让颈部的前后侧均匀地伸展，下巴微收，眼睛直视于前方。双手自然垂放于大腿两侧，让身体的重量均匀分布于双脚脚掌上。

▼正面

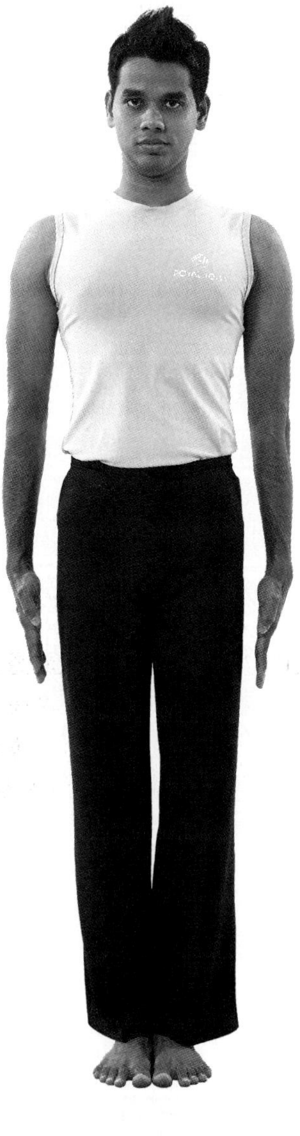

▼侧面

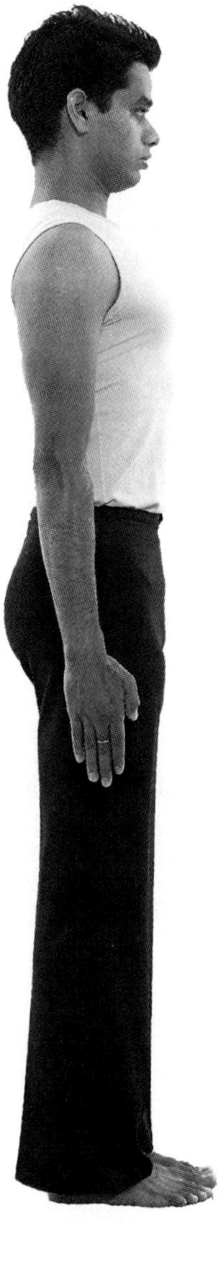

▼背面

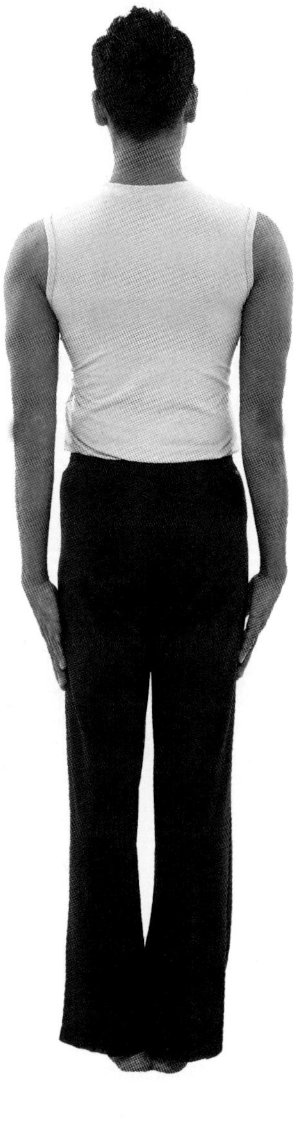

趴姿 Prone Position

这是许多趴姿动作的基本动作，腹部贴地板趴下。双腿并拢，脚趾、脚跟贴在一块，脚趾往后延伸，脚掌朝天，额头贴在地板上，颈部放松、肩膀放松，双手往后延伸，掌心朝天。如果下一个动作需要用到的手是往前伸的，就把双手往前伸，手臂在耳朵的外侧，双手往前延伸。趴姿大多是这两种，一种是手在身侧，另一种是双手往前。

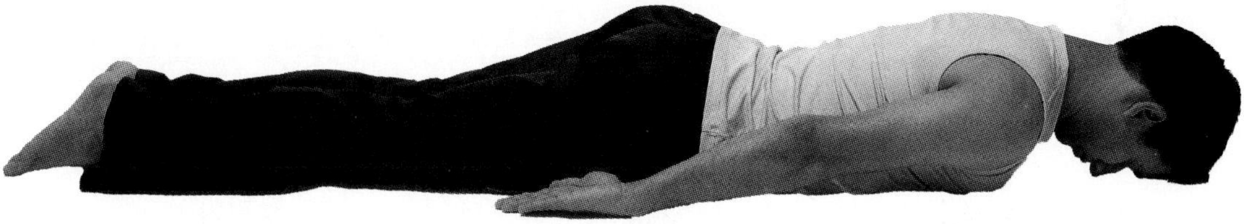

小提醒 Reminder

趴姿的重点在于要感觉脊椎被拉开，这样才舒服。腹部骨盆有压迫感时可用毛巾或用瑜伽垫，垫于腹部不适处。

躺姿 Supine Position

双脚并拢，跟山式一样，只是背后贴地，脚跟、脚趾并拢，手在身侧掌心朝地。胸腔打开，但肋骨不要往外凸，后背要往下沉贴着地板，肩膀打开，颈椎、脊椎位于一直线上，前后颈椎放松。

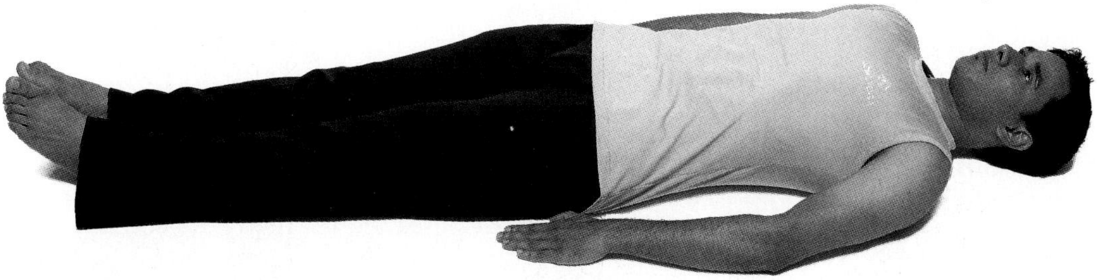

小提醒 Reminder

伸展肩膀时，不要将后背提起。如果说其后还要进行其他动作，可以将头发往两边拨开各一半，头发就不会压在同一边，导致脖子倾斜向单侧，头也不会歪向一边。

手杖式 Dandasana

坐在地板上，双腿往前打直，双手在臀部旁边，掌心贴地，四指朝前，双手下推地板，试着把脊椎骨往上拉长，脚跟往前推，使腿部的后侧打直平贴于地板上，身体的重量在坐骨上（可以用手将臀部肌肉往后拨开找到坐骨），尾骨下沉，脊椎骨往上延伸，胸口展开，专注在鼻尖，不要低头或是抬头。颈部的前侧、后侧均匀地伸展，下巴微收。

此基本坐姿也是许多坐姿系列体位法的起始动作，手杖式时先将背打直，脊椎骨拉长，让身体准备好，进入其他的动作。

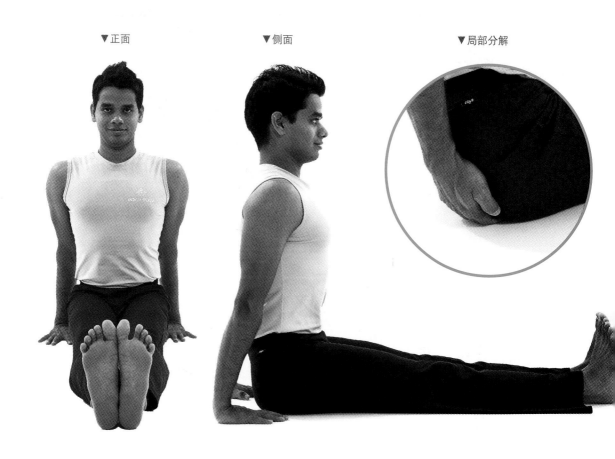

▼正面

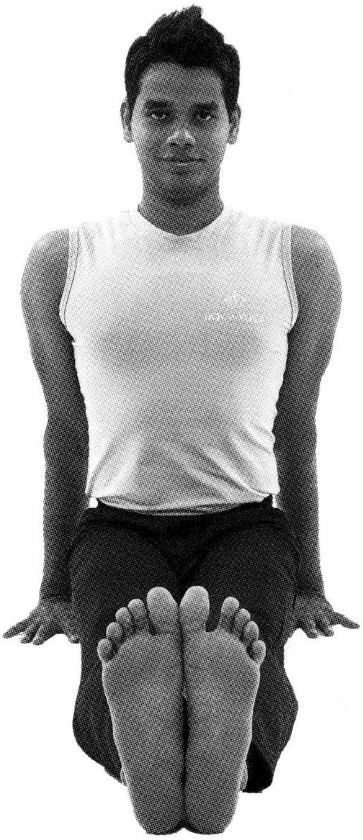

▼侧面

▼局部分解

开腿站立式 Utthita Hasta Padasana

1. 双脚并拢呈山式（详见 P60），掌心朝地置于胸前，双手手肘平行地板并打曲，手肘往两侧延伸，中指指尖轻点于胸骨前方。
2. 吸气膝盖微曲，吐气走或跳，将双腿打开约 4 步宽（生理期期间、膝盖脚踝或腿部有伤者不做跳跃动作，用走的方式将双腿打开），脚掌外侧平行。双手手臂往两侧延伸，肩胛骨后转，脚趾脚跟贴地不翘起，重量交给后脚跟多一点，使小腿后侧拉长。与山式同样方式地将脊椎骨上下延伸；尾骨内卷，并拉腰椎与肩椎，胸口匀称地往两侧拉长，而肋骨不往前凸（见错误示范图），从侧面看胸口不塌陷，本动作也是许多站姿体位法的起始位置。

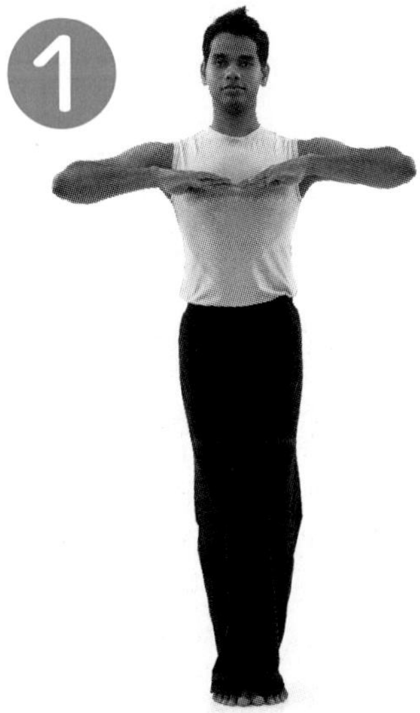

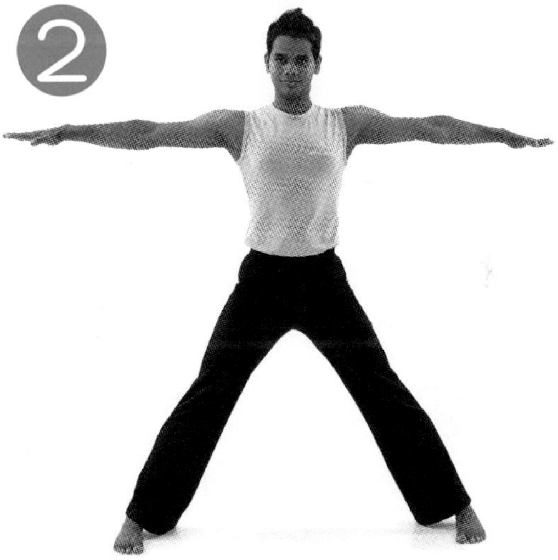

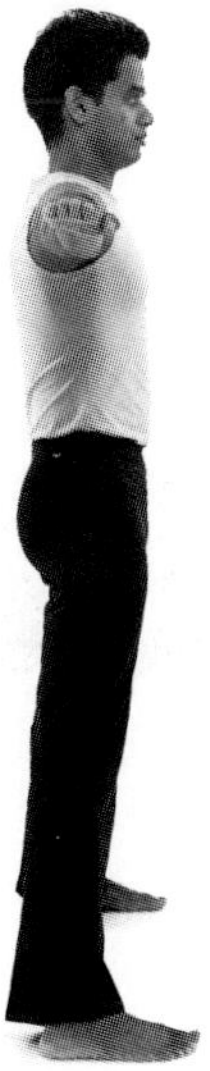

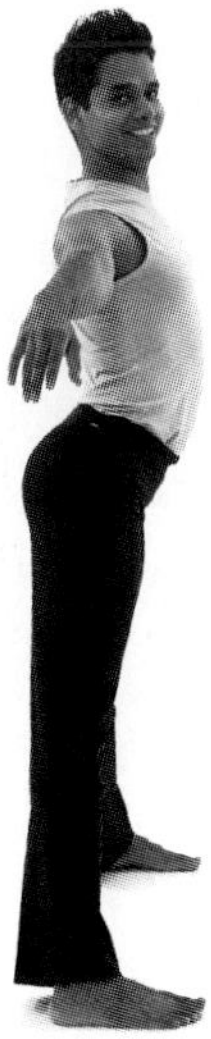

Chapter 3

疗愈与放松——身体病症的瑜伽对策

呼吸法与冥想坐姿介绍

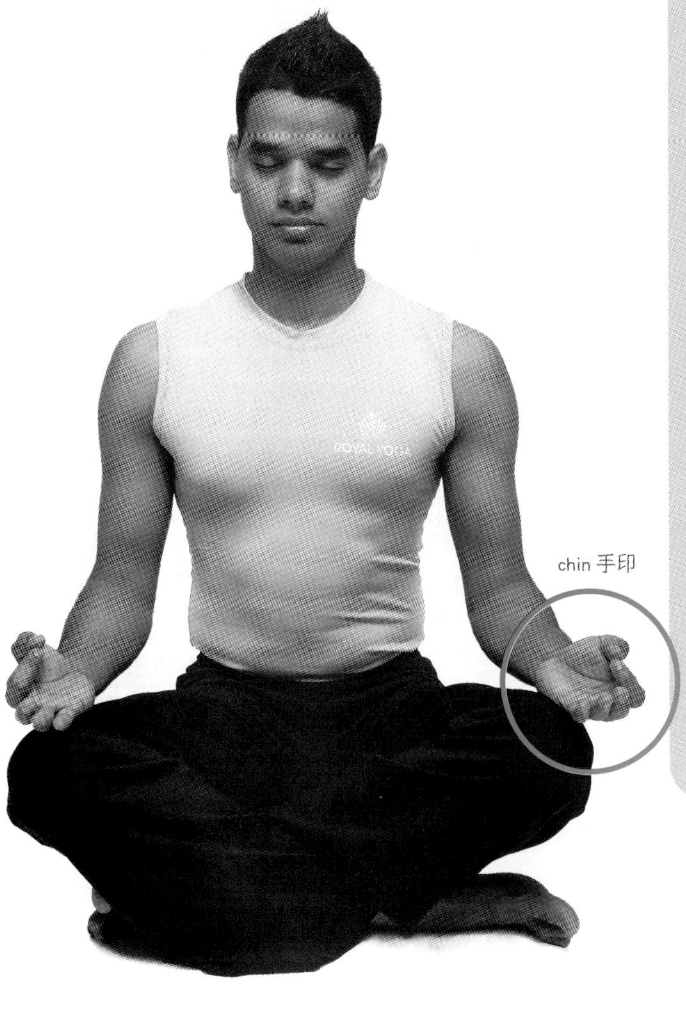

基本坐姿 Sukhasana

呈手杖式（详见 P62），弯曲左腿，左脚跟置于右膝下，再弯曲右腿，将右脚跟置于左膝下，双手置于身体两侧，用手指尖撑地，使身体向上伸展，尾骨往下，让脊椎往上拉长。

肩膀往后，肩胛骨并拢，胸部和肋骨从中间向侧面打开，脖子前后方均匀地放松，眼睛注视着鼻尖，大腿与地面平行（无法达到平行时，请以辅具如瑜伽砖或毛巾辅助），让身体的重量均匀分布于坐骨上平衡（切勿放在尾骨上）。

将注意力集中在脊椎的长度，并将其伸展愈拉愈长，当身体稳定后，呈 Chin 手印（注），缓慢地闭上双眼，全身放松，如此保持 3~5 分钟后，再换脚进行。

注——Chin 手印为意识手印，掌心朝上，大拇指与食指自然地触碰弯曲成为一个圆，另三指自然地并拢伸直。当大拇指食指结手印时，能让身体的能量不会从指尖流出去，会转回来循环，冥想时结手印则能量会较容易保留与变得强大。

金刚坐姿 Vajrasana

呈跪坐姿，双脚并拢，脚背平贴地面，将臀部坐于脚跟之间，上半身保持挺直，颈部前后均匀地拉长，闭眼，双手置于膝上。

▼侧面

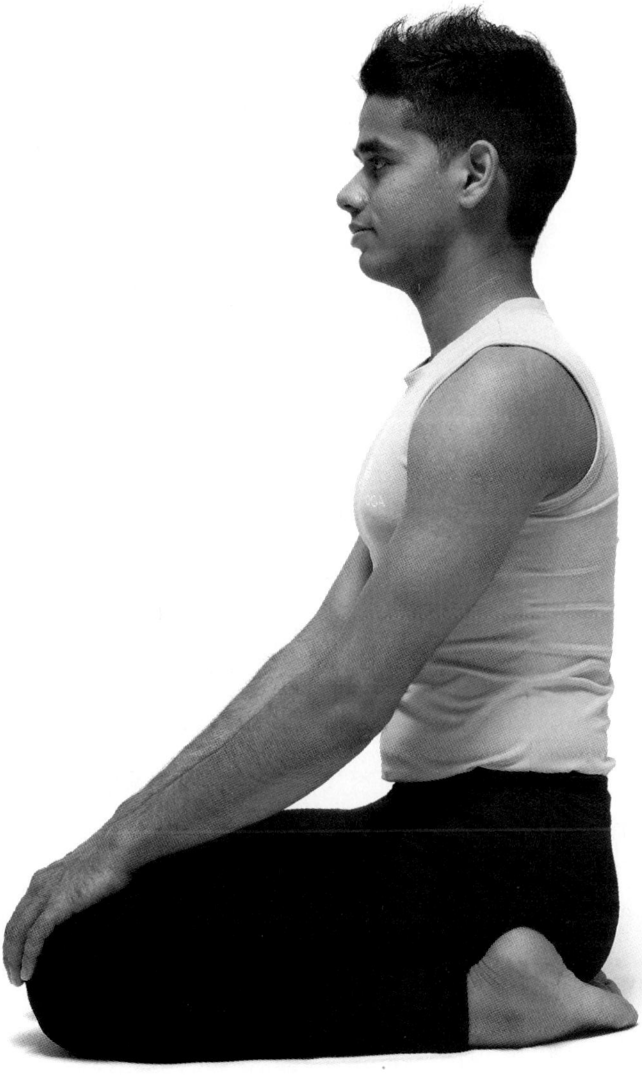

▼背面

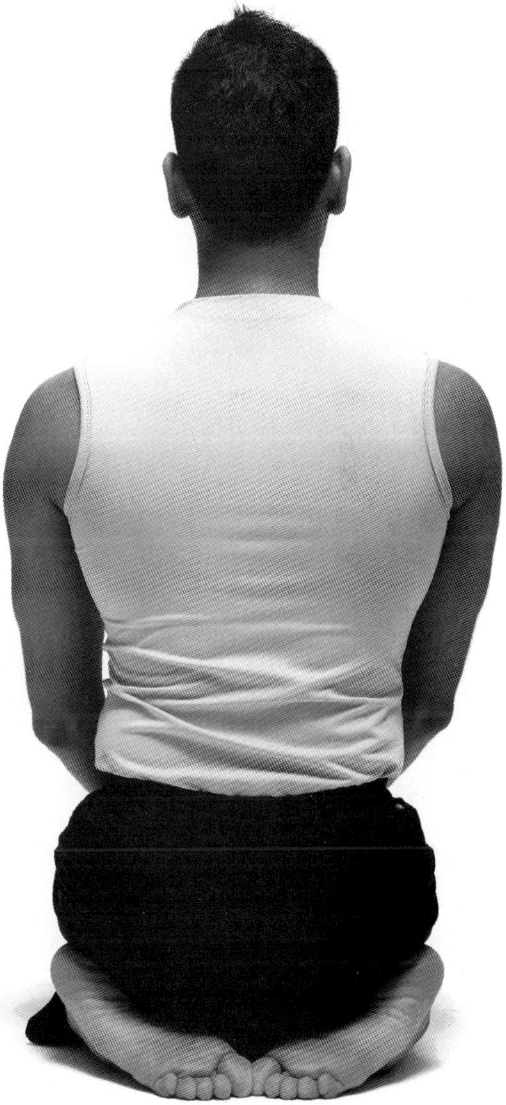

益处 Benefit

饭后帮助消化，舒缓膝关节不适；并可帮助腿部增加血液循环，尤其对于坐骨神经痛的患者，这是最好的冥想坐姿。

莲花式 Padmasana

1. 采手杖式坐姿（详见 P62），双脚打直往前伸，背脊伸直，双手手心触地置于身体两侧。
2. 将右脚脚背放在左大腿上，脚掌朝天，脚跟贴近腹部，右膝贴地板。
3. 左膝弯左脚掌朝天，脚跟贴近下腹部，双脚脚跟成一直线，双膝贴地，盘好双腿后，可用双手将臀部下的肉往后拨让坐骨着地，以拇指食指环扣掌心朝天（Chin 手印）（注）或朝地（Jnana 手印）放在膝上，肩膀放松，双手手臂微曲肋骨不往前凸，颈椎与脊椎呈一直线，下巴微收，眼神则可专注在鼻尖或将眼睛闭上，身体可进入一个很舒服的状态，此为进阶的冥想体位法。

注——Jnana 手印为智慧手印，双手掌心朝下，大拇指与食指自然地触碰弯曲成为一个圆，另三指自然地并拢伸直。当大拇指食指结手印时，能让身体的能量不会从指尖流出去，会转回来循环，冥想时结手印则能量会较容易保留与变得强大。

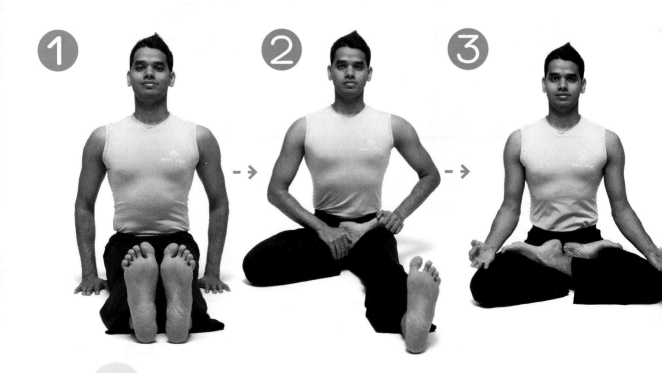

益处 Benefit

莲花式可使身体躯干与头部保持稳定直线的坐姿，当身体稳定时，思绪也会平静，这是进入冥想的最佳姿势，此姿势有助于促进消化。

半莲花式 Ardha Padmasana

1. 采手杖式坐姿（详见 P62），双脚打直往前伸，背脊伸直。
2. 将右脚收于左大腿下方，并尽量靠近臀部。
3. 接着将左脚置于右大腿上靠近左下腹部，双手大拇指与食指指尖轻触放于膝盖上，全身放松并深呼吸。

1

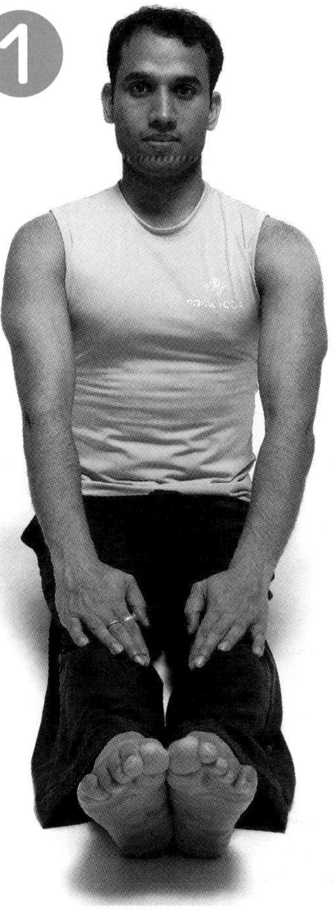

2

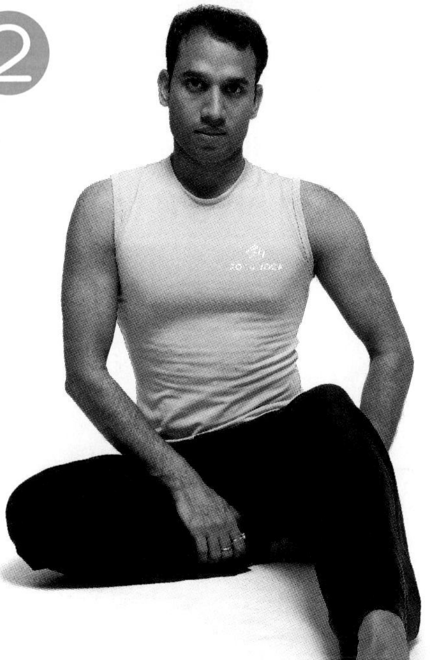

3

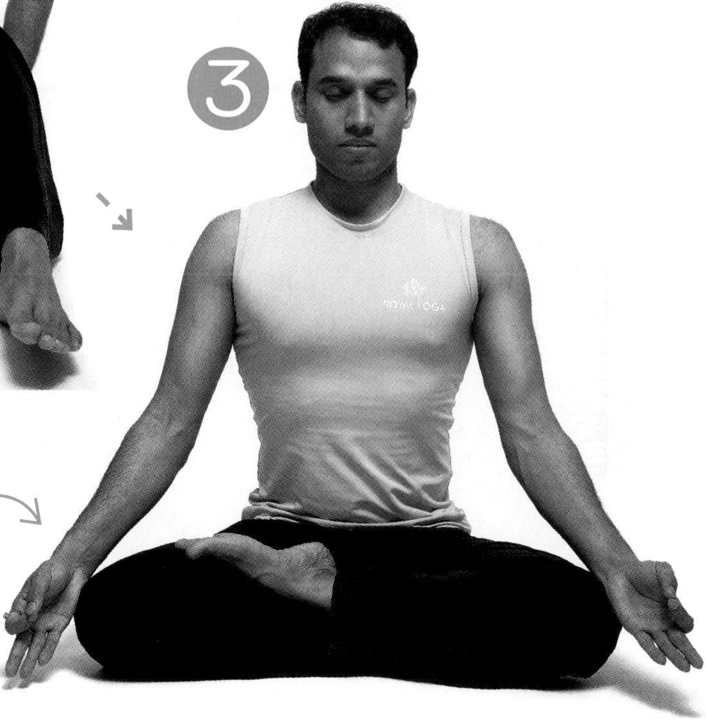

拜日式 Surya Namaskar

“拜日式”(Surya Namaskar：Surya 太阳；Namaskara 致敬)，是今日许多瑜伽传统中，最为普遍的连续练习动作。虽然致敬的连续动作在古代文本中已无可循，拜日式却是印度传统和印度医药系统如“悉达”(Siddha)和“阿育吠陀”(Ayurveda)的主要训练方式之一。

传统上，印度人会在每天清晨，以整个身躯面对冉冉升起的太阳进行祈祷。其后，此项练习成为瑜伽体位法中的一套完整连续的动作。至今，已有许多体位法采取拜日式的各种动作，并发展出范围为 10、12、14 甚至 16 个阶段步骤不等。一套拜日式包含的动作数目并不重要，甚至可依据练习者的身体柔软度与力量予以修正。许多传统瑜伽体位法如“串联瑜伽”(Vinyasa)、“动力瑜伽”(Power Yoga)，均以拜日式为主轴，于中间过程修改部分动作。

练习拜日式，最好能够在清晨时面对日出，并在傍晚时面对日落进行。尽管对于刚开始学习的瑜伽练习者而言，拜日式是很好的入门动作，但对于有负伤或有疾病之人，仍须在专业人士的指导下练习。此外，拜日式对孩童而言，也是一套有趣而且容易记忆的训练方式。

享受拜日式练习的 5 个小技巧：

1. 在清晨时面对日出，或在傍晚时面对日落练习拜日式最具有效果。因此建议尽量在直接面临阳光的时段进行练习(请避免在强烈阳光下进行)。
2. 在练习动作时，切勿使身体处于紧绷状态，否则练习结束将感到疲惫。
3. 拜日式练习将活化所有主要气脉(Nadis)和淋巴结，进而改善免疫系统与血液循环。
4. 练习者如果难以完成某些动作，如前弯和骑马式时，可以修正动作，使用辅具练习。
5. 如果想要有效开展某个动作，或进入更深层的伸展，可以伴随正常呼吸，就同一动作做反复几次的练习。例如，您可以仅单独重复下犬式、八支点地、眼镜蛇式、下犬式这四个动作。

拜日式
SURYA NAMASKAR
步骤循环

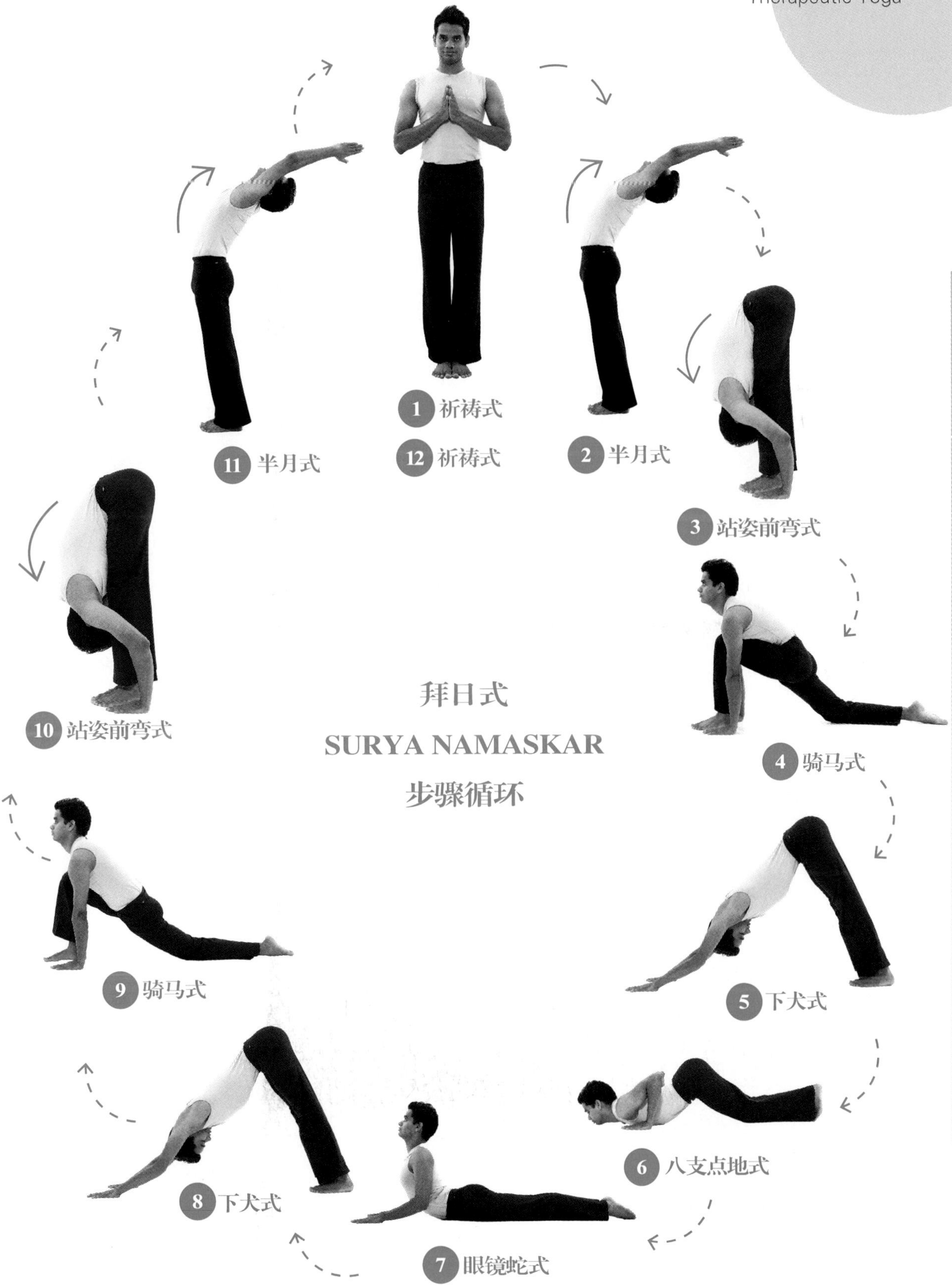
1 祈祷式
12 祈祷式
2 半月式
3 站姿前弯式
4 骑马式
5 下犬式
6 八支点地式
7 眼镜蛇式
8 下犬式
9 骑马式
10 站姿前弯式
11 半月式

步骤解析

拜日式 SURYA NAMASKAR

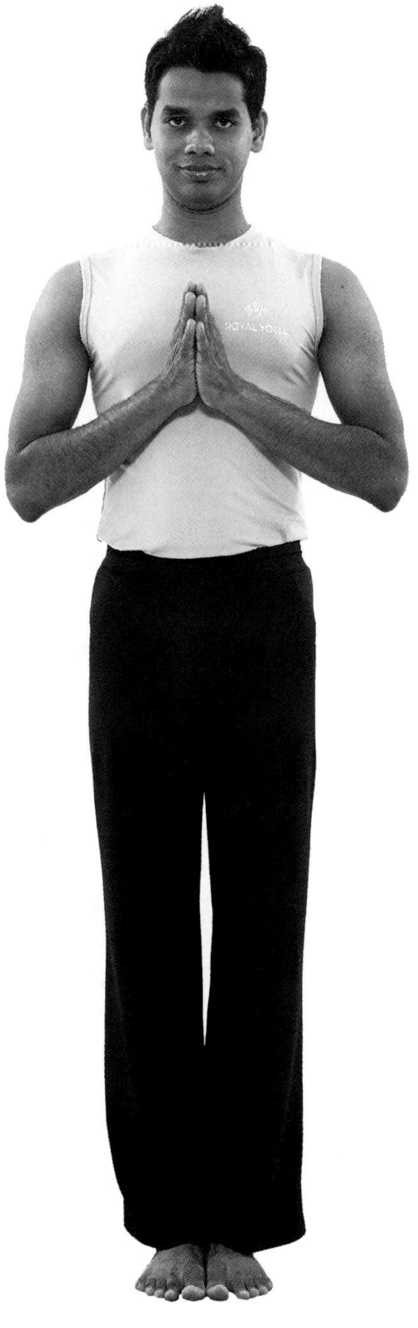

01 祈祷式 Namaskarasana

双脚脚掌与脚趾脚跟并拢呈山式（详见P60)，再将双手合掌胸前呈祈祷式，四根手指并拢，大拇指离开四指一些并贴在胸骨的前面，手肘自然往下垂，前胸开，肩膀放松不耸肩，将身体重量交给双腿，深呼吸后吐气。

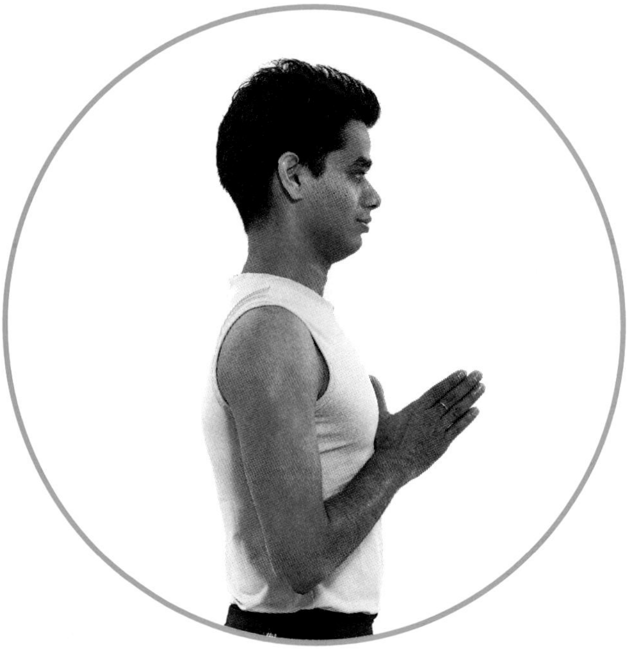

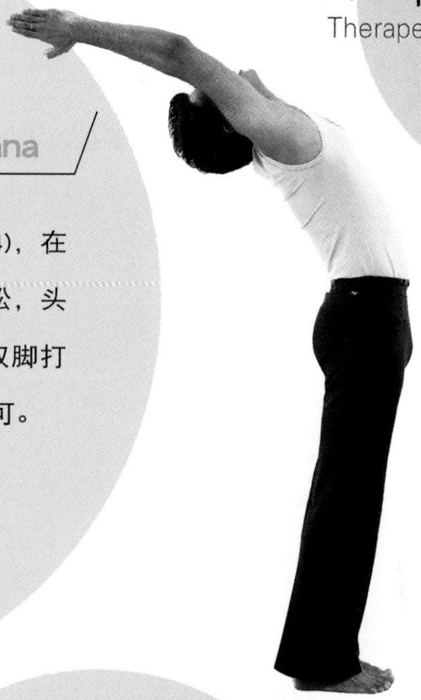

02 半月式 Ardha Chandrasana

吸气，双手上提进入半月式（详见 P134），在身体不失去平衡的状况下向后弯，颈部放松，头部不往后倾，如果身体无法平衡者可以将双脚打开一些，无法做后弯者可将身体往上伸展即可。

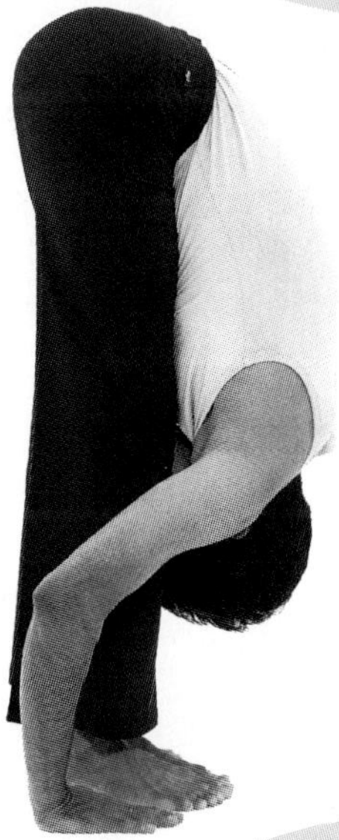

03 站姿前弯式 Pada Hastasana

吐气并前弯，双手放在脚掌的外侧，掌心脚跟贴地板，若有受伤或不方便者膝盖可以微弯，或是在手掌下面放瑜伽砖。

04 骑马式 Ashva Sanchalan Asana

吸气，右脚往后跨大步，右膝往后点地，左膝弯曲呈 90 度，若是手掌无法完全贴地，可以改成手指点地或是在手掌下面放瑜伽砖，胸口开、颈部均匀伸展，不要过度把头往后折，吐气进入下一个动作。

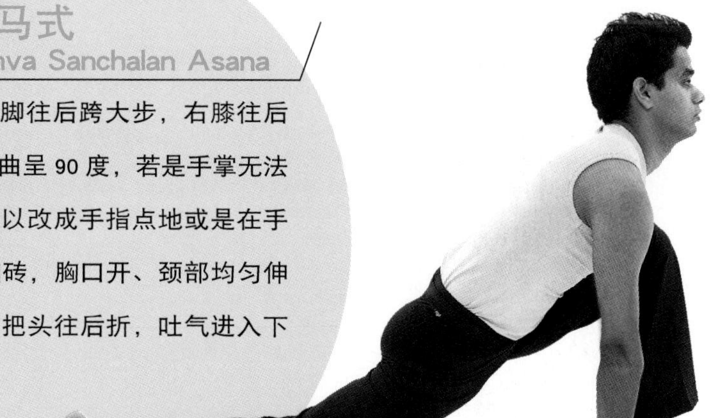

05 下犬式 Adho Mukha Svanasana

双手掌、脚掌往下压，坐骨上提，耳朵垂直地板，双脚并拢，没办法平衡者双脚可以稍微打开，如果背没有办法打直可以将脚跟抬起膝盖弯曲，试着将背打直再将膝盖打直，最后再将脚跟放到地板上，颈部与肩膀放松，眼睛注视两个膝盖中间，吐气准备进入下一个动作。

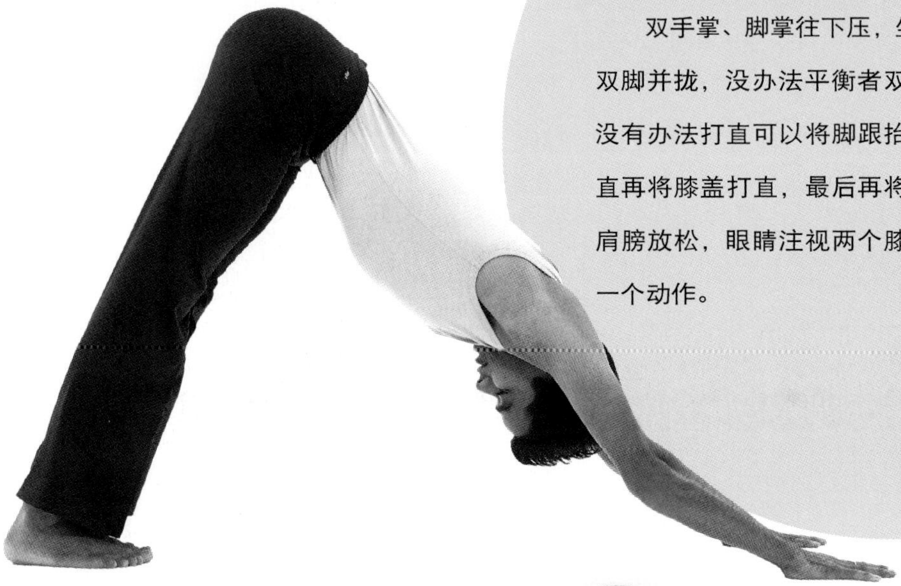

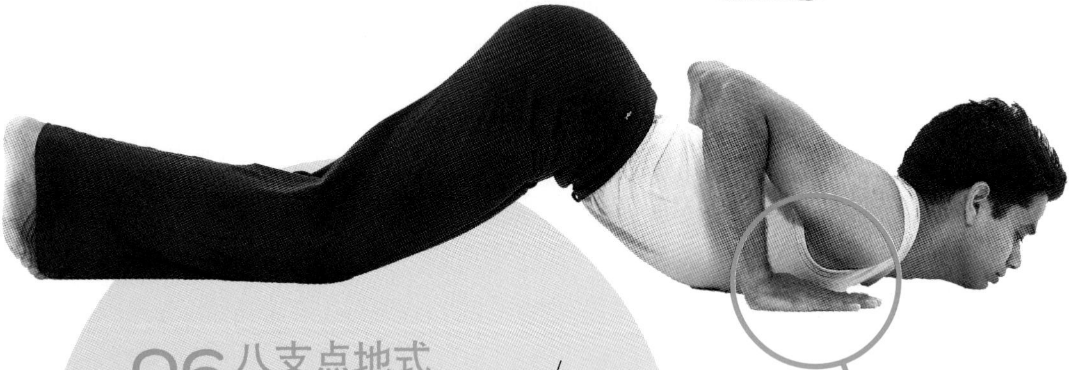

06 八支点地式 Ashtanga Namaskara

吐气，双膝跪地，下巴胸口触地，双腿与膝盖皆并拢，胸口在双手中间，下巴点地，将双手有力地往下压着地板，经由手掌将重量分散，就不会把重量集中在下巴与胸口上。

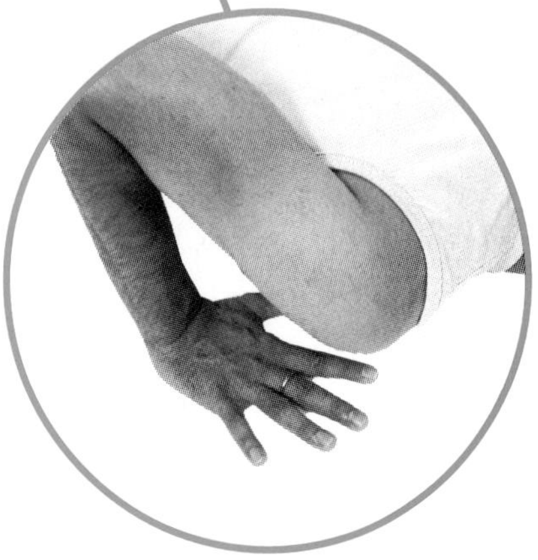

07 眼镜蛇式 Bhujangasana

吸气，首先脚背向地，脚尖向后，头部向上，手掌稳定压地面，肩膀放松。向上看，颈部向上伸展，头部不要往后掉。

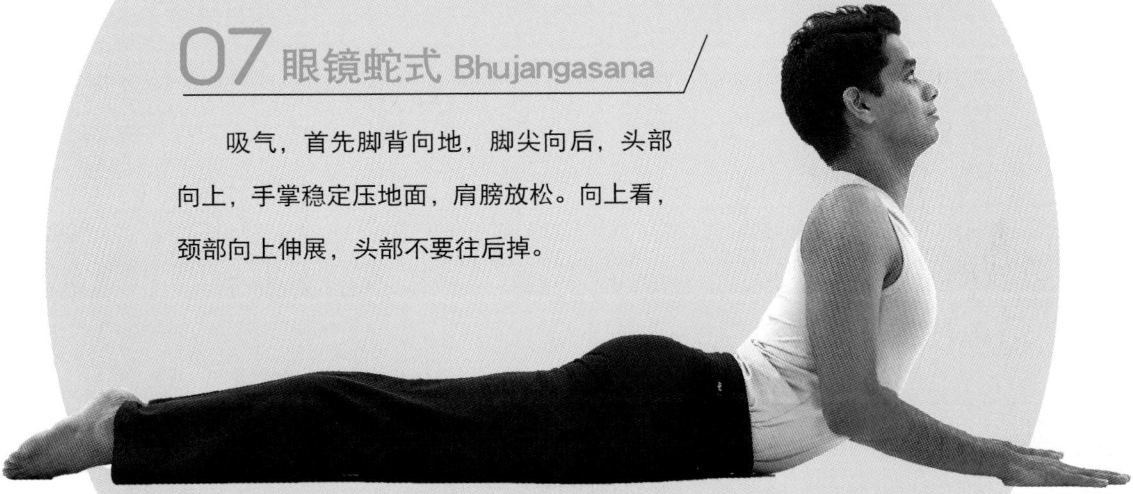

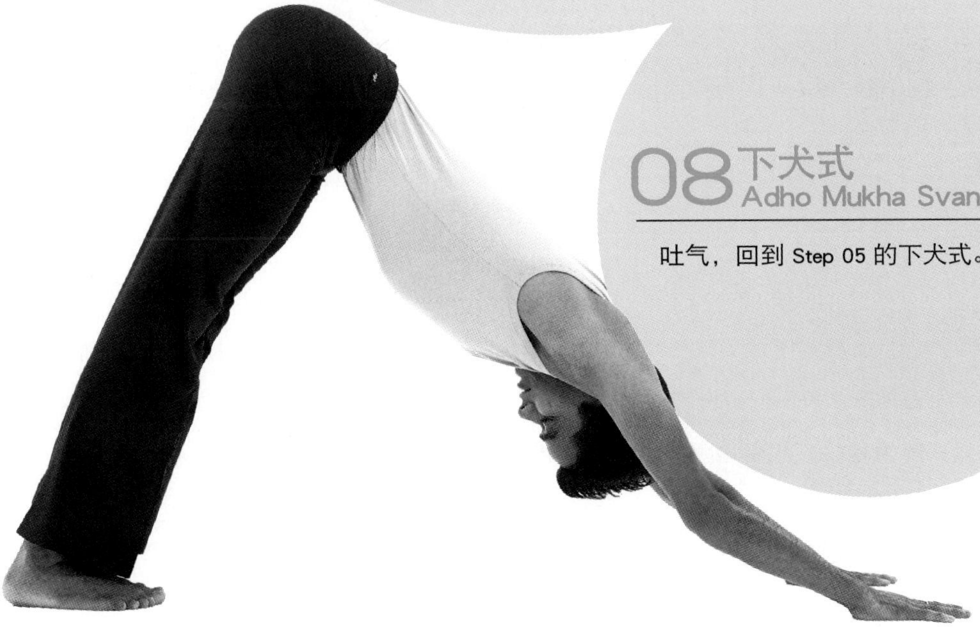

08 下犬式 Adho Mukha Svanasana

吐气，回到 Step 05 的下犬式。

09 骑马式 Ashva Sanchalan Asana

吸气，右脚往前跨至双手中间，右膝弯曲呈 90 度，若是手掌无法完全贴地，可以改成手指点地或是在手掌下面放瑜伽砖，胸口开、颈部均匀伸展，不要过度把头往后折，吐气进入下一个动作。

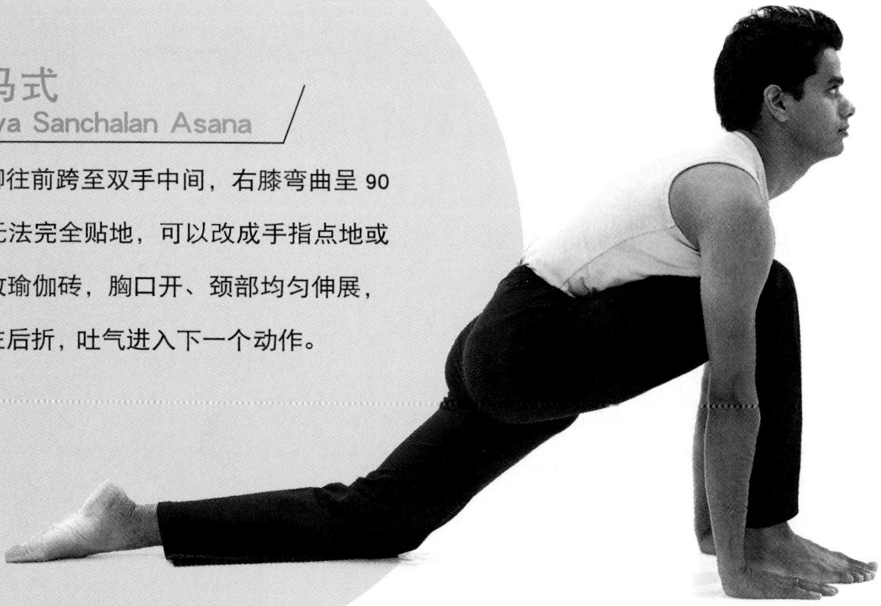

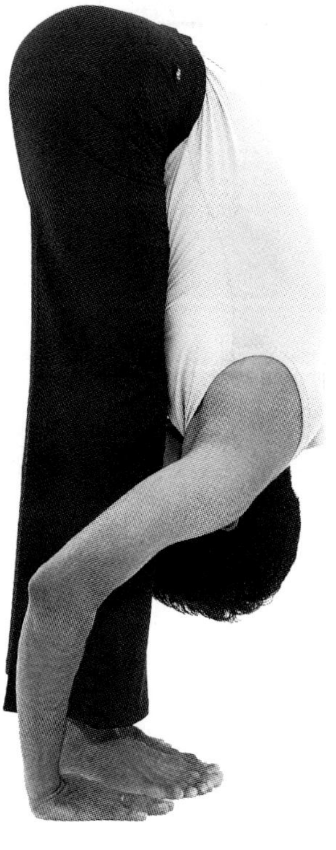

10 站姿前弯式 Pada Hastasana

吐气，左脚往前，上身前弯，双手放在脚掌的外侧，掌心脚跟贴地板，若有受伤或不方便者膝盖可以微弯，或是在手掌下面放瑜伽砖。

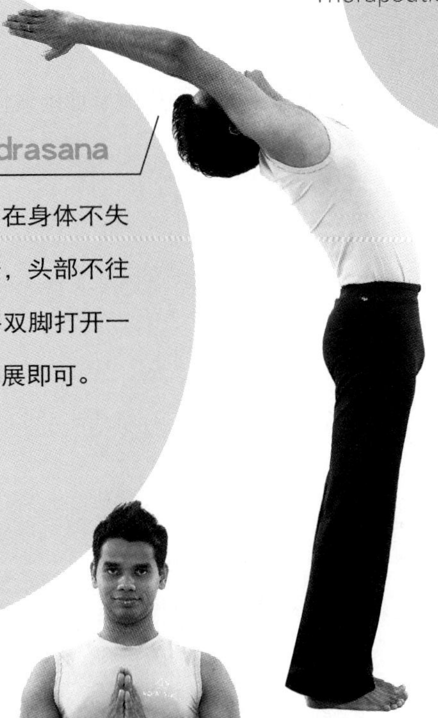

11 半月式 Ardha Chandrasana

吸气，双手上提进入半月式，在身体不失去平衡的状况下向后弯，颈部放松，头部不往后倾，如果身体无法平衡者可以将双脚打开一些，无法做后弯者可将身体往上伸展即可。

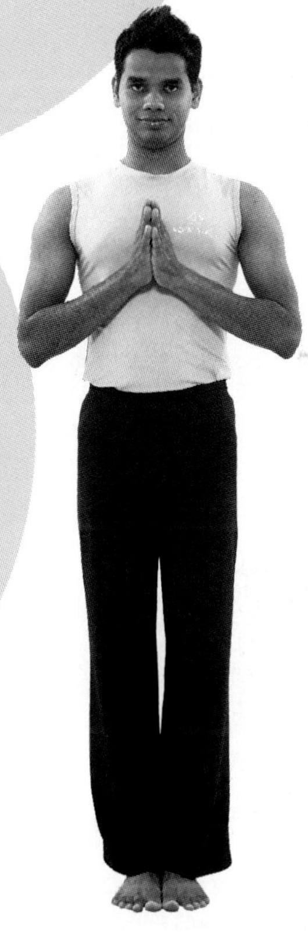

12 祈祷式 Namaskarasana

吐气，双手合掌于胸前，呈祈祷式，四根手指并拢，大拇指离开四指一些，并贴在胸骨的前面，手肘自然往下垂，前胸开，肩膀放松不耸肩，将身体重量交给双腿。

小提醒 Reminder

练习过程中如果严重不自然冒汗或身体过度发热，有发烧、发晕症状或任何不舒服，可能是身体里旧有的毒素慢慢在释放，此时请先停下来。患有高血压、心血管疾病、心脏病或是曾经中风的人不适合拜日式；有肠胃道蠕动问题、疝气者也不适宜。背部受伤如椎间盘突出、坐骨神经痛、脊椎侧弯等患者应先与专业医师及瑜伽老师讨论，在老师指导下可以变化式或辅助道具来做练习。此外，针对女性练习者，生理期期间不适合拜日式，但快结束的后面几天是可以的；怀孕期间若想练习，务必请老师指导，产后 40 天才能开始练习。

益处 Benefit

强化背部，增强新陈代谢，改善循环系统、呼吸系统、生殖系统，平衡内分泌、荷尔蒙还有激素的分泌，所以也很适合青少年练习。拜日式规律深长的呼吸配合其动作，有益精神系统，使人练习后感觉清爽，思绪也清晰。

Chapter 3

疗愈与放松——身体病症的瑜伽对策

心 Heart

当身心失衡时的体位练习

当你觉得身心不协调时，首先你所需要的是平静。用静坐及专注呼吸，帮助解决身心失衡的状态。

1

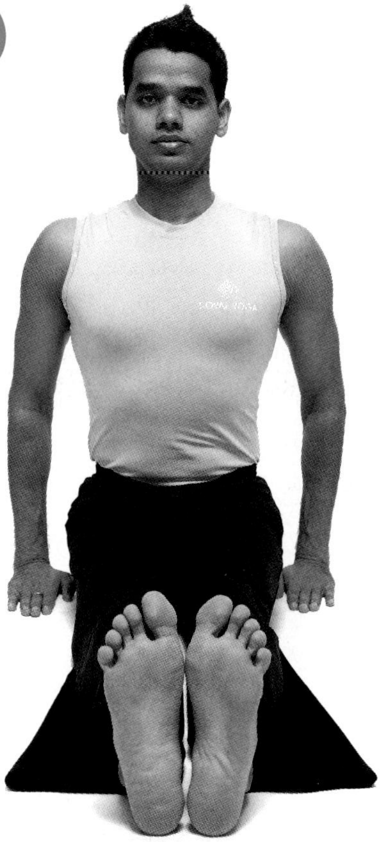

2

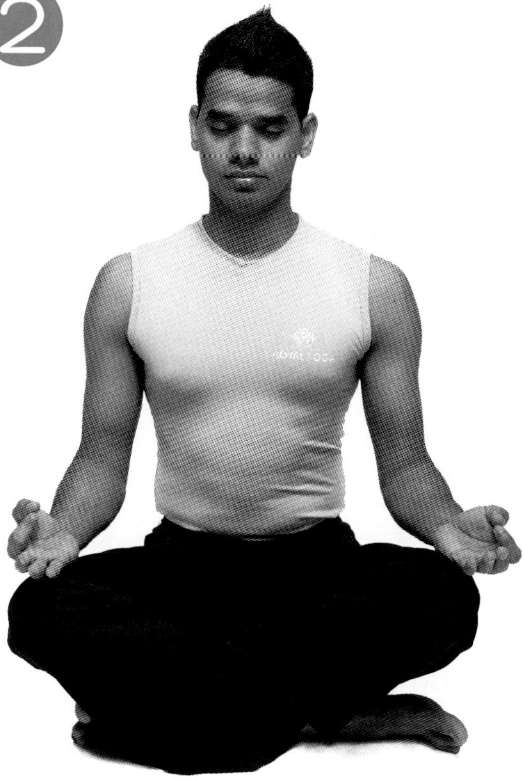

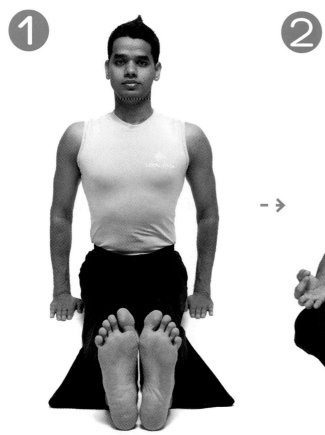

基本坐姿 Sukhasana

1. 详见第 64 页基本坐姿。
2. 闭上眼睛，全身放松，注意力集中，自然地呼吸，在心中从 27 倒数回 1。

小提醒 Reminder

此为错误坐姿，背脊应挺直不驼背才正确喔！

错误示范！
不要学我喔。

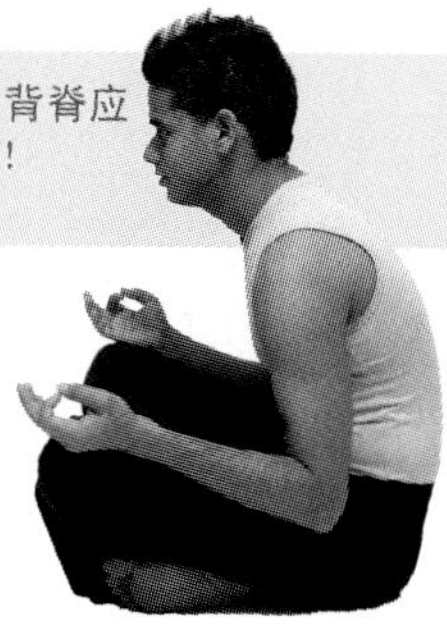

树式 Vrikshasana

1. 先采山式站姿（详见 P60）。
2. 右脚提起，右手将右脚带至左大腿内侧，右脚跟靠近鼠蹊部，右脚掌贴在左大腿内侧，以右脚掌与左大腿互推，左手自然垂放。
3. 吸气，双手合掌高举，手臂微曲或伸直手臂，深呼吸 5 回合后吐气回到站姿再换脚进行，换左脚进行时，停留相同时间，以达左右平衡。

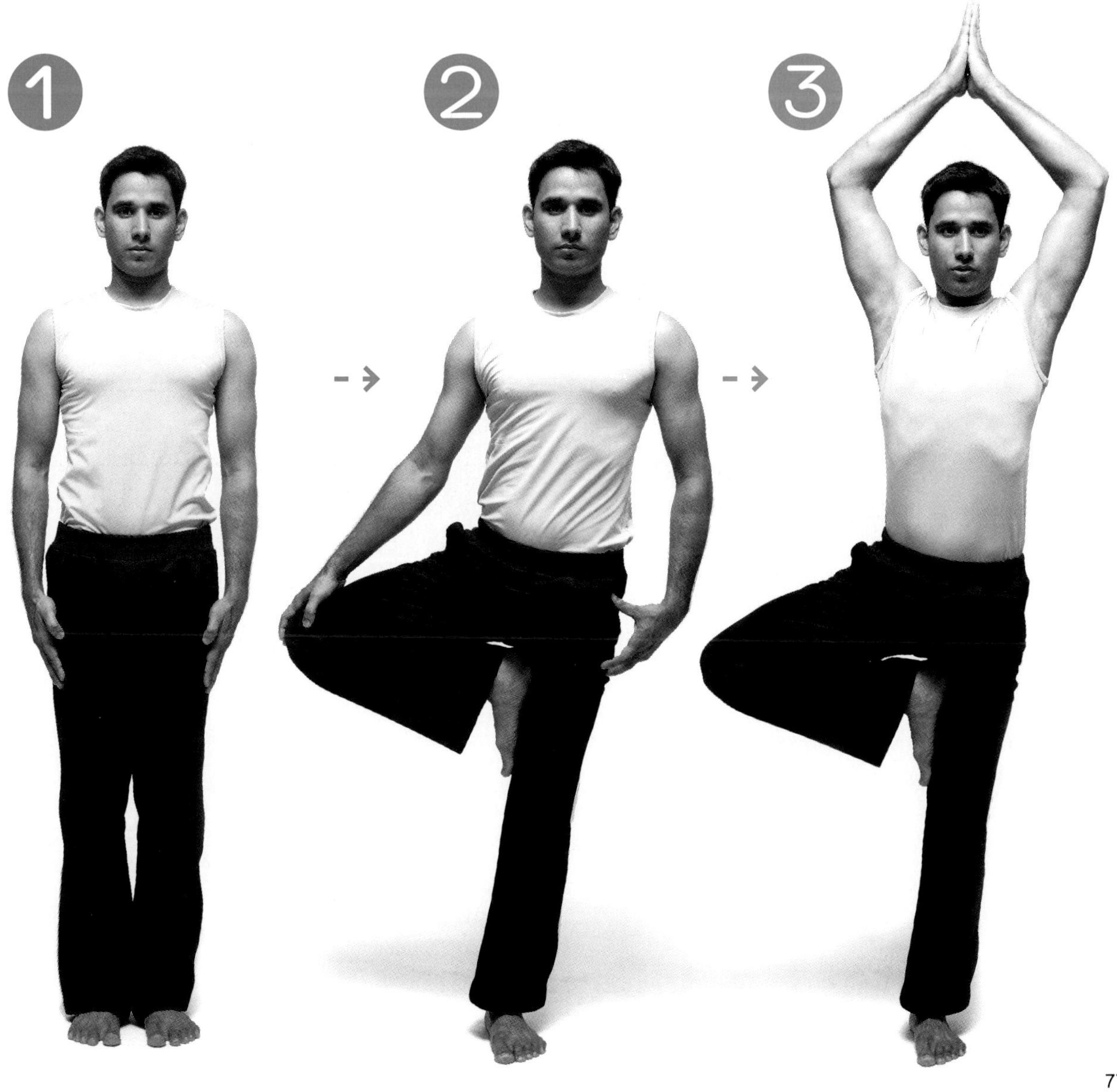

摊尸式 Shavasana

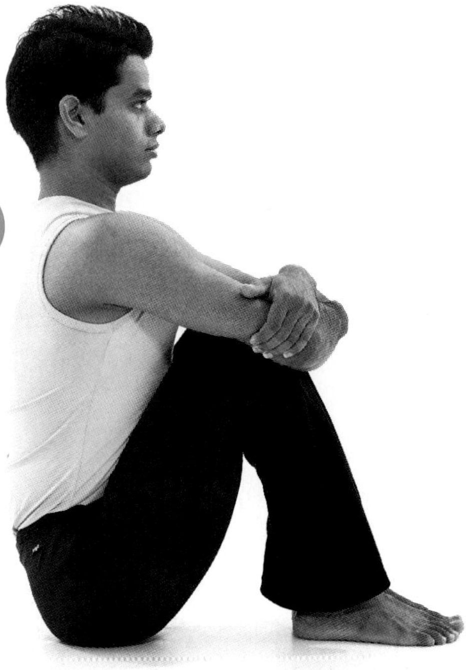

1. 双腿并拢，膝盖弯曲，踩地，坐在垫子正中央，双手环抱双膝。

2. 将双手往后放在垫子上，手掌下推地板，使脊椎伸展 。

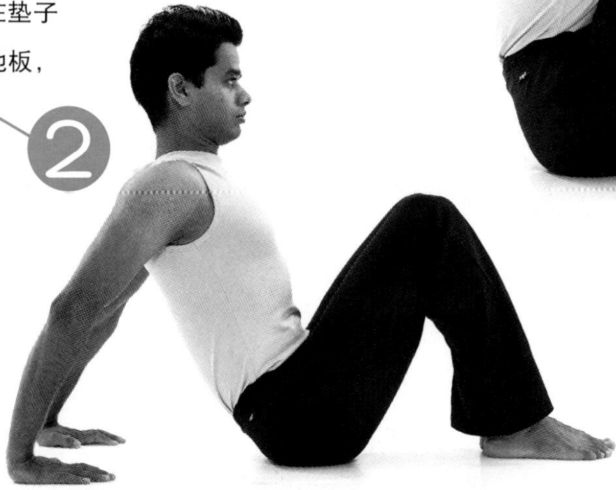

3. 一节一节缓慢地将背部躺在垫子上，手肘打弯撑地。

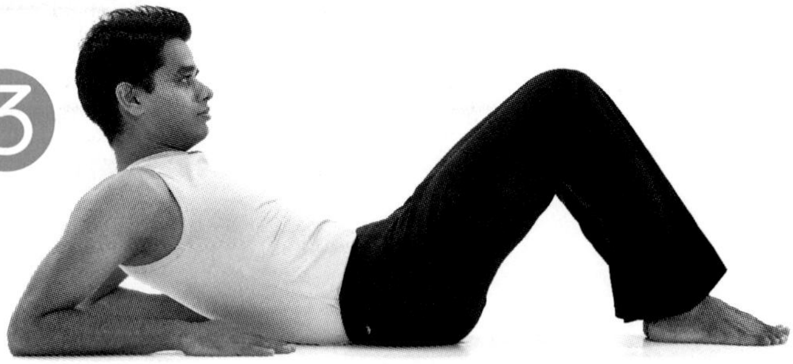

4. 手背贴地掌心朝上，肩膀放松，往后躺，上背与后脑勺贴地，让前胸伸展，肩膀放松，手臂向前伸直，头部在肩膀中间，背部与地板之间没有任何空隙。

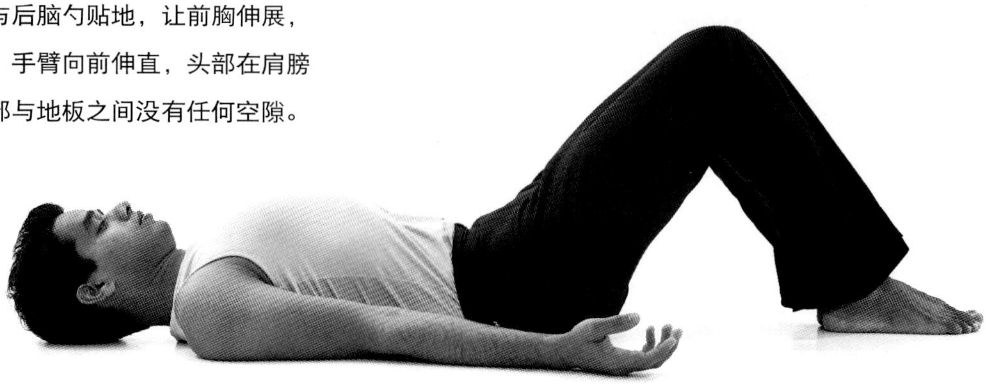

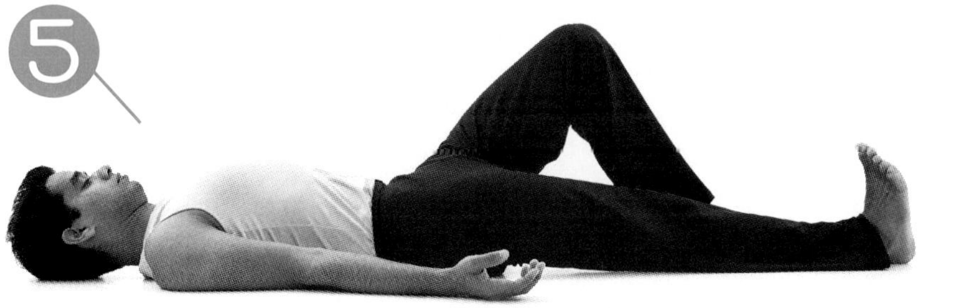

5. 上半身不动，双脚脚跟保持下压地板，缓慢地将右脚跟往前滑使右腿打直，脚跟继续往前推，过程中左脚掌持续下压地面。

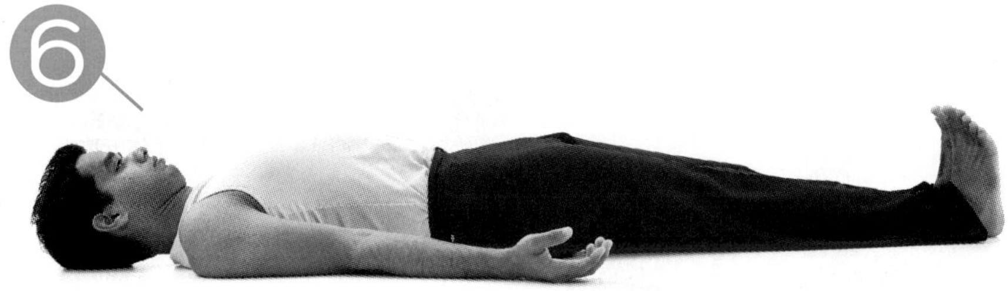

6. 同样地让左脚跟在地板上往前滑，左腿打直，脚跟继续往前推。

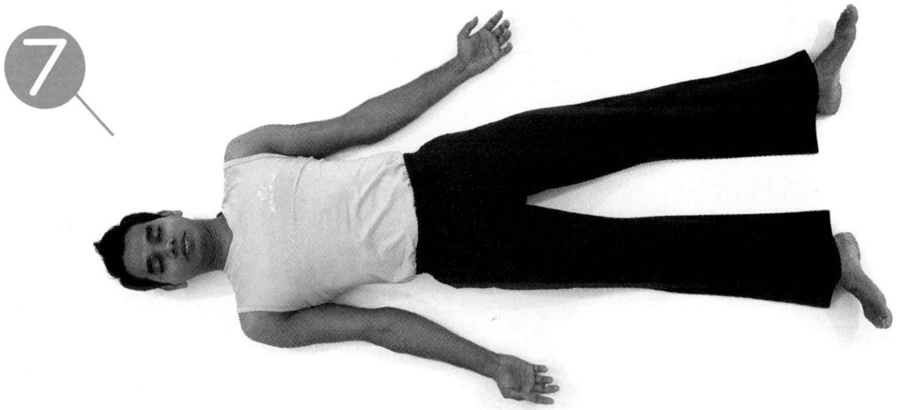

7. 放松双腿，让脚掌自然倒向两侧，如颈部或肩膀不舒适可在脖子下方放置小毛巾，确保颈部与喉咙均匀地放松，将身体带到一舒适姿势后，双眼闭上，全身放松，将意识带到身体每一处，可轻轻调整身体动作使自己舒服，接着专注于呼吸，自然地深呼吸，如此进行 3~5 次。每一次吐气时让身体更加放松，心中感觉更平静。从 27 倒数到 1， 在心中数息：我在吸气 27 我在吐气 27，我在吸气 26 我在吐气 26，我在吸气 25 我在吐气 25……像这样一路往回数到 1，如中途分心或忘记自己数到哪里，就从头开始，接着将专注力转移至身体，轻轻地动一动手指脚趾，头部轻轻左右转动，双腿并拢，双膝弯曲一脚一脚踩回地板上，将右手臂滑至右耳旁，身体面向右边侧躺，头部枕在右手臂上，左手掌置于胸前，在此停留 2~3 次深呼吸，接着慢慢地坐起身，头部最后提起。

总是焦虑 / 暴躁，舒缓情绪的体位练习

情绪不稳定的时候，试着将精神集中贯注于头部，借由下列体位畅通脑部血液循环，可帮助稳定心神，排除焦虑与暴躁的情绪。

婴儿式 Balasana

1. 呈金刚坐式（详见 P65）。
2. 双手上举掌心互贴，手臂贴紧耳朵，保持上半身挺直头部摆正。
3. 上半身向前弯，腹部贴紧大腿，双手平贴地面尽量向前延伸至最远处后放松双手，闭上双眼进行 5 次深呼吸再回到金刚坐式。

①

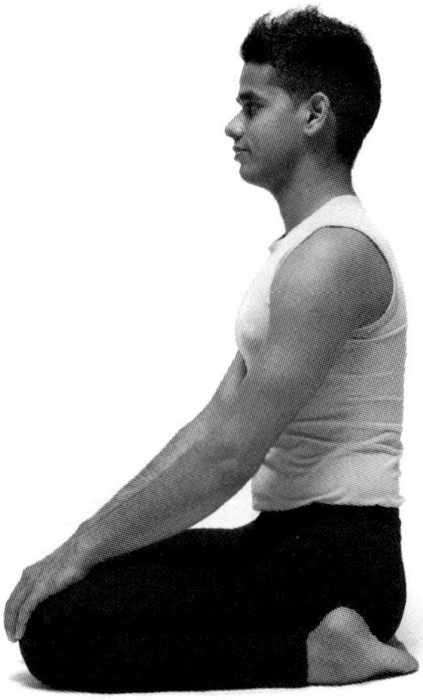

②

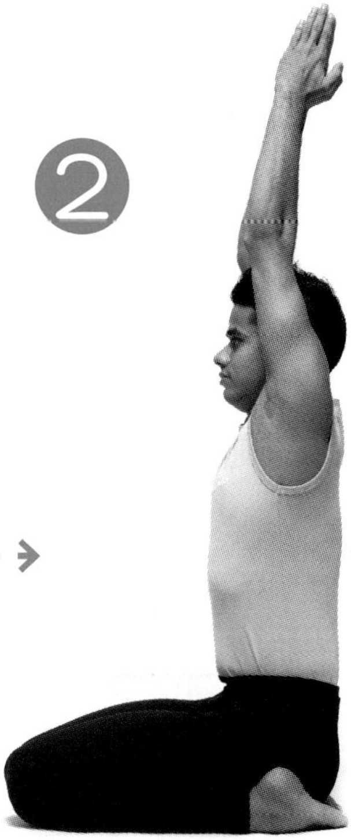

③

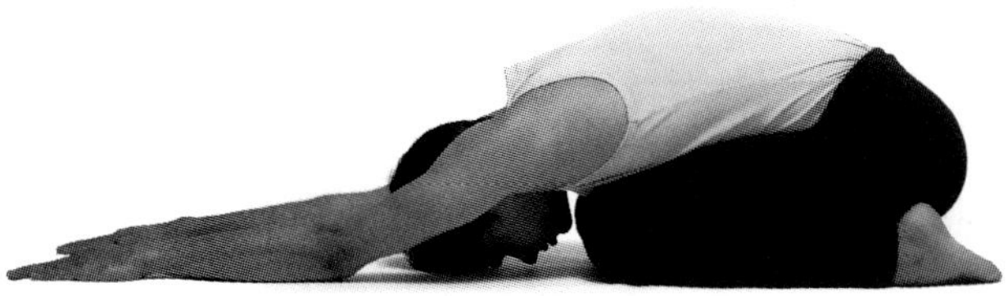

小提醒 Reminder

婴儿式变化：可将手臂置于小腿两侧。

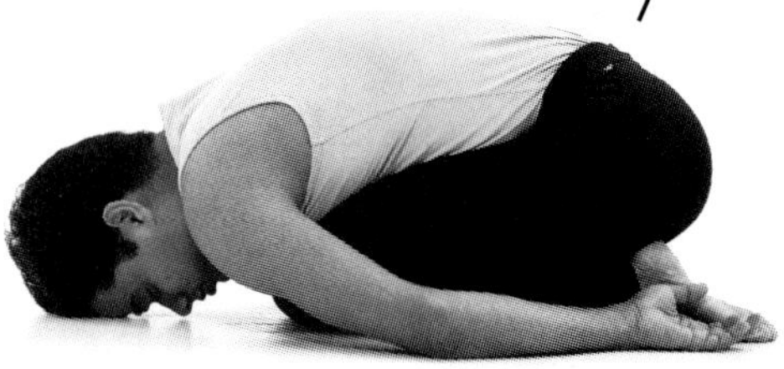

半犁式 Ardha Halasana

1. 呈躺姿（详见 P61）。
2. 吸气，先抬起右腿，使腿部与地面成 90 度直角后，吐气。
3. 吸气，接着将左脚抬起使双脚并拢，做 5 次深呼吸后放松回躺姿。

1

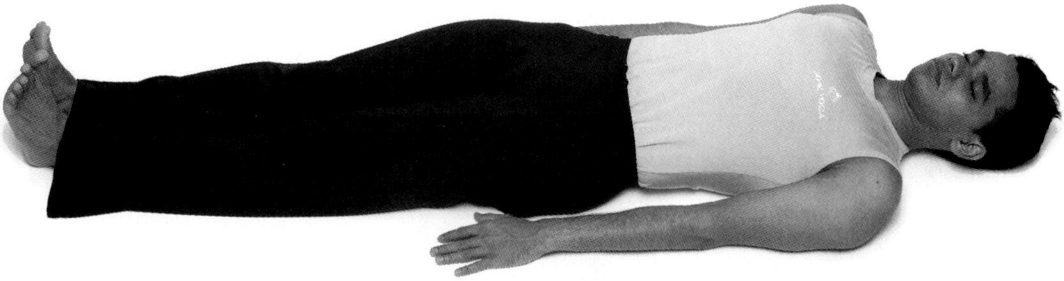

2

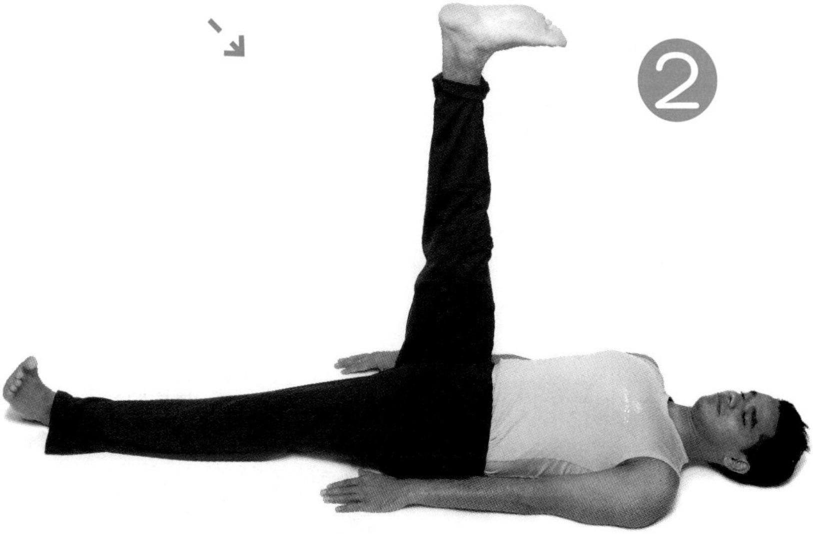

3

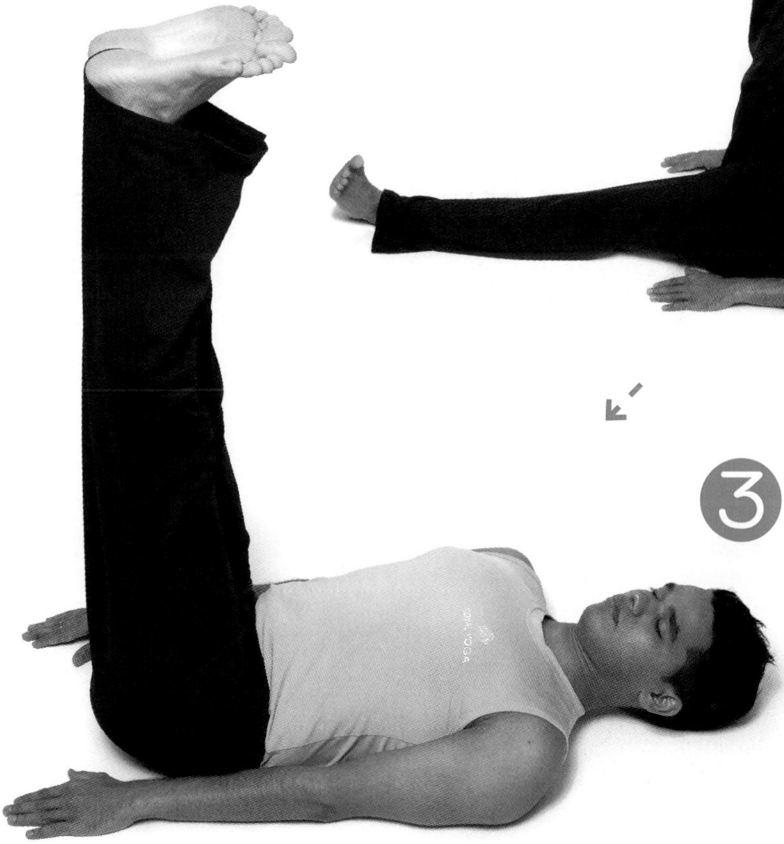

小提醒 Reminder

长时间练习时，可将双腿靠墙，保持 5 ～ 10 分钟。

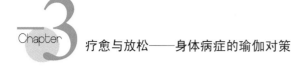

蜂鸣式呼吸 Bhramari Pranayama

1. 采任何舒适的坐姿、基本盘腿坐姿（详见 P64），或莲花坐姿（详见 P66），双眼闭上全身放松。双手大拇指与食指指尖轻点呈 Chin 或 Jnana 手印置于膝上；练习过程中前后颈椎放松，上下排牙齿分开不紧咬，才不会改变正确的声音共鸣产生位置，闭上眼睛，全身放松，专注于眉心轮。

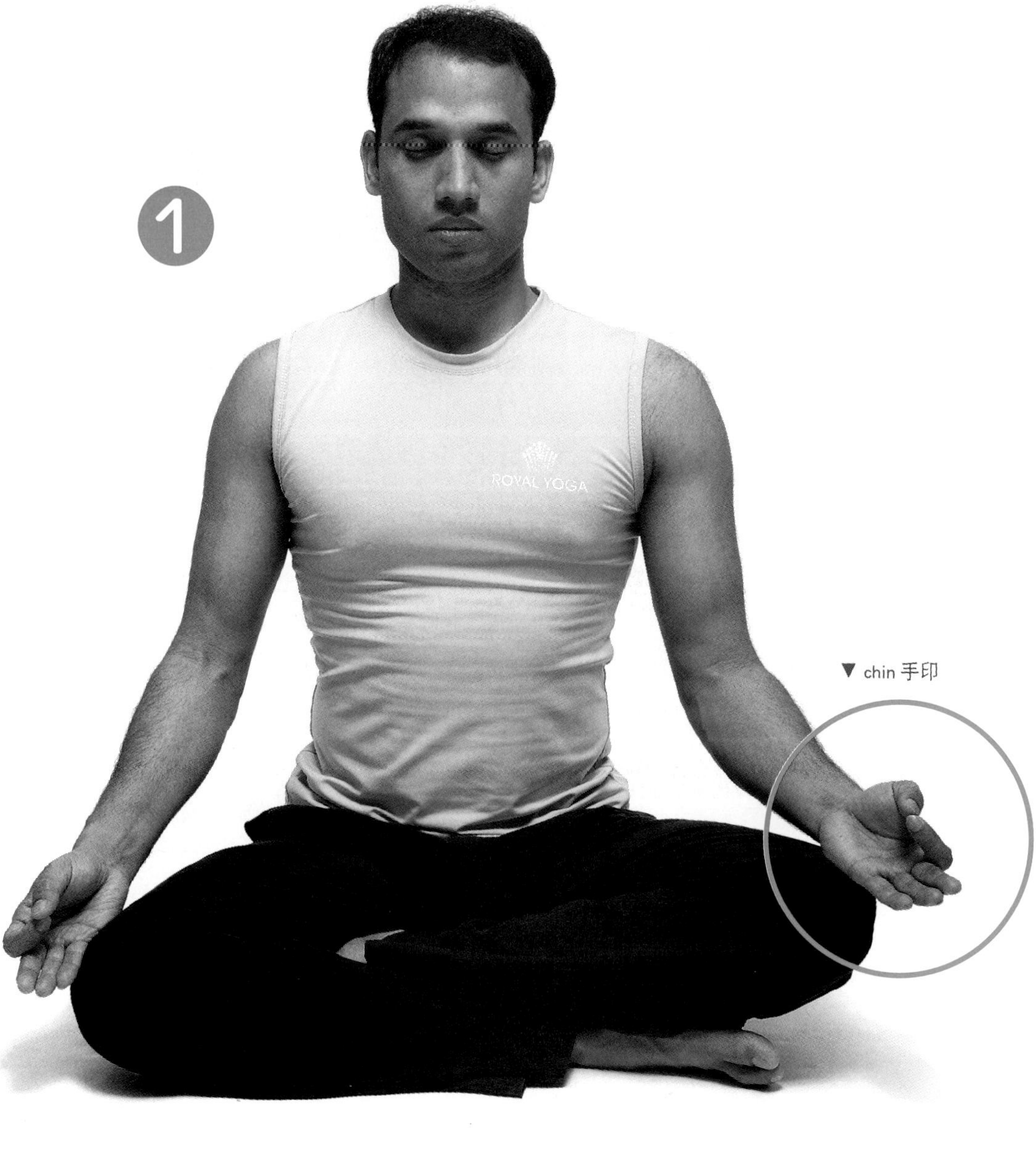

2. 双手手肘曲，自然地提起，以食指或中指完全堵住耳洞或盖住耳盖，轻闭双唇以鼻吸气，吐气的同时舌头放松，发出稳定如蜂鸣般之“HUM”声，直到完全吐气为止，此为一次蜂鸣式深呼吸，结束一次蜂鸣式深呼吸后可将双手放回膝盖上，或保持按压耳洞手势，重复此步骤进行 5 至 10 次后，松开双手回到基本坐姿，双手呈手印置于膝盖上。

2

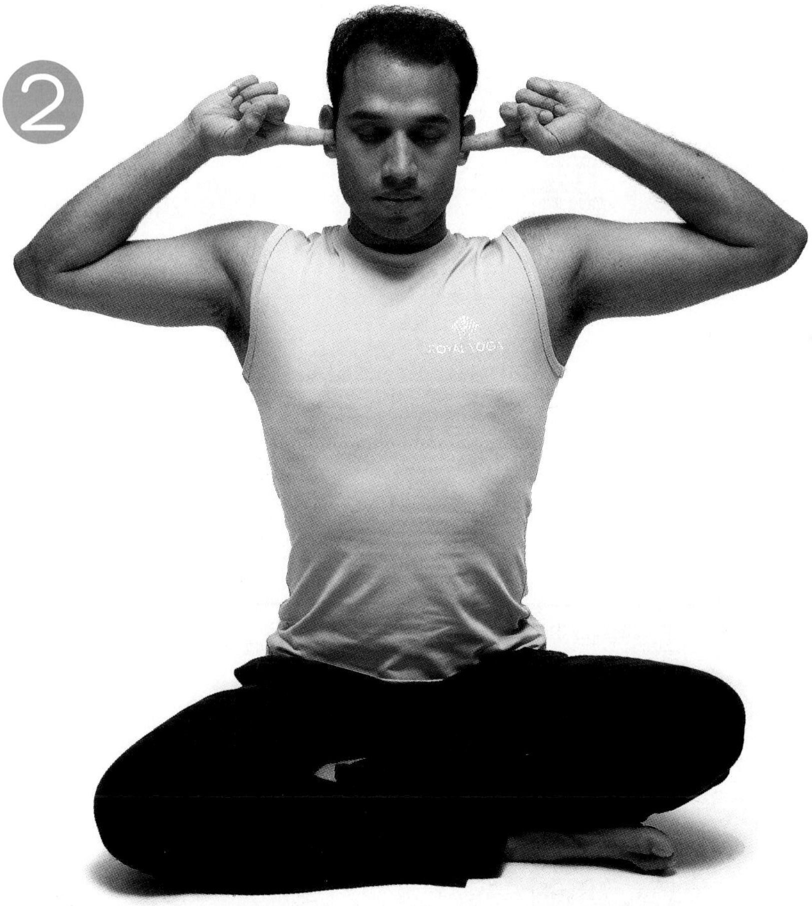

小提醒 Reminder

由于练习时要长时间坐着，所以盘坐前，可以先在臀部下方垫妥毛巾或瑜伽砖，让自己保持在最舒适的状态。

益处 Benefit

舒缓脑压过高、平衡血压与神经系统、安定身心、改善失眠与焦虑。

Chapter 3

疗愈与放松——身体病症的瑜伽对策

心 Heart

让精神更集中的体位练习

情绪不稳定的时候，试着将精神集中贯注于头部，借由下列体位畅通脑部血液循环，可帮助稳定心神、排开焦虑与暴躁情绪。

树式 Vrikshasana

1. 先采山式站姿（详见 P60）。
2. 右脚提起，右手将右脚带至左大腿内侧，右脚跟靠近鼠蹊部，右脚掌贴在左大腿内侧，以右脚掌与左大腿互推，左手自然垂放。
3. 吸气双手合掌高举，手臂微曲或伸直手臂，深呼吸 5 回后吐气回到站姿再换脚进行，换左脚进行时，停留相同时间，以达左右平衡。

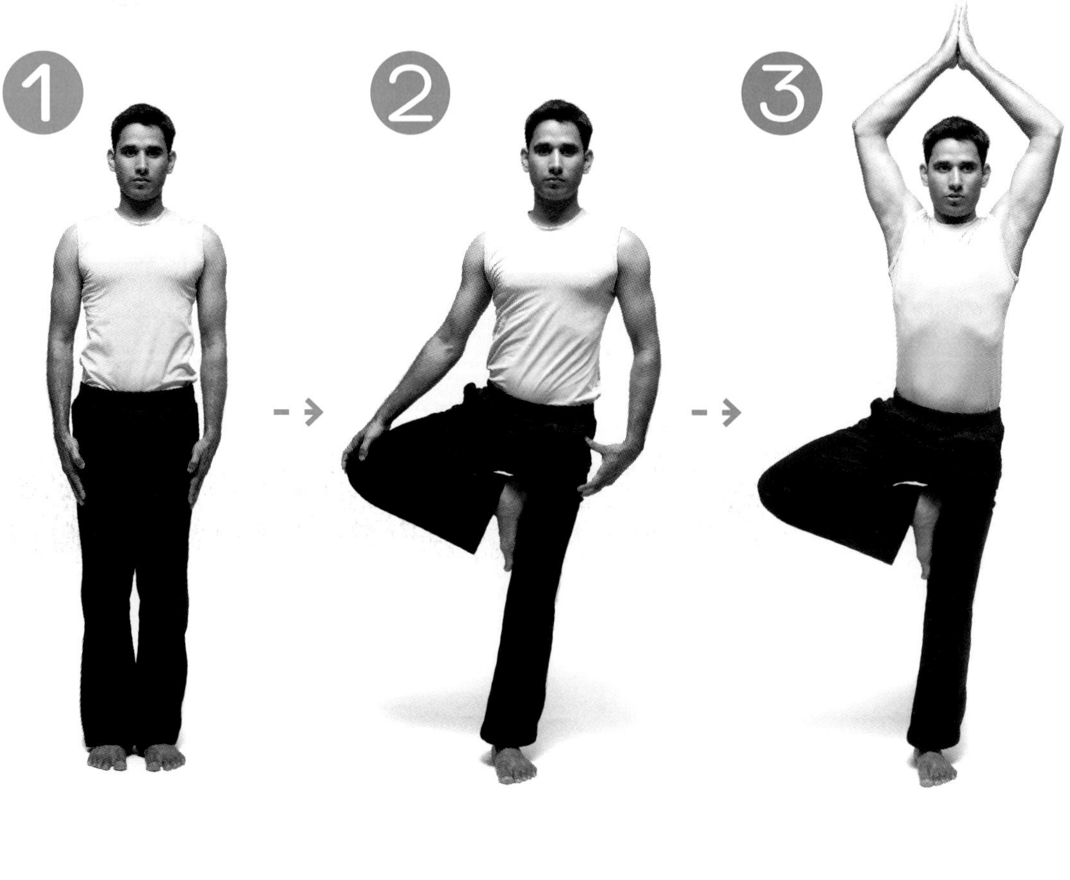

兔子式 Shashankasana

1 呈金刚坐姿（详见 P65），脚背平放于地面，双手握住脚跟深吸气。

2. 吐气上身往前弯，下巴贴近胸口，使额头靠近膝盖。

3. 将臀部抬起，直到大腿、小腿成 90 度，并用头顶点地面，颈部垂直地板，勿转头，停留 5 次呼吸后，吸气将臀部坐回脚跟之间，额头贴地呈婴儿式（详见 P80）放松 5 次深呼吸，待脑部不再有压力后以手扶地板回到金刚坐姿。

1

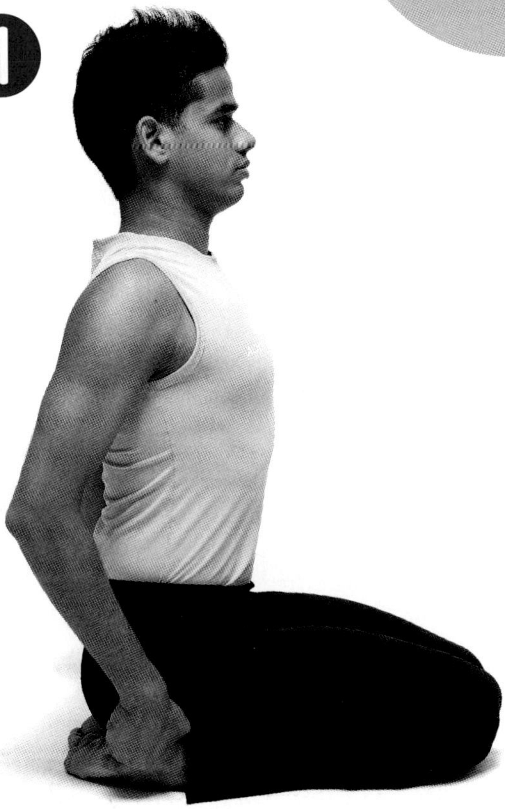

2

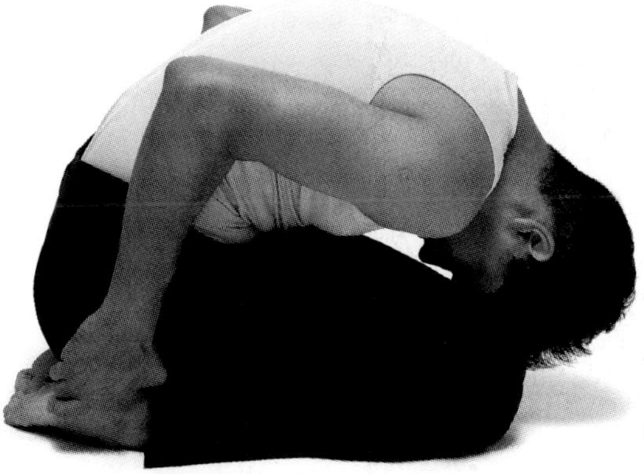

3

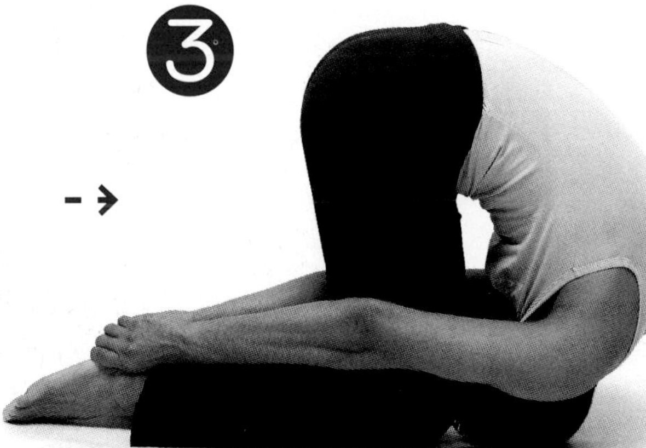

小提醒 Reminder

若中途感觉身体不时就暂停，勿勉强进行。

禁忌 Contra-indication

颈部受伤、高血压患者请勿做此练习。

英雄Ⅰ Virabhadrasana Ⅰ

1. 采山式站姿（详见 P60），双脚打开约 4 步宽，双手手心相对向上，脊椎保持拉长。

❶

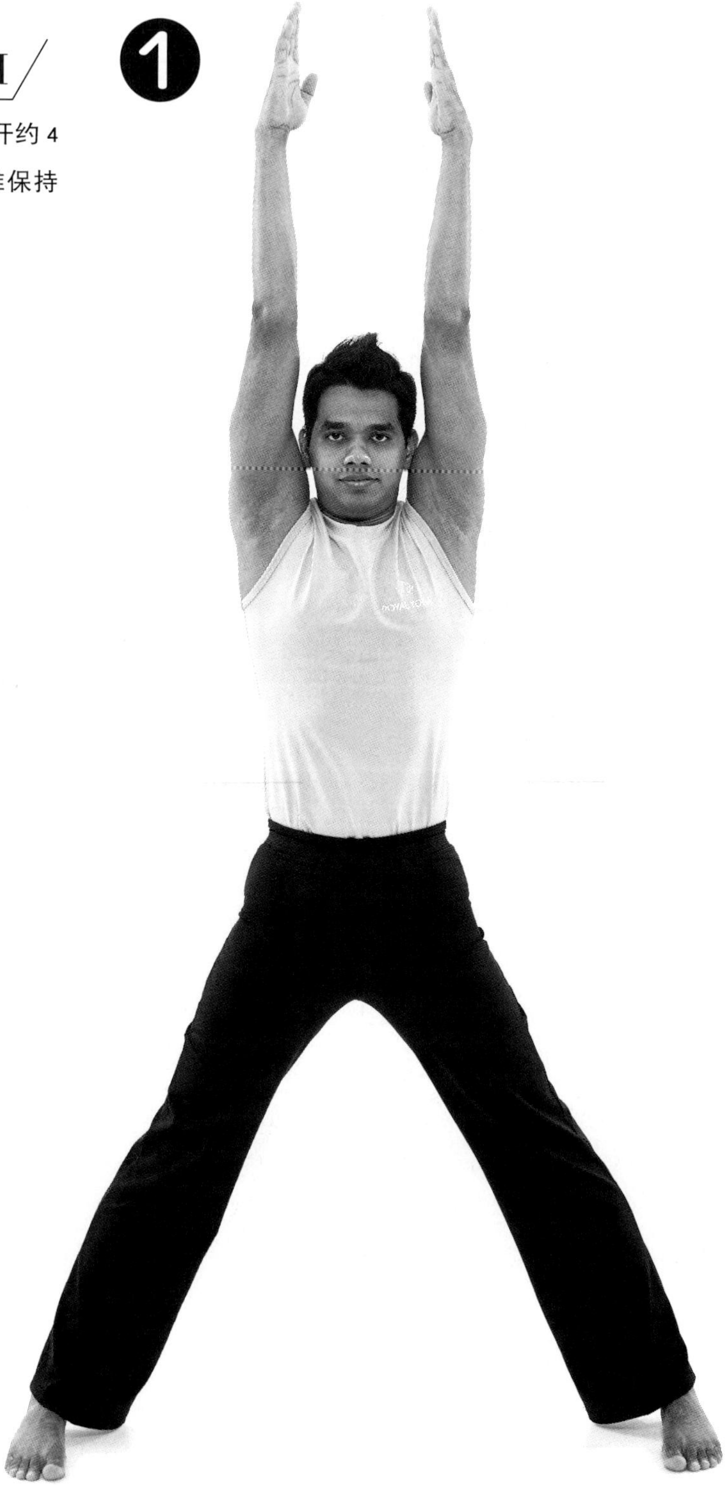

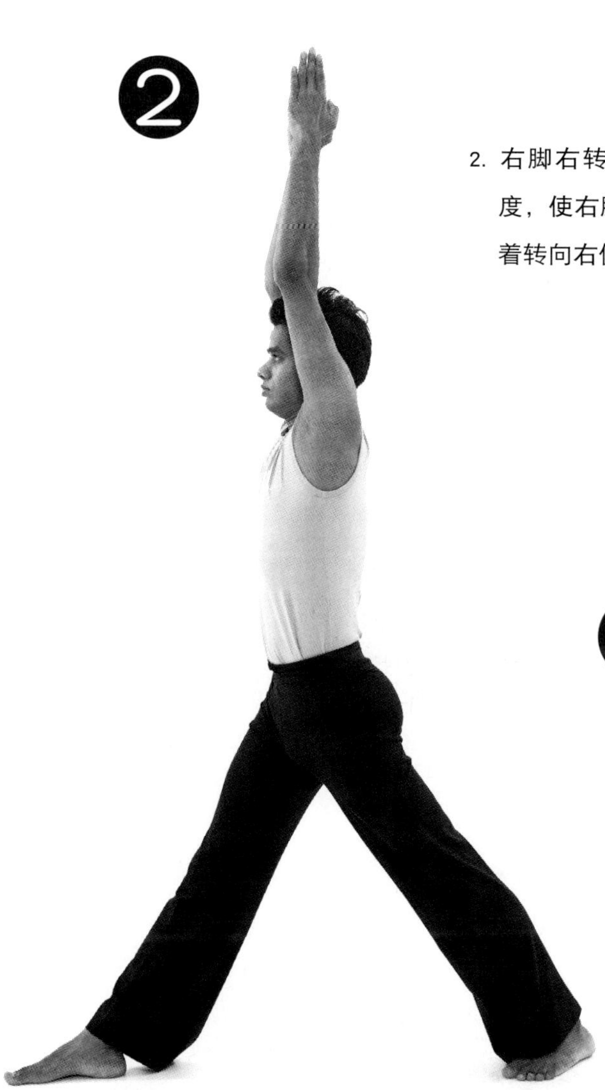

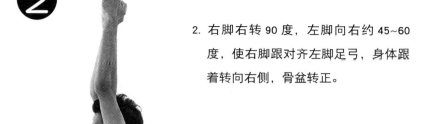

2. 右脚右转 90 度，左脚向右约 45~60 度，使右脚跟对齐左脚足弓，身体跟着转向右侧，骨盆转正。

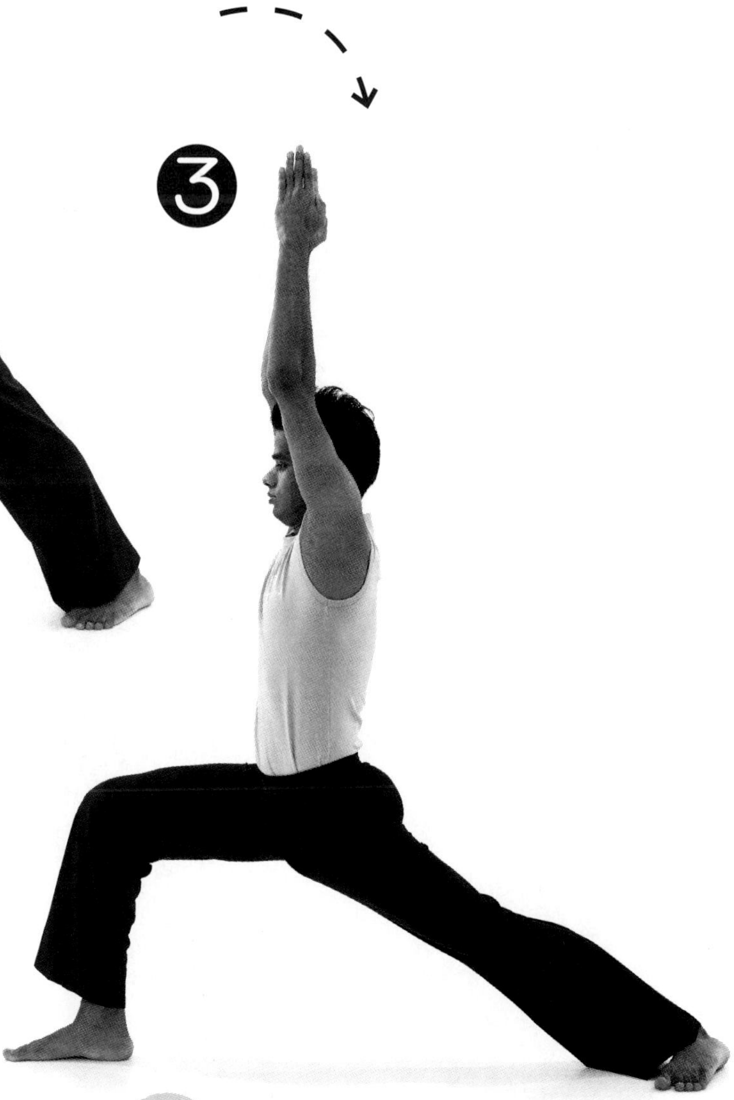

3. 吐气右膝打弯成 90 度，使右大腿平行地板，膝盖与脚跟呈一直线，左腿打直脚底与脚跟平贴地面，左大腿肌向上推的同时，右大腿肌则向下推，双手手心对手心平行上举，注意上臂要贴近耳朵。做 5 次深呼吸后吐气放松回步骤 1，换边进行。

小提醒 Reminder

进行此动作时要避免过度屈膝，以免膝盖不适。

缺乏自信心，充满活力的体位练习

当你觉得压力缠身，似乎全身都透不过气时，就让坚挺的树式开阔你的身心，重拾自信，健康有活力！

树式 Vrikshasana

1. 先采山式站姿（详见 P60）。
2. 右脚提起，右手将右脚带至左大腿内侧，右脚跟靠近鼠蹊部，右脚掌贴在左大腿内侧，以右脚掌与左大腿互推，左手自然垂放。
3. 吸气，双手合掌高举，手臂微曲或伸直手臂，深呼吸 5 回合后吐气回到站姿再换脚进行，换左脚进行时，停留相同时间，以达左右平衡。

①

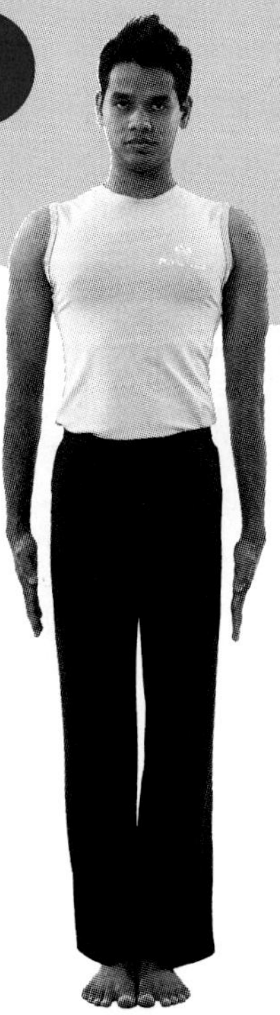

②

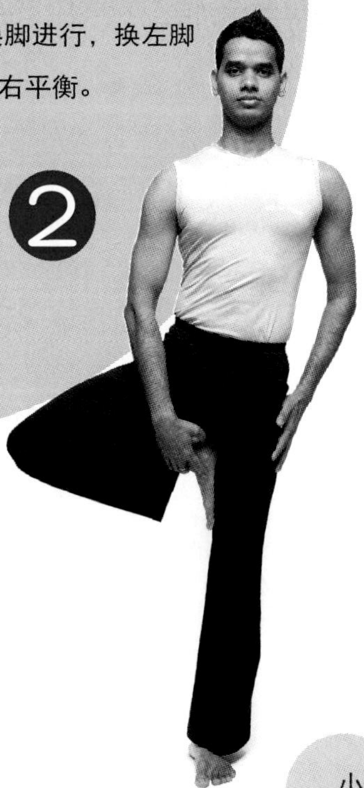

③

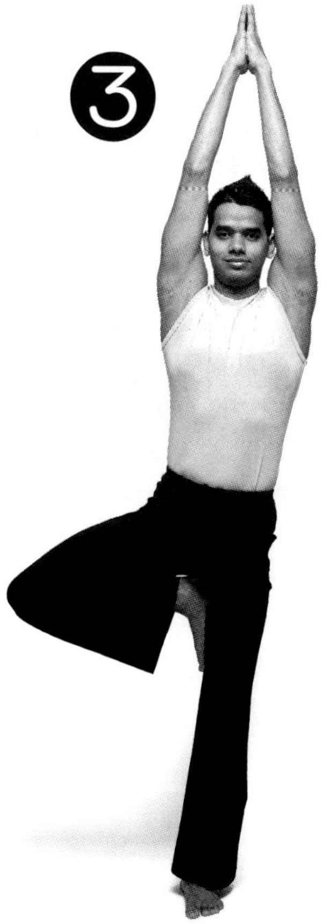

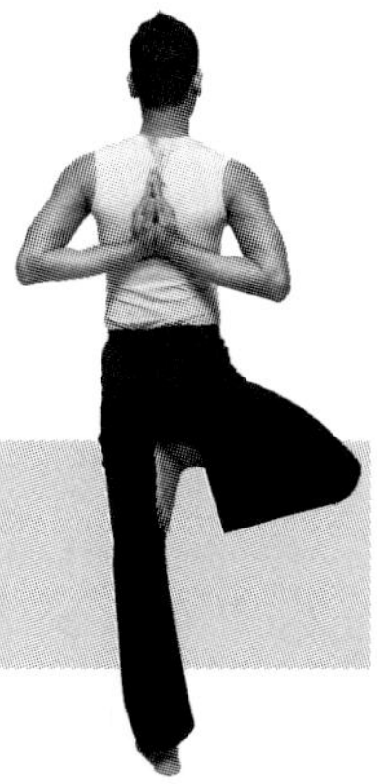

小提醒 Reminder

亦可将双手合十置于后背中心，可加深肩膀与前胸的伸展。

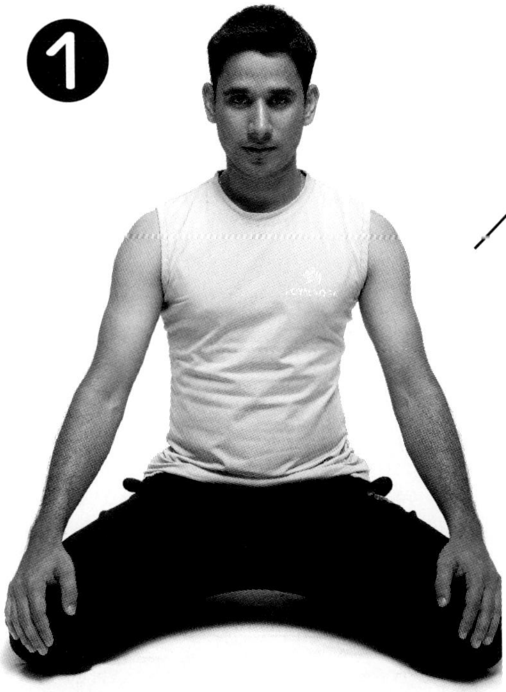

狮子式 Simhasana

1. 呈金刚坐姿（详见 P65），双手放膝上，双膝分开比肩宽，双脚大拇指趾头贴在一起不分开。

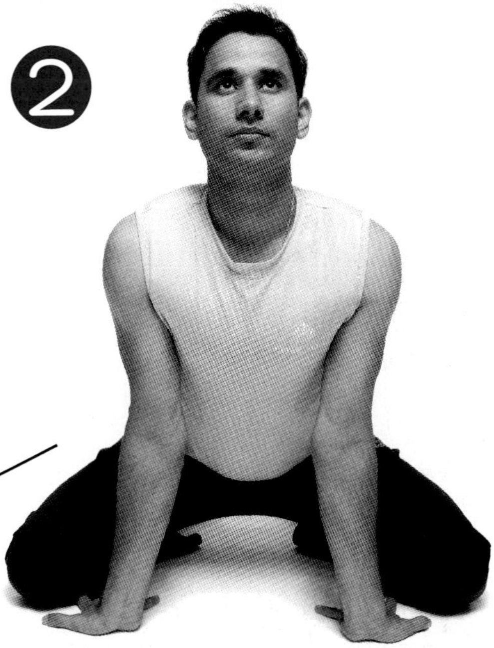

2. 以指尖朝向自己掌心贴地，上半身前倾，手臂打直手掌往下压，后背呈现出轻微后弯的角度，下巴上提，不耸肩，肩膀下沉，伸展喉咙。

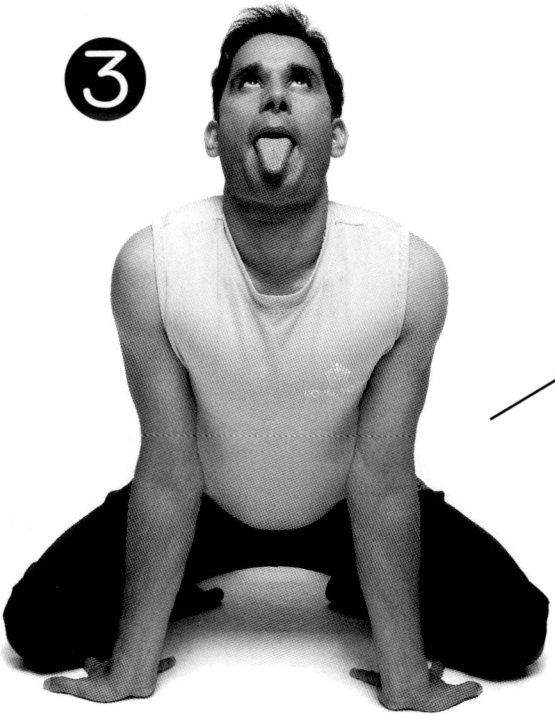

3. 眼睛闭着，将专注力往内集中，闭眼将眼球往内往上转，靠近眉心，接着把眼睛打开，看着眉心，身体放松，嘴巴闭着从鼻子深吸气，接着将嘴巴张开，舌头尽量往前伸，将舌尖伸向下巴，舌头吐出并同时从喉咙发出如狮子“啊”般的吼声直到没气为止，同时让脸部肌肉充分伸展后收回舌头，缓慢深呼吸 3 回合，再重复练习 5~10 次即可。

益处 Benefit

这个练习对于眼、耳、鼻、口感官知觉很好，特别适合在早上，旭日东升的时候面向太阳来做，能消除压力与沮丧感，减除我们的胸腔和横膈膜的压力，适合容易紧张及个性较内向的人练习。

犁锄式 Halasana

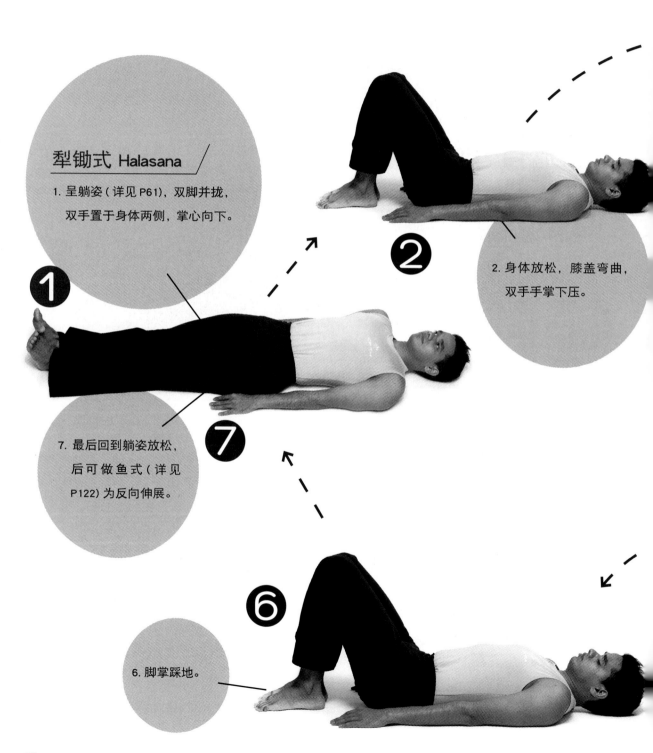

1. 呈躺姿（详见 P61），双脚并拢，双手置于身体两侧，掌心向下。

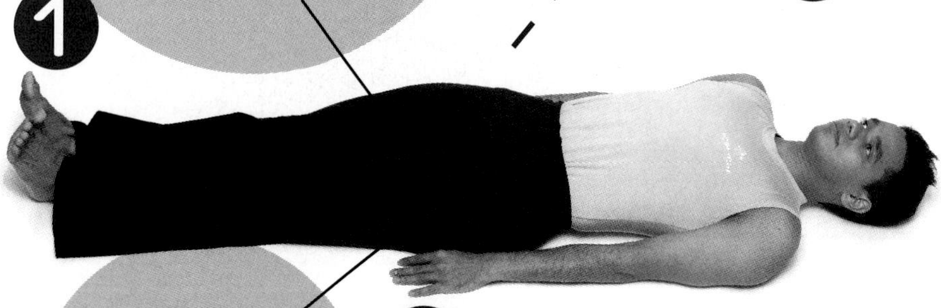

2. 身体放松，膝盖弯曲，双手手掌下压。

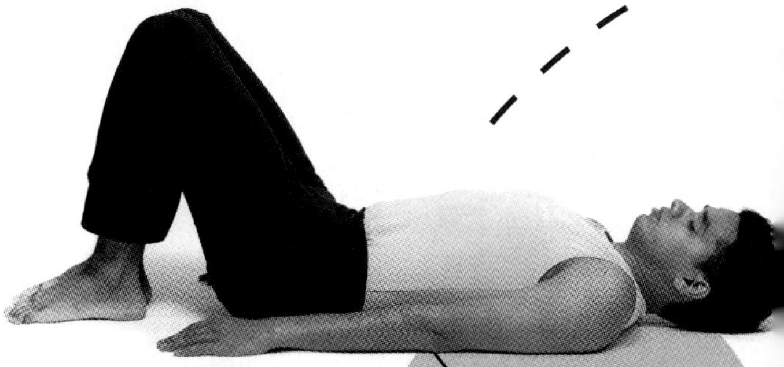

7. 最后回到躺姿放松，后可做鱼式（详见 P122）为反向伸展。

6. 脚掌踩地。

3. 用腹部力量将双腿并拢往上抬起，使臀部、背部卷起离开地面。

3

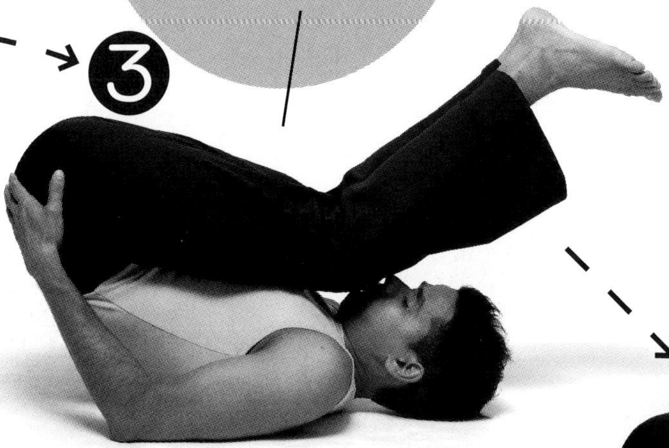

4. 腿部伸过头顶，脚趾碰触地面，注意颈部不过度伸展，坐骨上提使背部垂直地面，胸部贴近下巴，停留 3~5 分钟，初学者 20~30 秒即可。

4

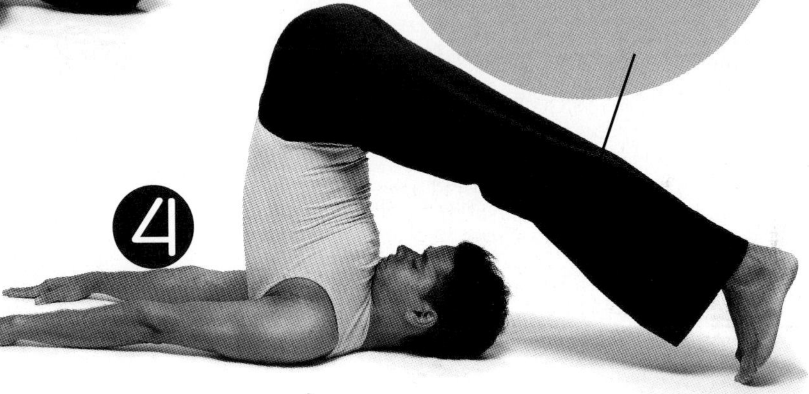

5. 以相反的步骤离开本动作，先以双手支撑背部让身体一节一节卷回。

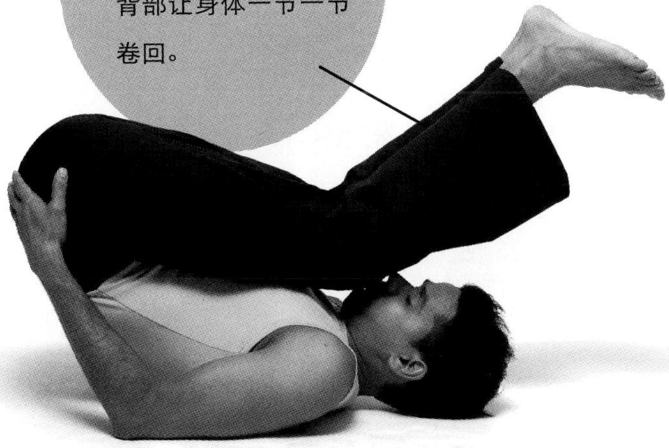

5

小提醒 Reminder

进行肩立式与犁锄式动作时若感觉颈部处压力大的话，可在肩膀下面垫毛巾进行。

益处 Benefit

能调整甲状腺功能、增强免疫系统、平衡代谢率、按摩脏器，脊椎前屈而获得血液供应，使头痛得到缓解。肩肘僵硬、腰痛、背部关节炎患者也可以通过此体位法得到缓解。

禁忌 Contra-indication

颈部关节炎、疝气、椎间盘突出、坐骨神经痛、高血压或其他严重背部疾病者不适合本练习。如果你认为你的身体状况不允许你做犁锄式，在专业瑜伽教师指导下使用辅具练习方可操作。

Chapter 3

疗愈与放松——身体病症的瑜伽对策

心
Heart

增加记忆力，摆脱老年痴呆与病症的体位练习

老年人常有的脑部问题，记忆力衰退等，可以利用下列较为轻松的姿势放松情绪并舒缓肌肉的紧绷，是活化脑力的第一步。

站姿扭转式 Kati Chakrasana

1. 呈山式站姿（详见 P60），双手自然放下，背脊挺直。

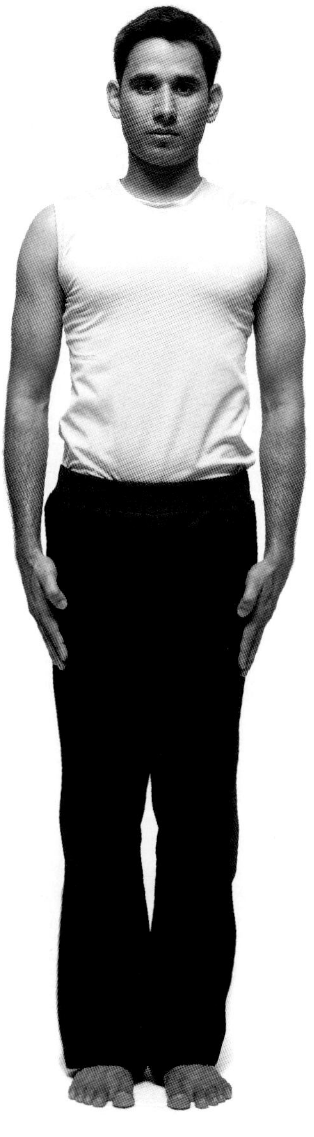

2. 双脚打开约两步宽，脚掌外侧平行，练习过程中不移动脚掌，身体重量均匀分散在双腿上，吸气，双臂伸展开至肩膀高度，往两边延伸，腹部收缩，肋骨不往前凸，让脊椎跟着伸展延长。

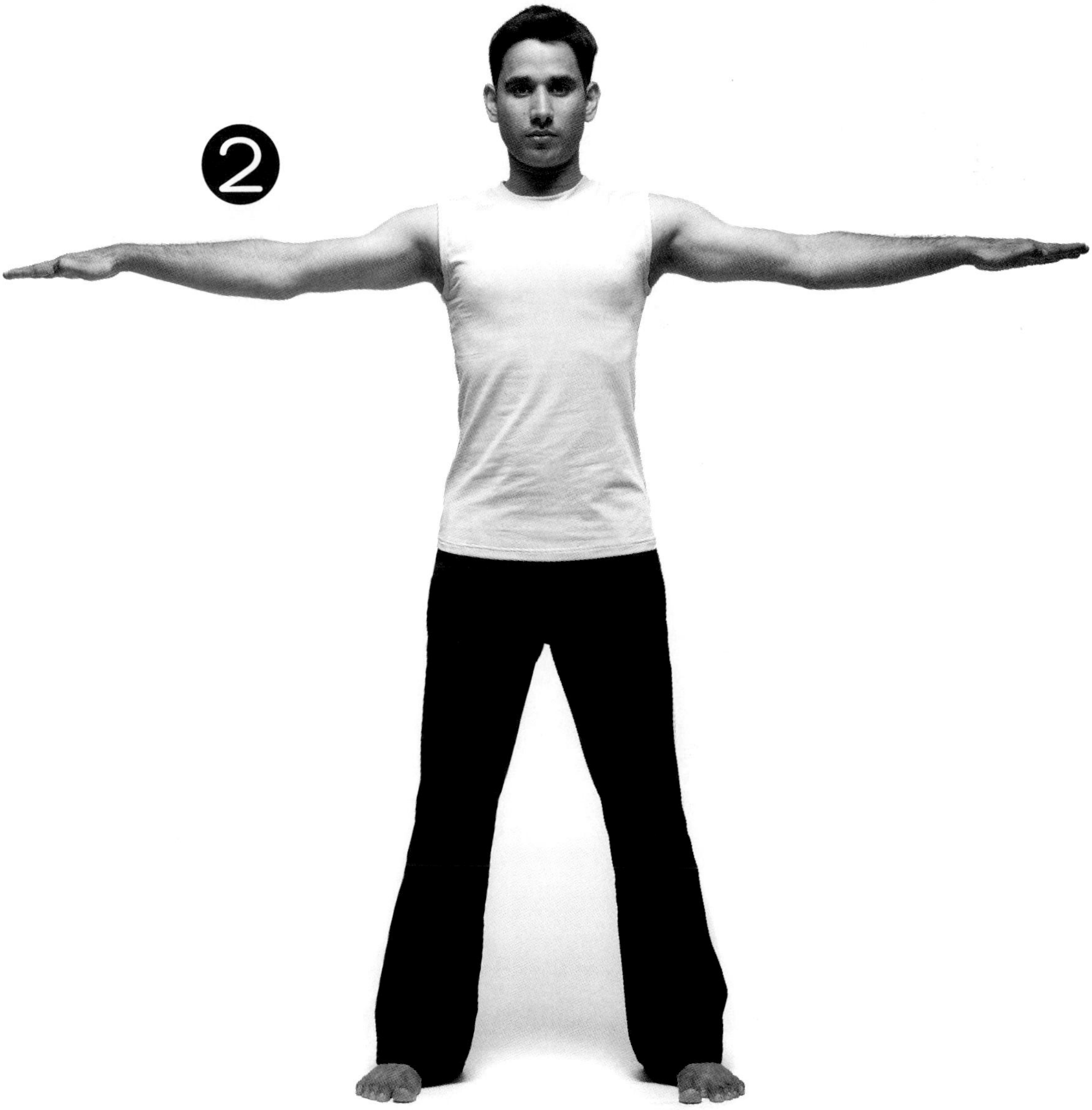

▼正面 ▼侧面

3. 吐气，身体往左边缓缓扭转，左手往后绕到右腰上，然后将右手放置于左边肩膀上，视线越过左肩往斜后看向远方，进入扭转的同时，切记脚掌保持不动，吸气回正至步骤 2，接着吐气换边进行。

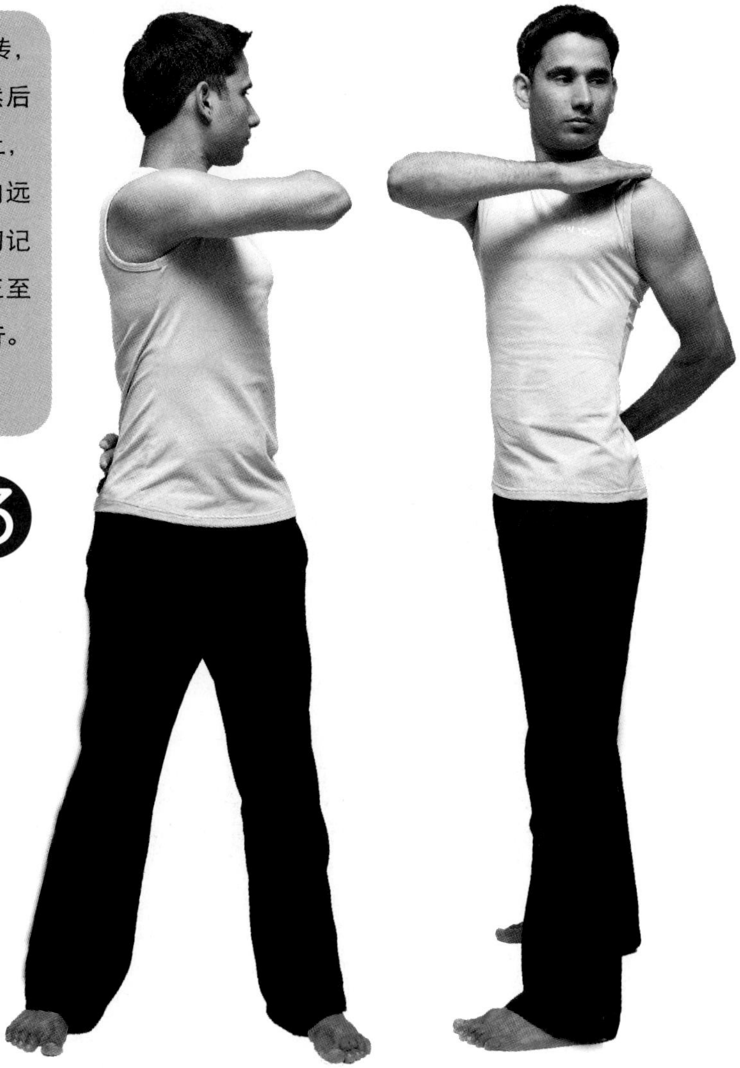

③

小提醒 Reminder

转身时上方的手臂需与地板呈平行状，且下半身要尽量保持不动。

益处 Benefit

侧边扭转可以增加脊椎的弹性跟柔软度，强化我们的颈部、肩膀、腰、臀部及背部，身体比较僵硬的人可以做这个练习，做扭转可以矫正我们平常的姿势。这一个扭转动作可以让身体感觉更加轻松，舒缓并且改善身心的压力。

肩立式 Sarvangasana

1. 呈躺姿（详见 P61），颈部肌肉放松，脖子脊椎成一条直线，手臂在身侧，双眼睁开。
2. 吸气，双手手掌压地，同时收紧腹部肌肉以抬起双腿。脊椎与臀部慢慢向上卷起，双腿并拢伸过头顶，双手掌心翻开朝上、弯曲手肘压地，手掌放在肋骨后侧支撑背部肌肉，眼睛看向胸口。
3. 向上抬起双腿，脚跟推向天花板，延长脊椎。身体的重心在肩膀，确保颈部肌肉放松。胸部贴着下巴，整个过程中不转动头部。离开动作时将双腿慢慢落回头部后侧，以双手扶着背一节一节放下，接着双手离开背部，臀部落地使双腿伸直 90 度，吐气，慢慢放下双腿落地。接着可做鱼式（详见 P122）反向伸展。

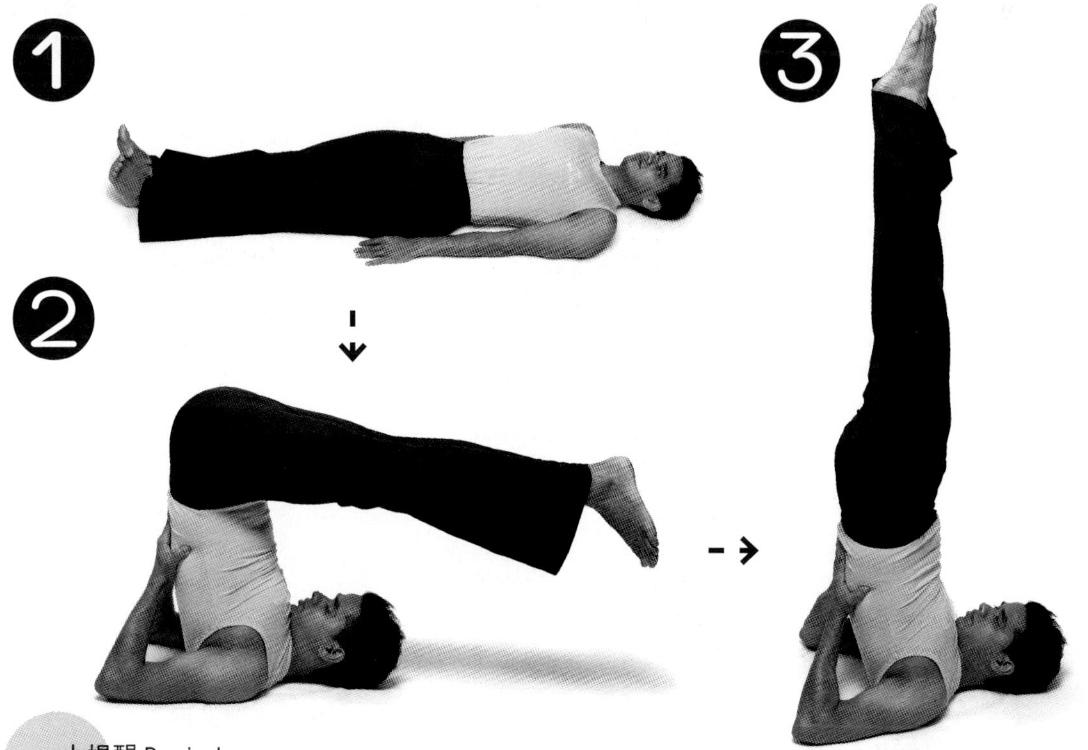

小提醒 Reminder

注意！双手不是推脊椎，而是支撑在脊椎与背部两侧，手肘互相平行，手肘之间距离不大于肩宽。

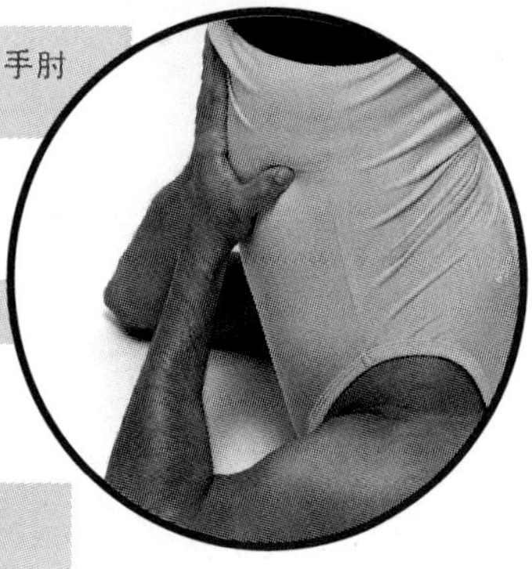

益处 Benefit

此动作可刺激甲状腺，改善呼吸、消化、生殖、神经和内分泌系统。

禁忌 Contra-indication

甲状腺肿大、肝脏、脾脏、颈椎受伤、腰椎间盘突出、高血压或其他心脏疾病患者避免此练习，颈部颈椎负伤者，可在专业瑜伽老师指导下使用辅助道具练习。

蜂鸣式呼吸 Bhramari Pranayama

1. 采任何舒适的坐姿［基本盘腿坐姿（详见 P64）或莲花坐姿（详见 P66）］，双眼闭上全身放松。双手大拇指与食指指尖轻点呈 Chin 或 Jnana 手印置于膝上；练习过程中前后颈椎放松，上下排牙齿分开不紧咬，才不会改变正确的声音共鸣产生位置，闭上眼睛，全身放松，专注于眉心轮。

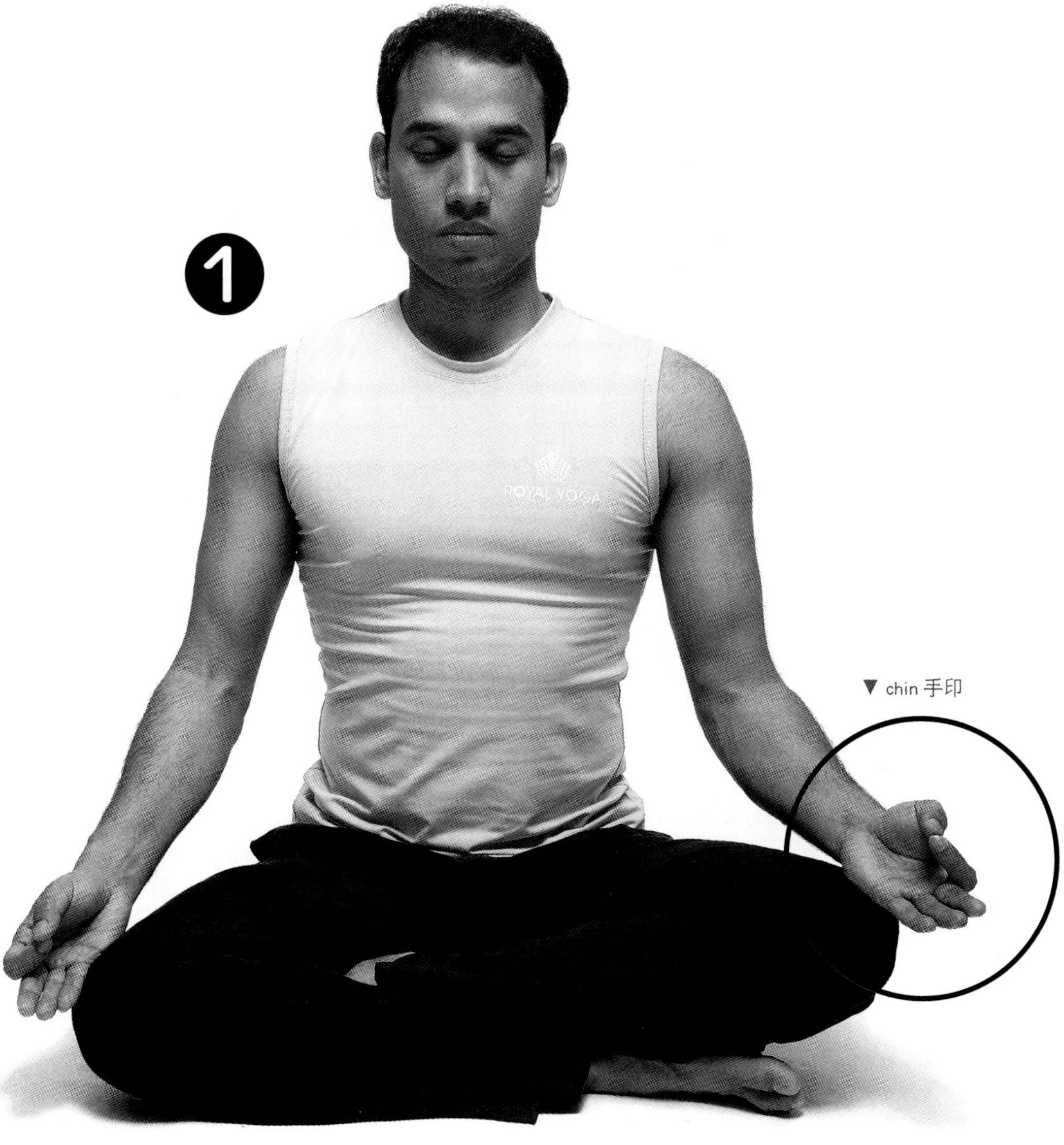

2. 双手手肘曲，自然地提起，以食指或中指完全堵住耳洞或盖住耳盖，轻闭双唇以鼻吸气，吐气的同时舌头放松，发出稳定如蜂鸣般之“HUM”声，直到完全吐气为止，此为一次蜂鸣式深呼吸，结束一次蜂鸣式深呼吸后可将双手放回膝盖上，或保持按压耳洞手势，重复此步骤进行 5 至 10 次后，松开双手回到基本坐姿，双手呈手印置于膝盖上。

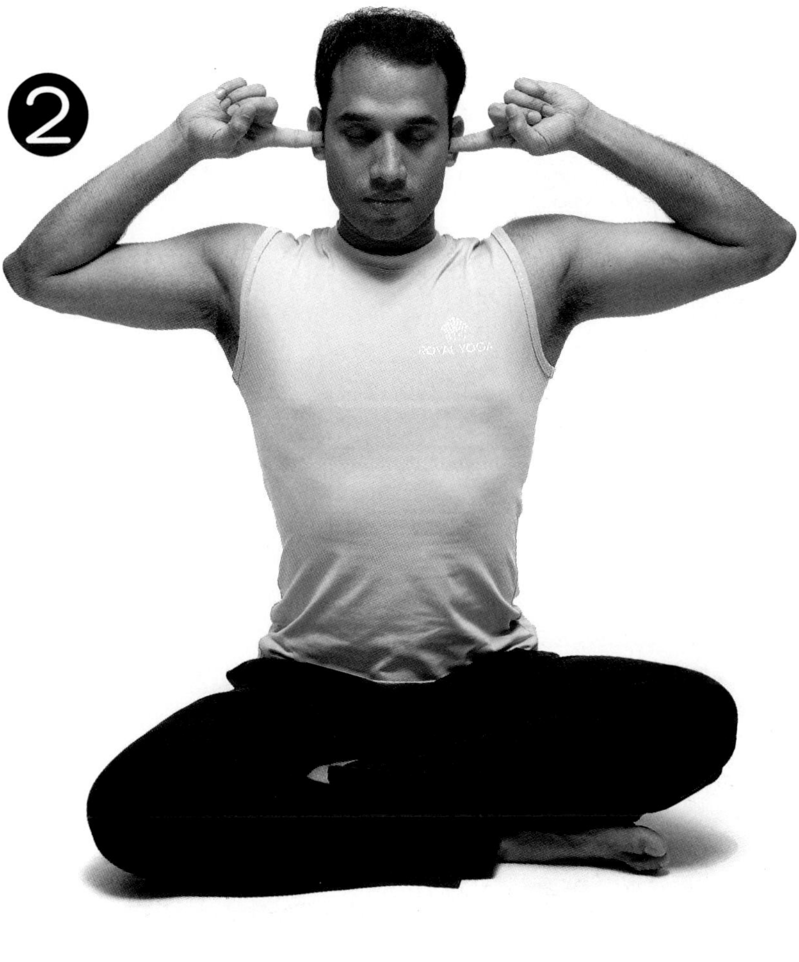

小提醒 Reminder

由于练习时要长时间坐着，所以盘坐前，可以先在臀部下方垫妥毛巾或瑜伽砖，让自己保持在最舒适的状态。

益处 Benefit

舒缓脑压过高、平衡血压与神经系统、安定身心、改善失眠与焦虑。

舒缓心灵压力的体位练习

觉得事事不顺心，容易暴躁发脾气吗?小心，可能是你已经被压力症候群给缠上啰！试着抛开一切，从深呼吸开始找回适合自己的脉动，一天就会跟着重新开始。

鼻孔交替呼吸法 Nadi Shodhana Pranayama

1. 采任何舒适的坐姿（基本盘腿坐姿或莲花坐姿），闭上眼睛，全身放松。

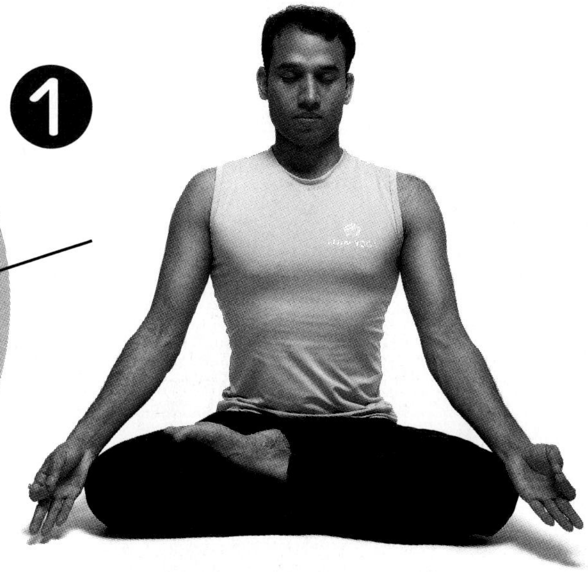

2. 左手大拇指与食指指尖轻点呈Chin(掌心朝上)或Jnana(掌心朝下)手印置于左膝上，右手呈Nasagra手印；先以右手大拇指压住右鼻翼，以左鼻孔吸气。

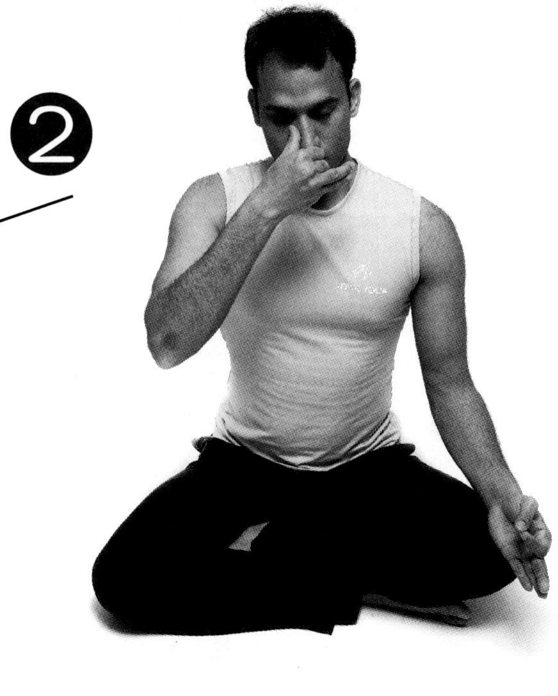

③

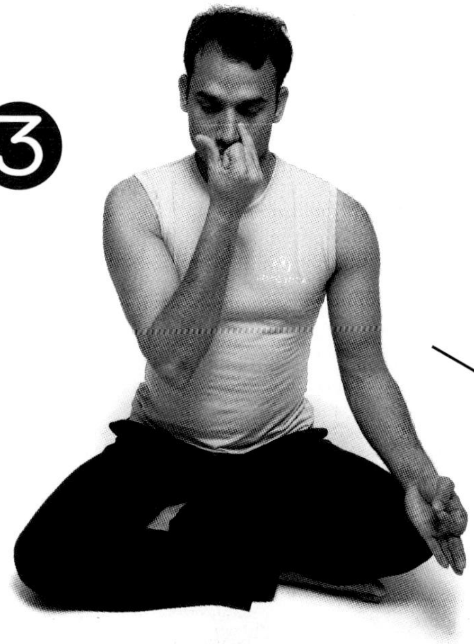

3. 接着右手无名指与小拇指轻压左鼻翼，用右鼻孔吐气，继续以右手无名指与小拇指轻压左鼻翼，右鼻孔吸气。

④

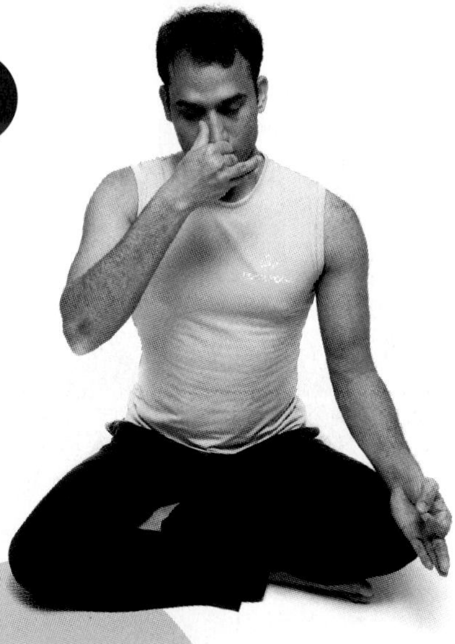

4. 换以右手大拇指轻压右鼻翼，用左鼻孔吐气，此为一回合鼻孔交替呼吸法。初学者刚开始每次吸气与呼气比例为 1:1:1:1，进行 5~10 回合，经过一段时间的练习熟练后，可缓慢延长呼吸秒数、进入进阶的止息训练。

Nasagra 手印——

右手大拇指置于右侧鼻翼上，右手无名指与小拇指置于左侧鼻翼上，食指与中指置于眉心或往内收起靠近掌心，练习时轮流以右手大拇指与无名指、小拇指控制两侧鼻孔之开闭。

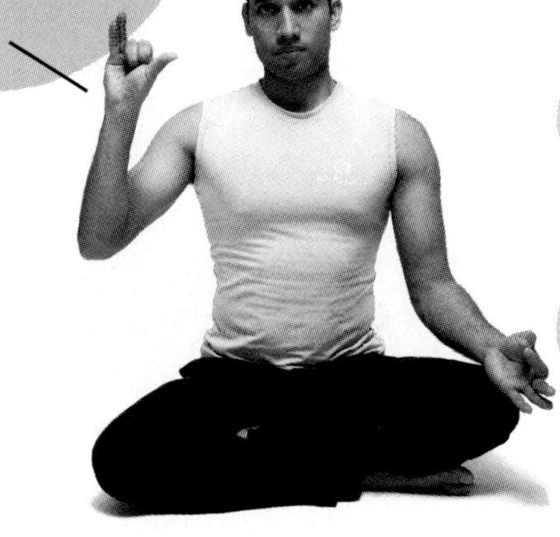

小提醒 Reminder

右侧肩膀在练习时保持放松，如练习时间长，可以左手手掌托住右手肘。

益处 Benefit

洁净呼吸道与呼吸系统、平衡神经系统与左右脑、净化并平衡左脉右脉、解除焦虑。

禁忌 Contra-indication

感冒、发烧、流鼻涕时不适宜进行本练习； 妊娠后期、心血管疾病、高血压、肺气肿患者不适宜进行进阶的止息训练。

坐姿直腿前弯式
Paschimottanasana

1. 呈手杖式（详见 P62），脚跟往前推，双手压地，保持脊椎延长。

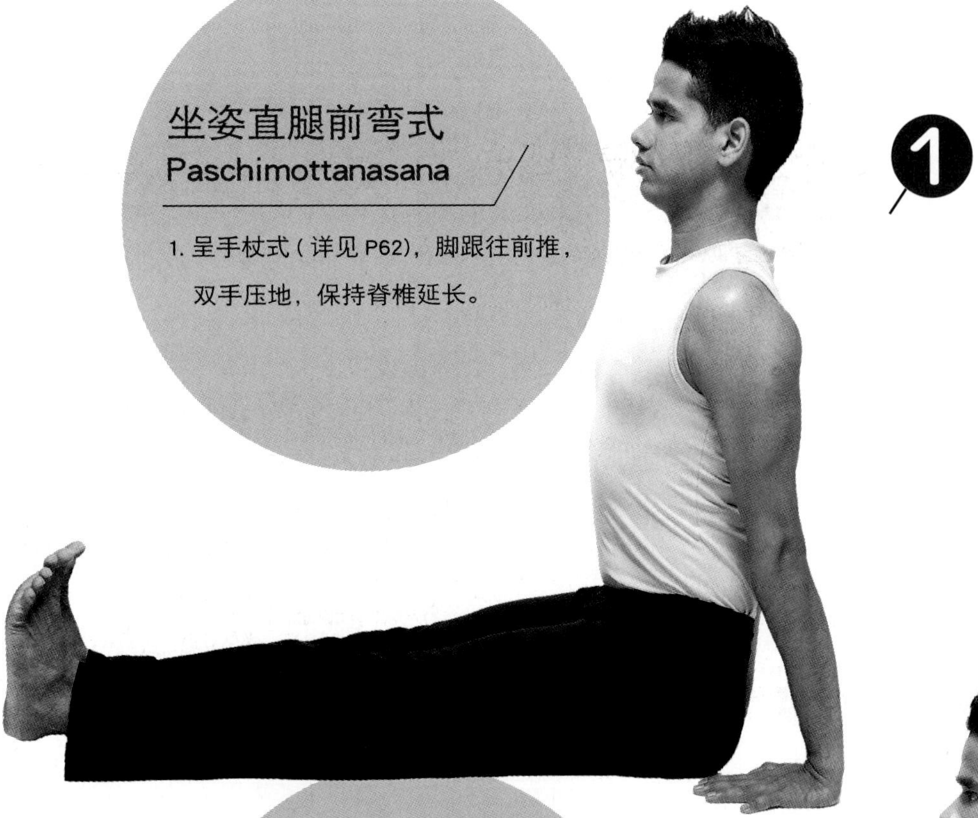

2. 深吸气，再吐气，吐气的同时，将双手沿着双腿往前滑，再深吸气时，脊椎伸展（不驼背），并将胸口打开。

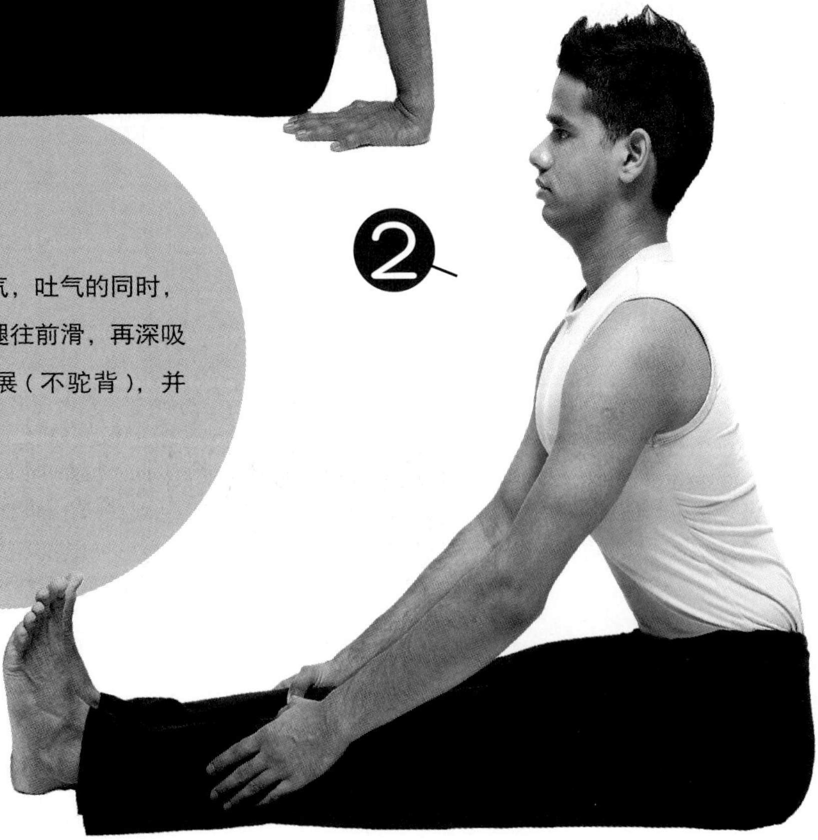

③

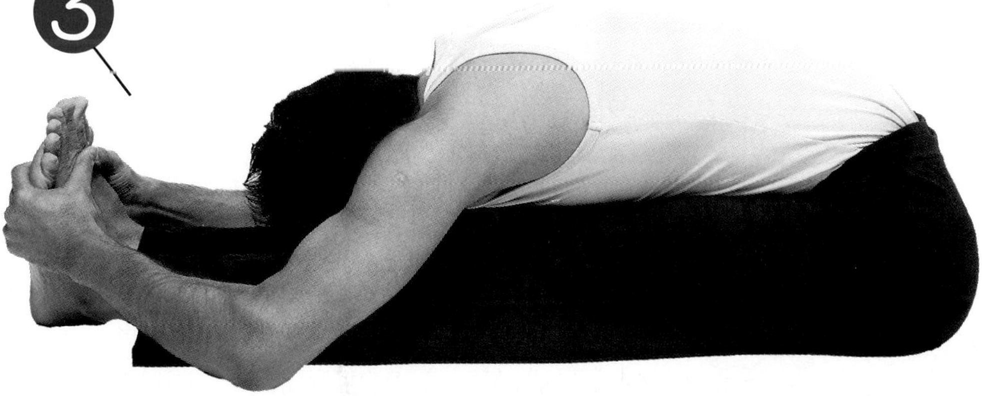

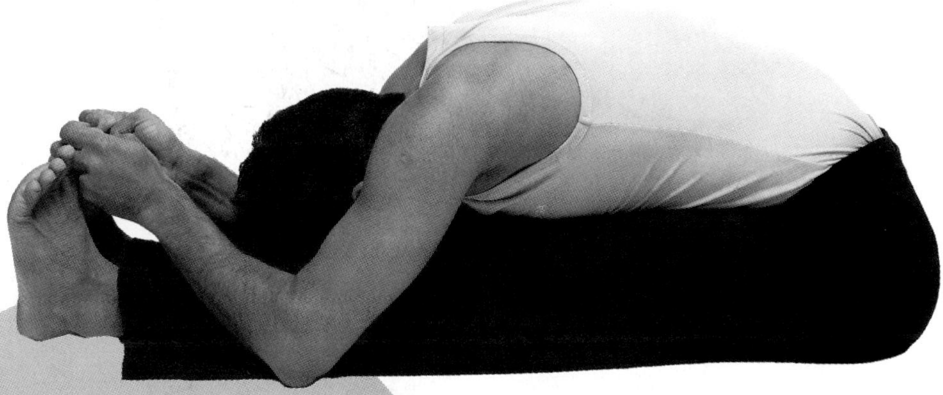

3. 缓慢地向前伸展，手掌抓住脚掌，深吸气使脊椎延伸，吐气时将腹部、胸口及额头慢慢地靠近大腿（眼睛闭上身体放松），动作停留 5~8 次深呼吸。结束后，吸气回到手杖式（详见 P62）。头部无法贴近大腿时，双眼保持张开。

小提醒 Reminder

用前三根手指抓住大脚趾，手将脚趾往内拉，脚趾反方向前推，两者相互对抗，此有助于加深腿后侧延长。

益处 Benefit

强化生殖与泌尿系统、保养前列腺、按摩脏器、伸展腿后侧。

禁忌 Contra-indication

椎间盘突出、坐骨神经痛及疝气患者不适合本练习。

摊尸式 Shavasana

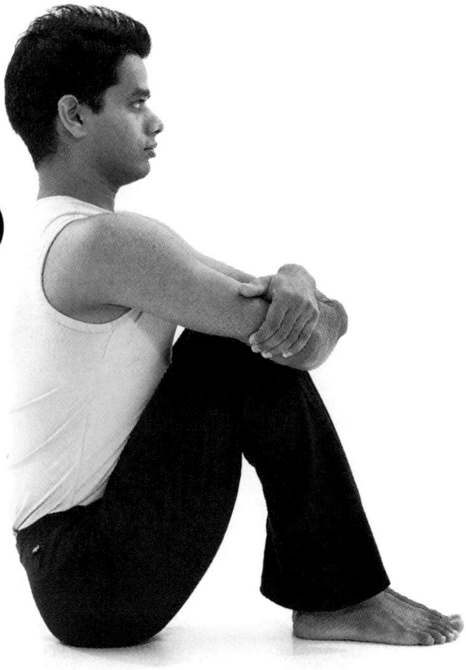

1. 双腿并拢，膝盖弯曲，踩地，坐在垫子正中央，双手环抱双膝。

2. 将双手往后放在垫子上，手掌下推地板，使脊椎伸展 。

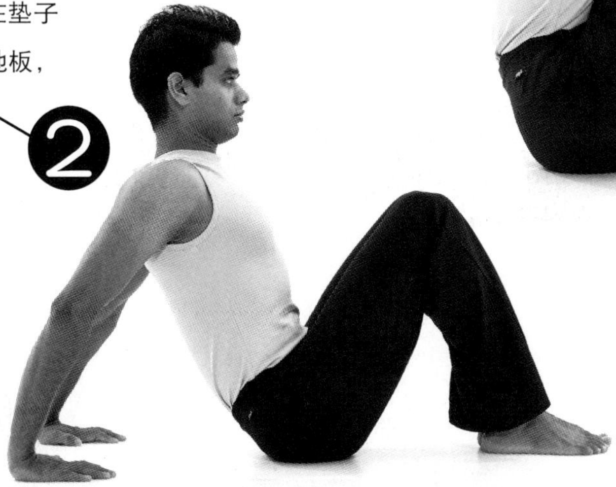

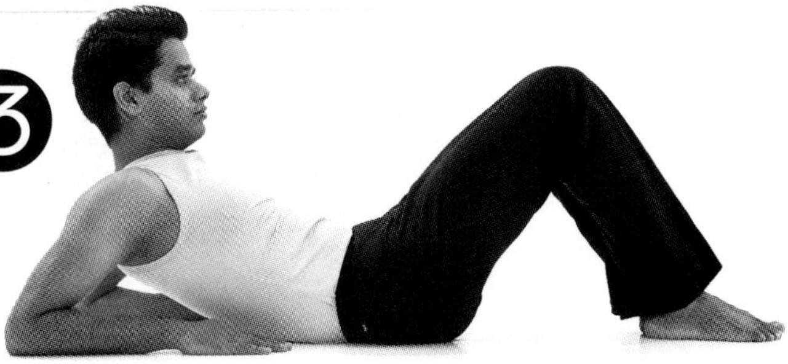

3. 一节一节缓慢地将背部躺在垫子上，手肘打弯撑地。

4. 手背贴地掌心朝上，肩膀放松，往后躺，上背与后脑勺贴地，让前胸伸展，肩膀放松，手臂向前伸直，头部在肩膀中间，背部与地板之间没有任何空隙。

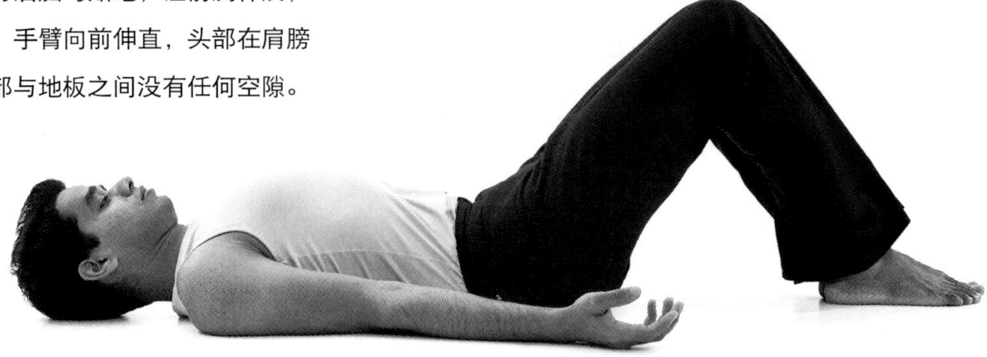

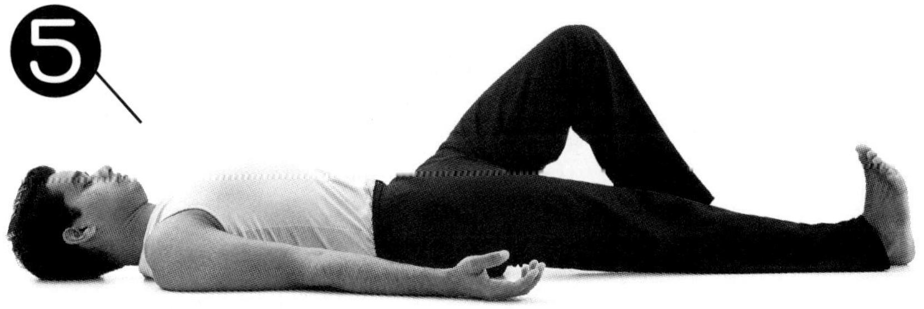

5. 上半身不动，双脚脚跟保持下压地板，缓慢地将右脚跟往前滑使右腿打直，脚跟继续往前推，过程中左脚掌持续下压地面。

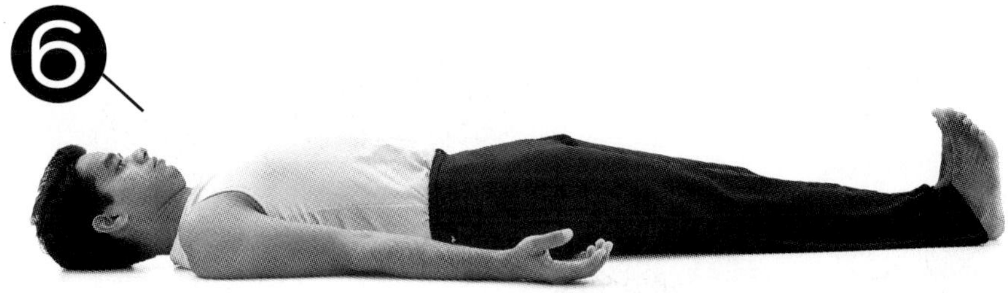

6. 同样地让左脚跟在地板上往前滑，左腿打直，脚跟继续往前推。

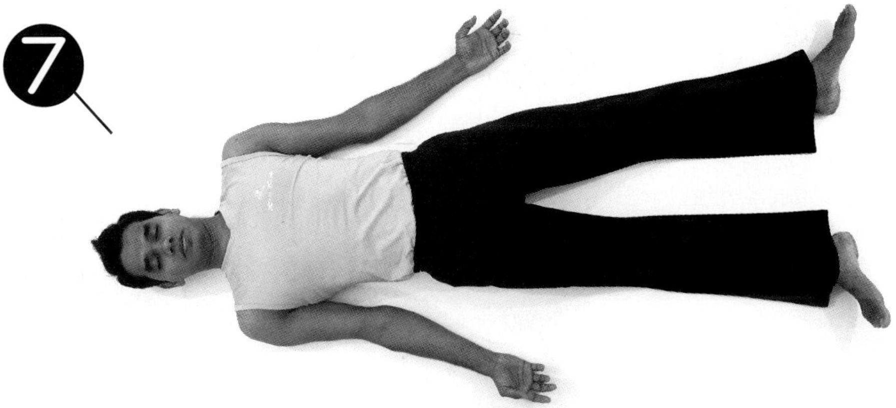

7. 放松双腿，让脚掌自然倒向两侧，如颈部或肩膀不舒适可在脖子下方放置小毛巾，确保颈部与喉咙均匀地放松，将身体带到一舒适姿势后，双眼闭上，全身放松，将意识带到身体每一处，可轻轻调整身体动作使自己舒服，接着专注于呼吸，自然地深呼吸，如此进行 3~5 次。每一次吐气时让身体更加放松，心中感觉更平静。从 27 倒数到 1， 在心中数息：我在吸气 27 我在吐气 27，我在吸气 26 我在吐气 26，我在吸气 25 我在吐气 25……像这样一路往回数到 1，如中途分心或忘记自己数到哪里，就从头开始，接着将专注力转移至身体，轻轻地动一动手指脚趾，头部轻轻左右转动，双腿并拢，双膝弯曲一脚一脚踩回地板上，将右手臂滑至右耳旁，身体面向右边侧躺，头部枕在右手臂上，左手掌置于胸前，在此停留 2~3 次深呼吸，接着慢慢地坐起身，头部最后提起。

Chapter 3

疗愈与放松——身体病症的瑜伽对策

体
Body

舒缓头部不适的体位练习

容易有头痛的症状吗?别再依赖止痛药了，利用下列瑜伽体位帮助你血液回流，让你摆脱疼痛，天天神清气爽！

偏头痛

婴儿式 Balasana

1. 呈金刚坐姿（详见 P65），脚背平放于地面，挺直背脊，双手置于膝盖处。
2. 双手合十向上举起，手臂贴紧耳朵。
3. 上半身向前弯，手臂平贴于地面，额头贴地，感觉腹部贴紧大腿，闭上双眼进行 5 次深呼吸。

1

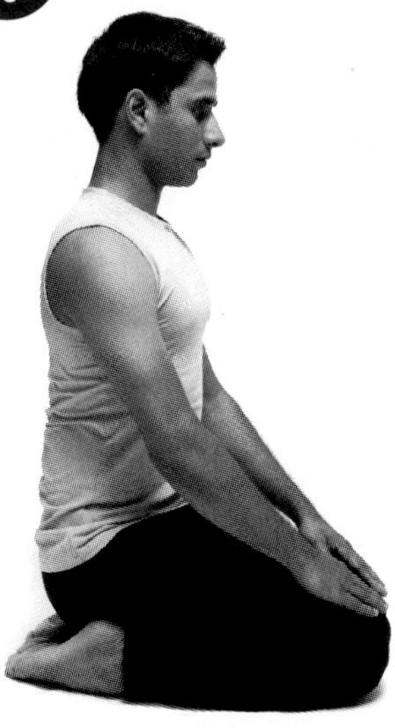

2

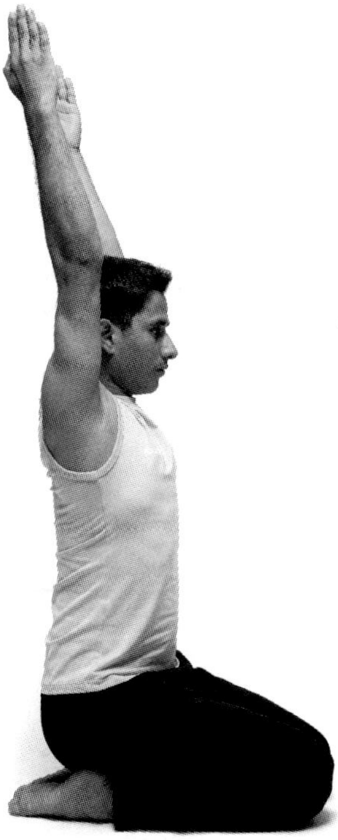

3

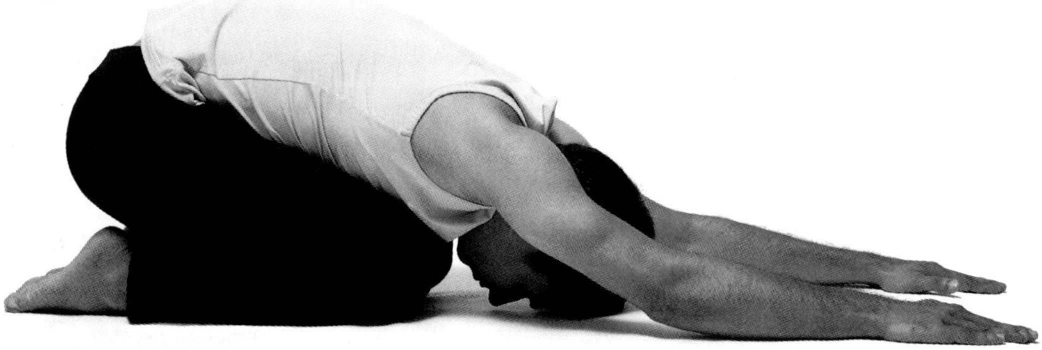

偏头痛

肩立式 Sarvangasana

1. 呈躺姿（详见 P61），颈部肌肉放松，脖子脊椎成一条直线，手臂在身侧，双眼睁开。
2. 吸气，双手手掌压地，同时收紧腹部肌肉以抬起双腿。脊椎与臀部慢慢向上卷起，双腿并拢伸过头顶，双手掌心翻开朝上、弯曲手肘压地，手掌放在肋骨后侧支撑背部肌肉，眼睛看向胸口。
3. 向上抬起双腿，脚跟推向天花板，延长脊椎。身体的重心在肩膀，确保颈部肌肉放松。胸部贴着下巴，整个过程中不转动头部。离开动作时将双腿慢慢落回头部后侧，以双手扶着背一节一节放下，接着双手离开背部，臀部落地使双腿伸直 90 度，吐气，慢慢放下双腿落地。接着可做鱼式（详见 P122）反向伸展。

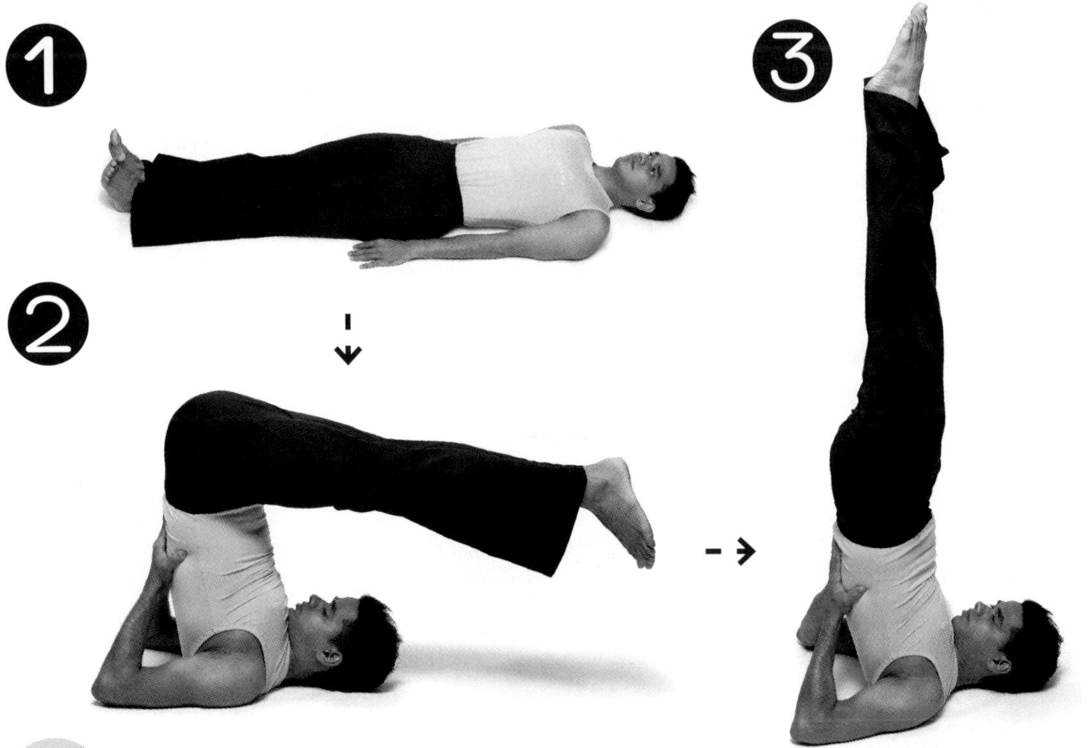

小提醒 Reminder

注意！双手不是推脊椎，而是支撑在脊椎与背部两侧，手肘互相平行，手肘之间距离不大于肩宽。

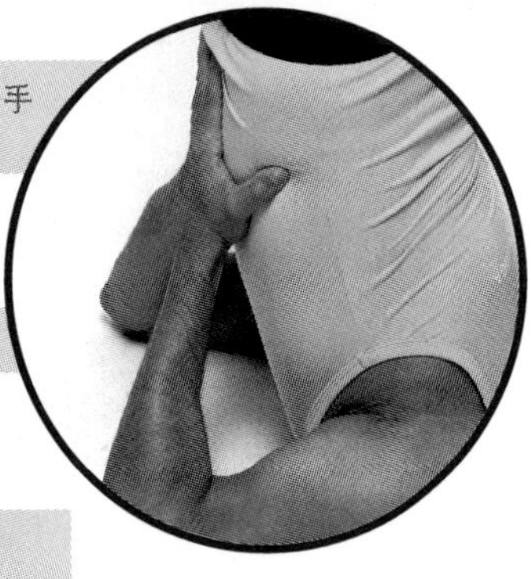

益处 Benefit

此动作可刺激甲状腺，改善呼吸、消化、生殖、神经和内分泌系统。

禁忌 Contra-indication

甲状腺肿大、肝脏、脾脏、颈椎受伤、腰椎间盘突出、高血压或其他心脏疾病患者避免此练习，颈部颈椎负伤者，可在专业瑜伽老师指导下使用辅助道具练习。

偏头痛

摊尸式 Shavasana

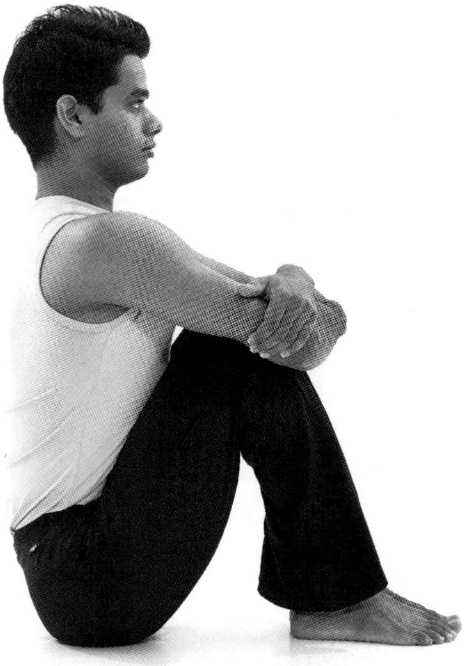

1. 双腿并拢，膝盖弯曲，踩地，坐在垫子正中央，双手环抱双膝。

2. 将双手往后放在垫子上，手掌下推地板，使脊椎伸展 。

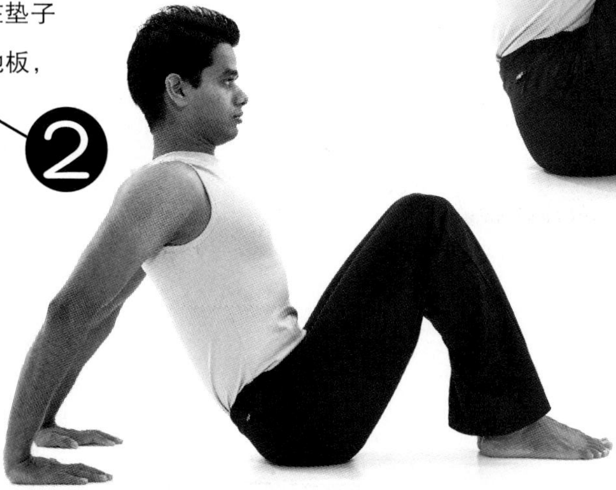

3. 一节一节缓慢地将背部躺在垫子上，手肘打弯撑地。

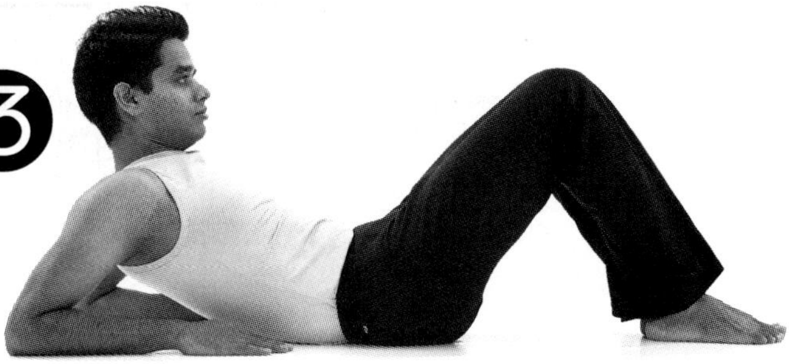

4. 手背贴地掌心朝上，肩膀放松，往后躺，上背与后脑勺贴地，让前胸伸展，肩膀放松，手臂向前伸直，头部在肩膀中间，背部与地板之间没有任何空隙。

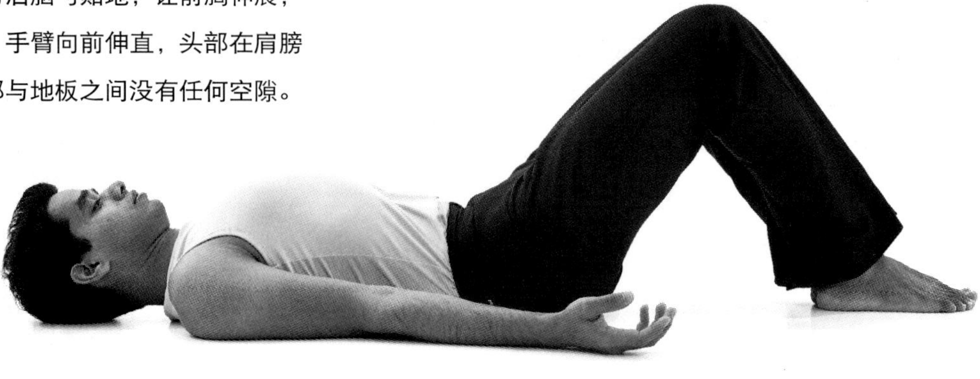

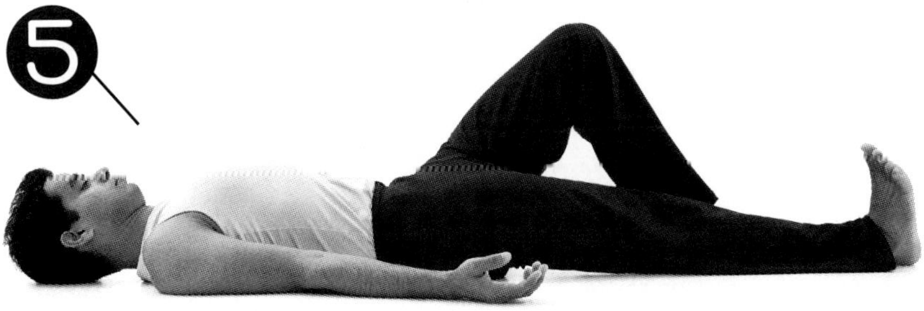

5. 上半身不动，双脚脚跟保持下压地板，缓慢地将右脚跟往前滑使右腿打直，脚跟继续往前推，过程中左脚掌持续下压地面。

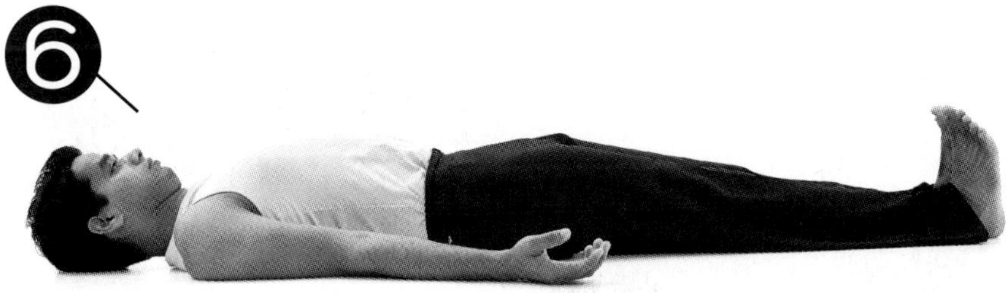

6. 同样地让左脚跟在地板上往前滑，左腿打直，脚跟继续往前推。

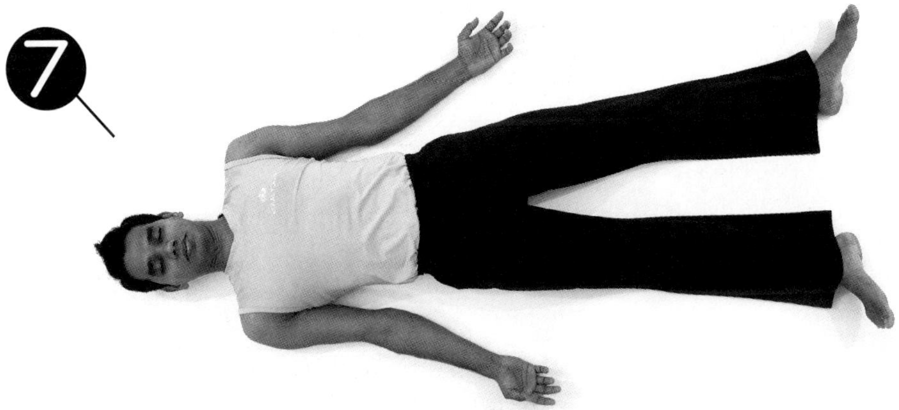

7. 放松双腿，让脚掌自然倒向两侧，如颈部或肩膀不舒适可在脖子下方放置小毛巾，确保颈部与喉咙均匀地放松，将身体带到一舒适姿势后，双眼闭上，全身放松，将意识带到身体每一处，可轻轻调整身体动作使自己舒服，接着专注于呼吸，自然地深呼吸，如此进行 3~5 次。每一次吐气时让身体更加放松，心中感觉更平静。从 27 倒数到 1， 在心中数息：我在吸气 27 我在吐气 27，我在吸气 26 我在吐气 26，我在吸气 25 我在吐气 25……像这样一路往回数到 1，如中途分心或忘记自己数到哪里，就从头开始，接着将专注力转移至身体，轻轻地动一动手指脚趾，头部轻轻左右转动，双腿并拢，双膝弯曲一脚一脚踩回地板上，将右手臂滑至右耳旁，身体面向右边侧躺，头部枕在右手臂上，左手掌置于胸前，在此停留 2~3 次深呼吸，接着慢慢地坐起身，头部最后才提起。

头晕目眩

花环式 Malasana

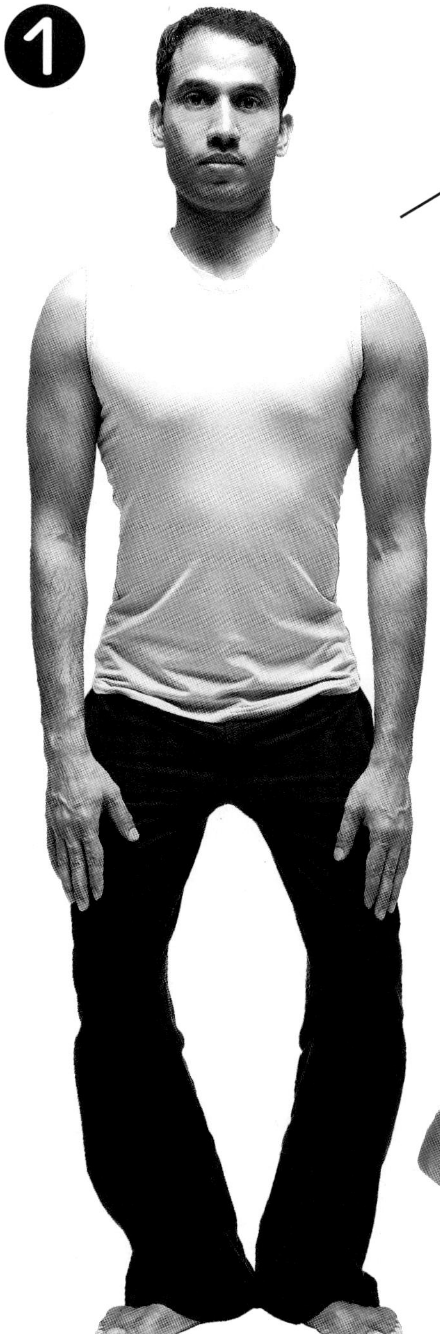

1. 呈山式站姿（详见 P60），脚跟贴脚跟，脚尖向外打开，膝盖微弯使腿部开成“O”字形，双手放在腿上。

2. 吐气的时候慢慢地往下蹲，有困难时，可打开脚跟一些，或者是将毛巾折厚，抑或将瑜伽砖垫在脚跟下方，如果感觉不适，或无法深蹲者，膝盖可以再打开宽一些，双手扣住脚踝处，吸气，伸展脊椎。

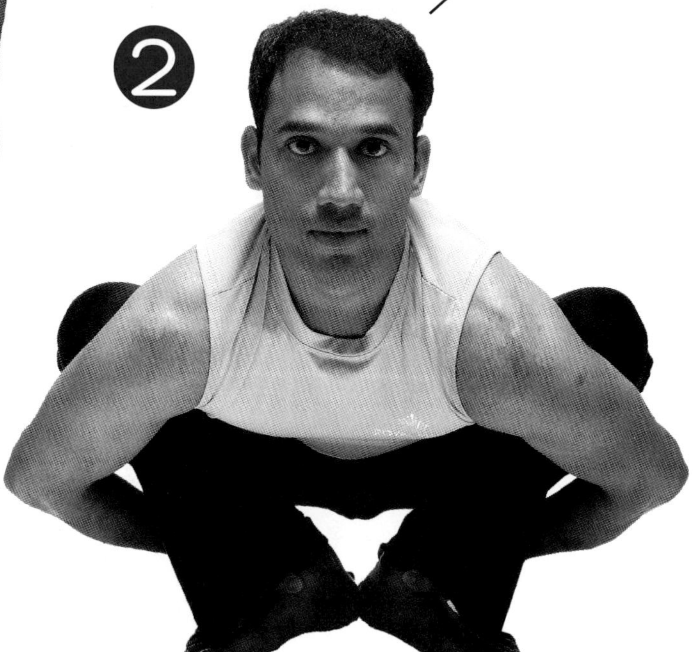

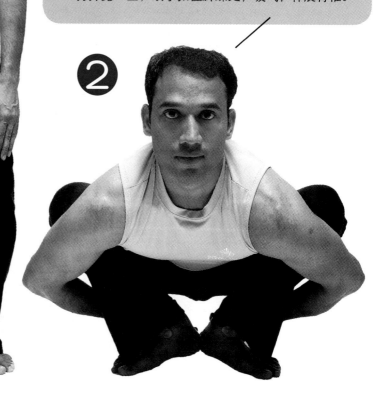

③

▼侧面

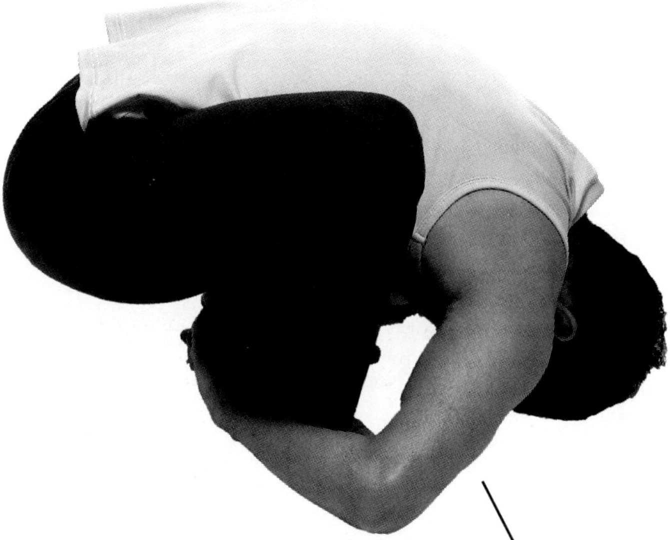

3. 吐气，上半身向下弯，额头点地，试着不让臀部脚跟向上翘，有困难的人，可以将额头放在瑜伽砖上面，保持脊椎骨是拉长的，缓慢进行 5 次深呼吸后再回到步骤 1。

小提醒 Reminder

膝盖跟脚踝有受伤的练习者，不要做这个动作或者是用辅具来帮忙。

益处 Benefit

1. 按摩腹腔器官，可以改善生理痛的问题。
2. 改善生理期及长久以来不良姿势所引发的腰酸背痛。

▼正面

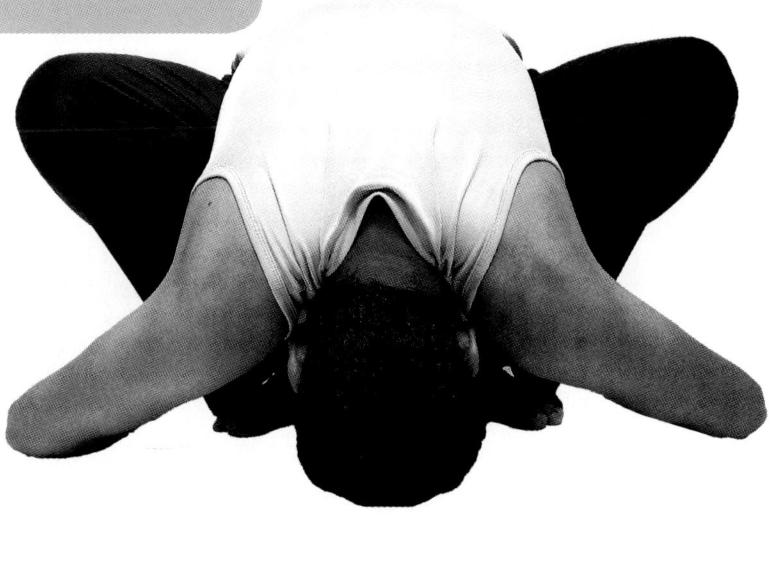

头晕目眩

犁锄式 Halasana

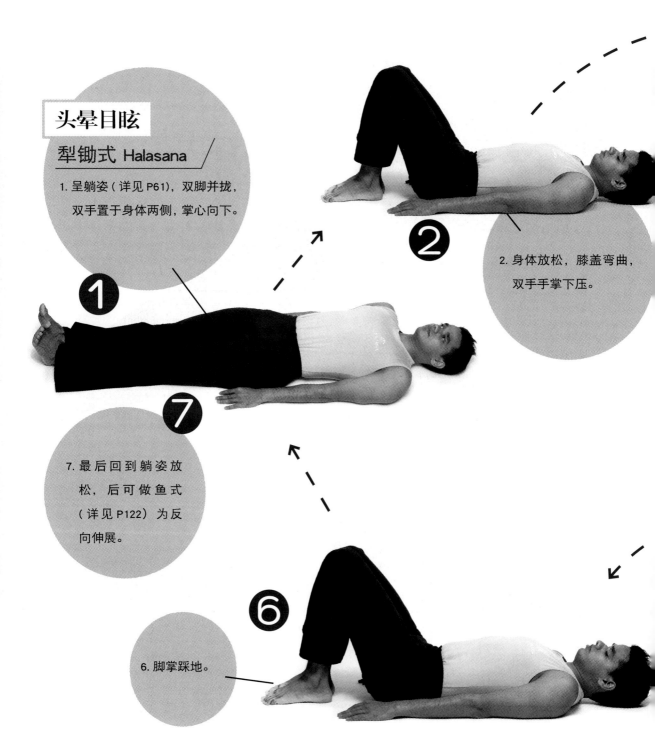

1. 呈躺姿（详见 P61），双脚并拢，双手置于身体两侧，掌心向下。

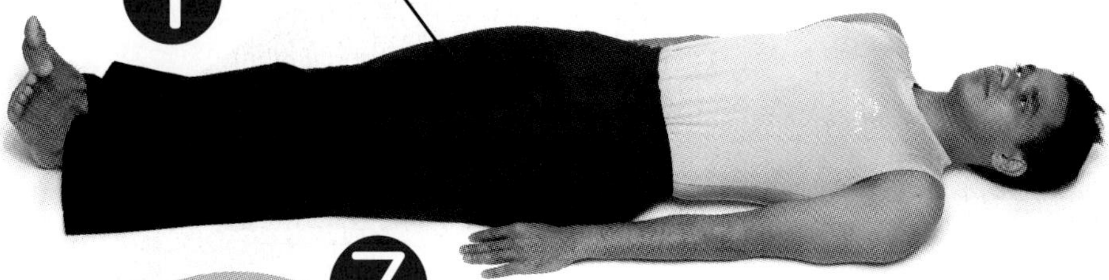

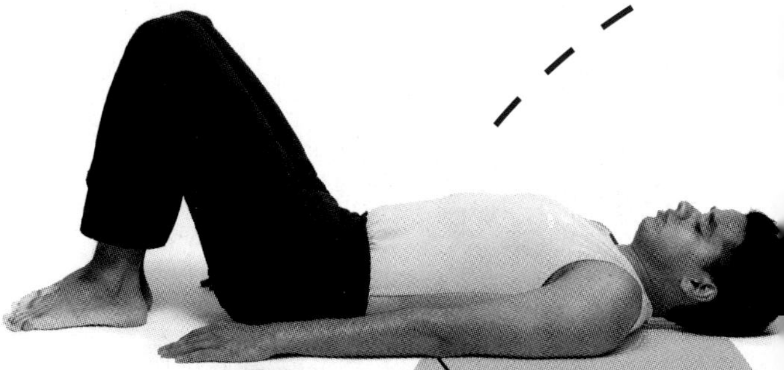

2. 身体放松，膝盖弯曲，双手手掌下压。

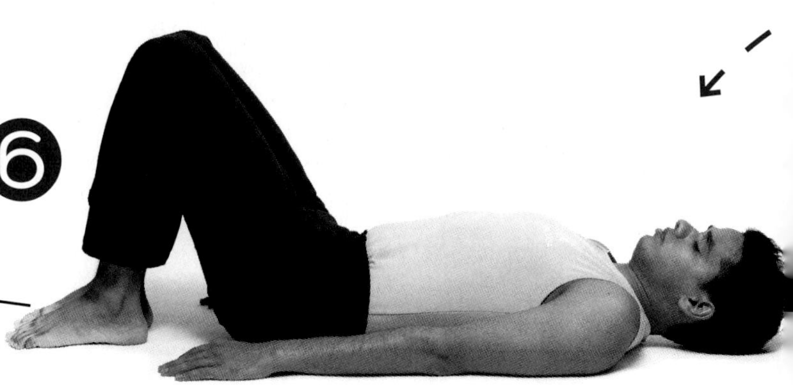

6. 脚掌踩地。

7. 最后回到躺姿放松，后可做鱼式（详见 P122）为反向伸展。

3. 用腹部力量将双腿并拢往上抬起，使臀部、背部卷起离开地面。

③

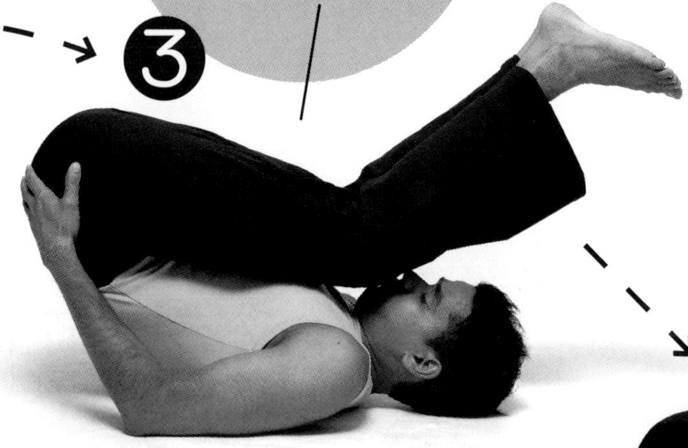

4. 腿部伸过头顶，脚趾碰触地面，注意颈部不过度伸展，坐骨上提使背部垂直地面，胸部贴近下巴，停留 3~5 分钟，初学者 20~ 30 秒即可。

④

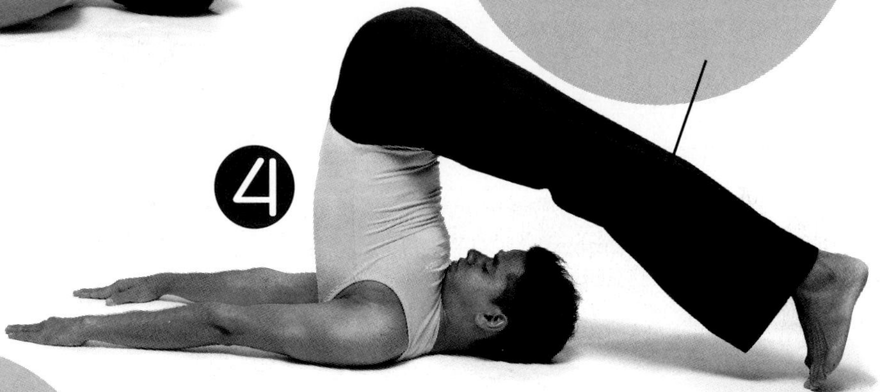

5. 以相反的步骤离开本动作，先以双手支撑背部让身体一节一节卷回。

⑤

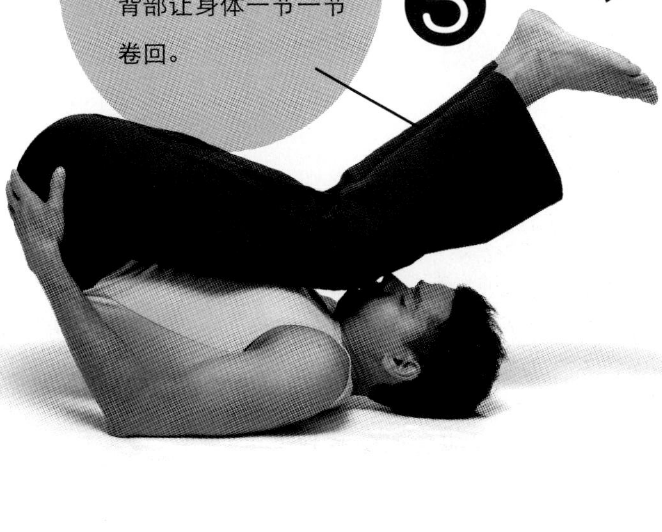

小提醒 Reminder

进行肩立式与犁锄式动作时若感觉颈部处压力大的话，可在肩膀下面垫毛巾进行。

益处 Benefit

能调整甲状腺功能、增强免疫系统、平衡代谢率、按摩脏器，脊椎前屈而获得血液供应，使头痛得到缓解。肩肘僵硬、腰痛、背部关节炎患者也可以通过此体位法得到缓解。

禁忌 Contra-indication

颈部关节炎、疝气、椎间盘突出、坐骨神经痛、高血压或其他严重背部疾病者不适合本练习。如果你认为你的身体状况不允许你做犁锄式，在专业瑜伽教师指导下使用辅具练习方可操作。

头晕目眩

摊尸式 Shavasana

1. 双腿并拢，膝盖弯曲，踩地，坐在垫子正中央，双手环抱双膝。

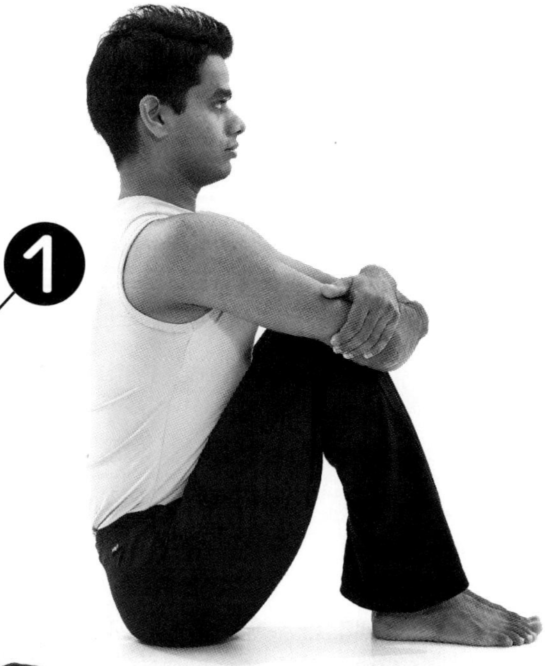

2. 将双手往后放在垫子上，手掌下推地板，使脊椎伸展 。

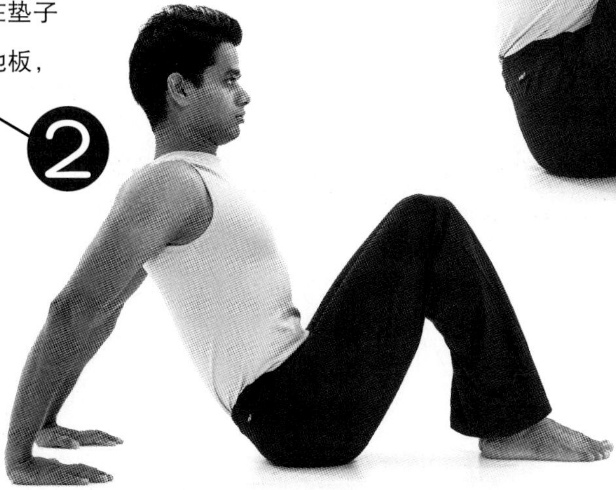

3. 一节一节缓慢地将背部躺在垫子上，手肘打弯撑地。

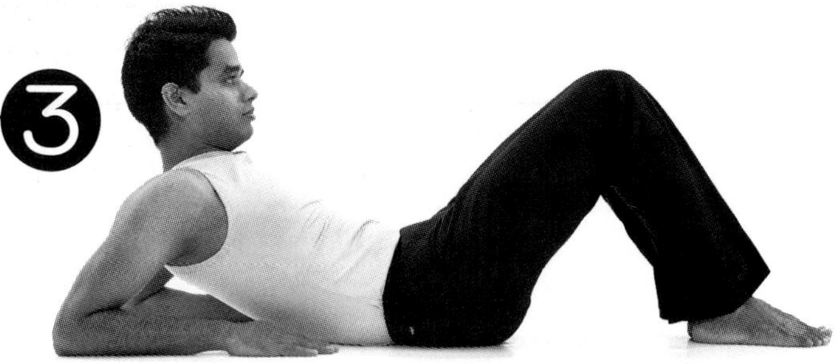

4. 手背贴地掌心朝上，肩膀放松，往后躺，上背与后脑勺贴地，让前胸伸展，肩膀放松，手臂向前伸直，头部在肩膀中间，背部与地板之间没有任何空隙。

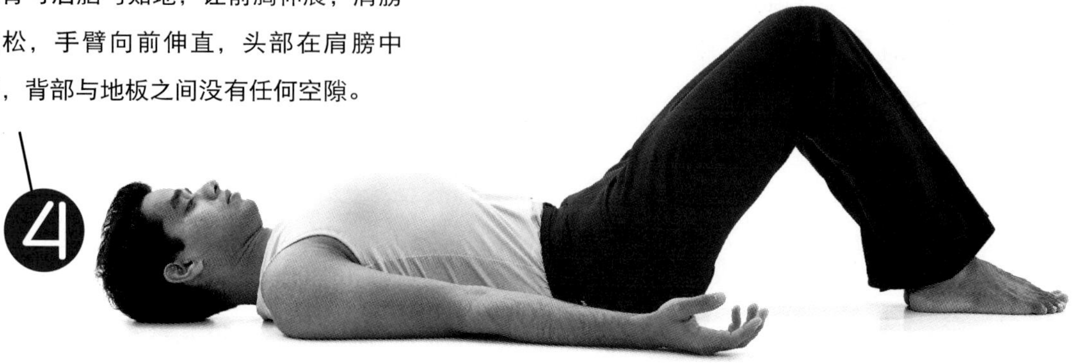

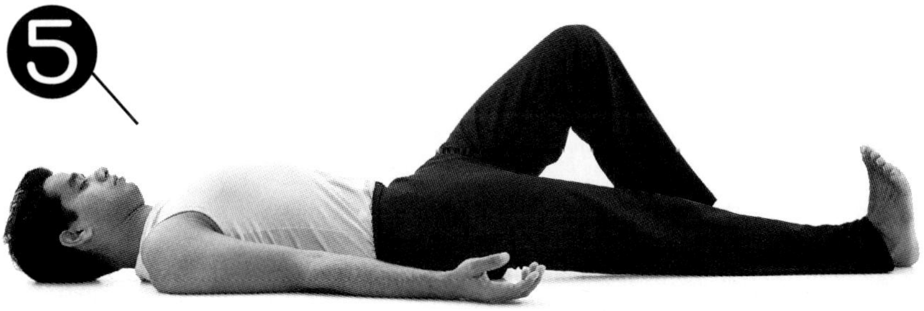

5. 上半身不动，双脚脚跟保持下压地板，缓慢地将右脚跟往前滑使右腿打直，脚跟继续往前推，过程中左脚掌持续下压地面。

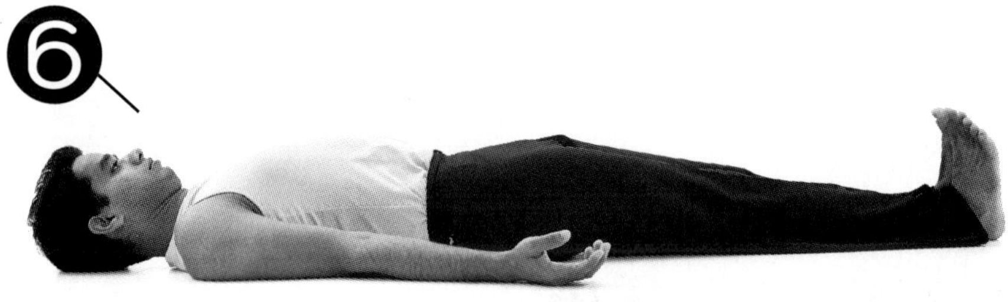

6. 同样地让左脚跟在地板上往前滑，左腿打直，脚跟继续往前推。

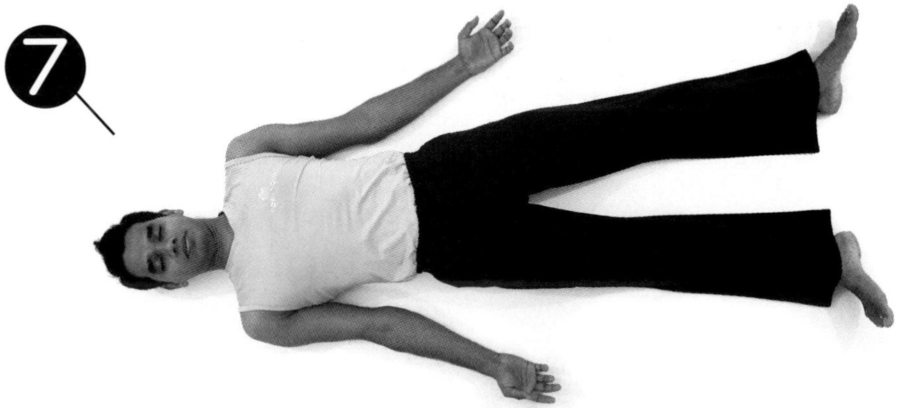

7. 放松双腿，让脚掌自然倒向两侧，如颈部或肩膀不舒适可在脖子下方放置小毛巾，确保颈部与喉咙均匀地放松，将身体带到一舒适姿势后，双眼闭上，全身放松，将意识带到身体每一处，可轻轻调整身体动作使自己舒服，接着专注于呼吸，自然地深呼吸，如此进行 3~5 次。每一次吐气时让身体更加放松，心中感觉更平静。从 27 倒数到 1， 在心中数息：我在吸气 27 我在吐气 27，我在吸气 26 我在吐气 26，我在吸气 25 我在吐气 25……像这样一路往回数到 1，如中途分心或忘记自己数到哪里，就从头开始，接着将专注力转移至身体，轻轻地动一动手指脚趾，头部轻轻左右转动，双腿并拢，双膝弯曲一脚一脚踩回地板上，将右手臂滑至右耳旁，身体面向右边侧躺，头部枕在右手臂上，左手掌置于胸前，在此停留 2~3 次深呼吸，接着慢慢地坐起身，头部最后才提起。

Chapter 3

疗愈与放松——身体病症的瑜伽对策

体 Body

舒缓脸部不适的体位练习

想让自己每天都感觉神采奕奕、容光焕发吗？多促进脸部淋巴废物代谢，放松眼部压力并紧实脸部肌肉，不只能消除不适，还能让你看起来更年轻！

脸部水肿

颈部侧边伸展 Neck Side Stretch

1. 呈任何舒适坐姿，大拇指与食指轻扣呈手印置于膝盖上，背脊挺直、肩膀放松，让身体先稳定，眼睛直视前方（或眼睛闭上亦可）。
2. 吸气，吐气的时候，将头往右方倾斜伸展左侧颈部肌肉，两边的肩膀不会不自然地耸起，双肩等高，停留 10~15 秒钟后头回正。
3. 接着将头往左方倾斜伸展右侧颈部肌肉，停留 10~15 秒钟将头回正。重复步骤 1~3 共做 5~10 次。

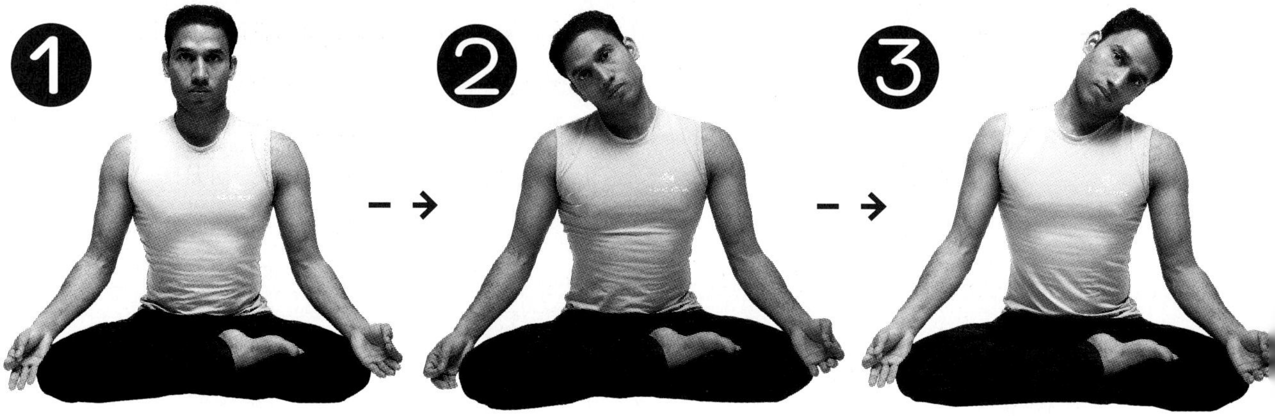

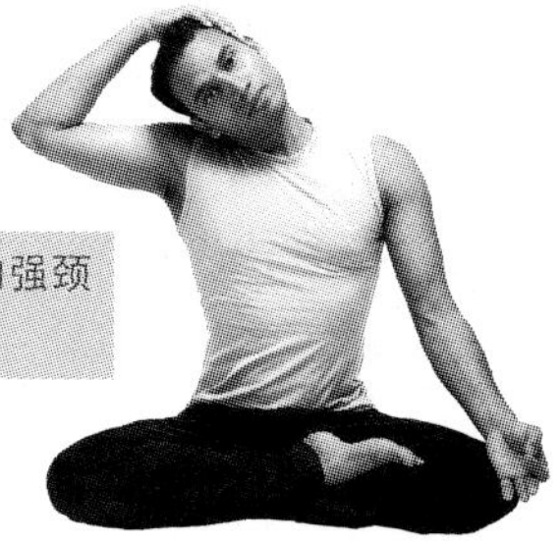

小提醒 Reminder

变化式：伸展同时，也可用同侧手来辅助加强颈部伸展，全部过程保持肩膀放松勿用力。

益处 Benefit

解除肩膀、颈部压力，加强颈部、喉咙伸展。

脸部水肿

狮子式 Simhasana

1

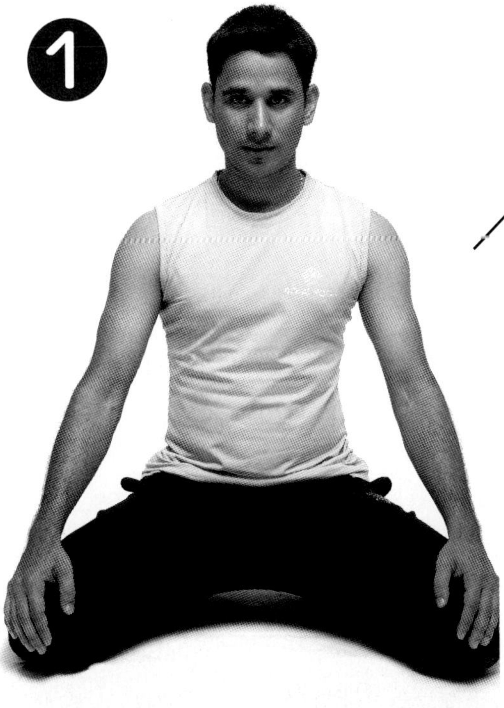

呈金刚坐姿（详见 P65），双手放膝上，双膝分开比肩宽，双脚大拇指趾头贴在一起不分开。

2

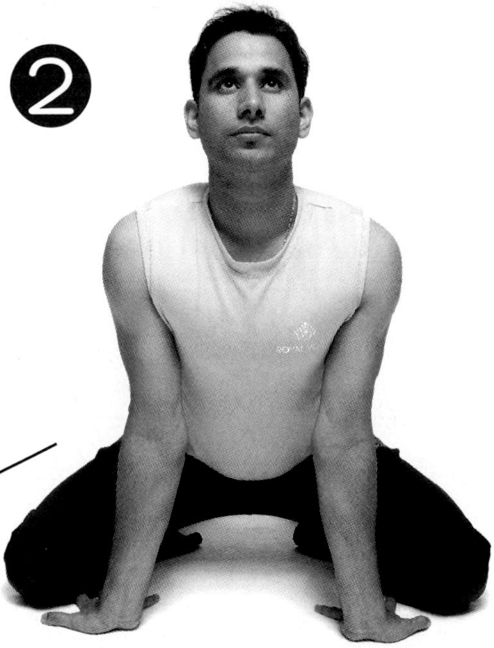

以指尖朝向自己掌心贴地，上半身前倾，手臂打直手掌往下压，后背呈现出轻微后弯的角度，下巴上提，不耸肩，肩膀下沉，伸展喉咙。

3

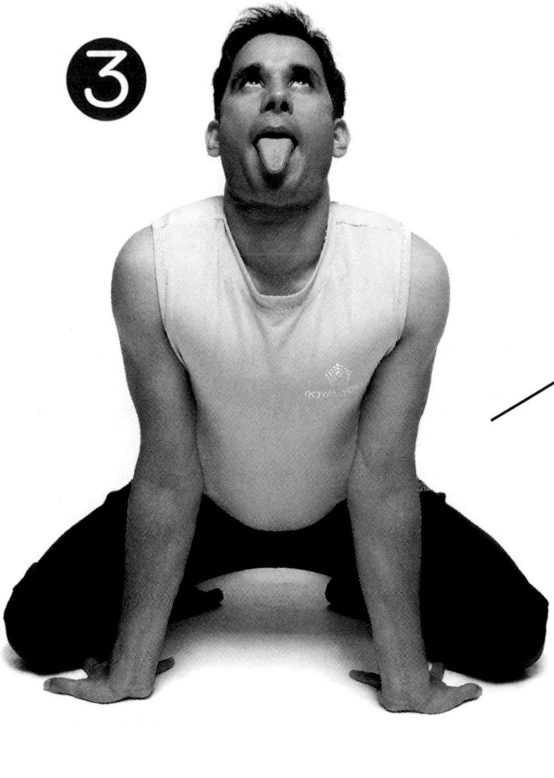

眼睛闭着，将专注力往内集中，靠近眉心，闭眼将眼球往内往上转，接着把眼睛打开，看着眉心，身体放松，嘴巴闭着从鼻子深吸气，接着将嘴巴张开，舌头尽量往前伸，将舌尖伸向下巴，舌头吐出并同时从喉咙发出如狮子“啊”般的吼声直到没气为止，同时让脸部肌肉充分伸展后收回舌头，缓慢深呼吸 3 回合，再重复练习 5~10 次即可。

益处 Benefit

这个练习对于眼、耳、鼻、口，感官知觉很好，特别适合在早上旭日东升的时候面向太阳来做，能消除压力与沮丧感，减除我们的胸腔和横膈膜的压力，适合容易紧张及个性较内向的人练习。

脸部水肿

开腿前弯式 Prasarita Padottanasana

1. 呈山式站姿（详见 P60）预备。
2. 吸气，将双脚打开约 4 步宽，脚掌外侧平行，身体重量平均放在脚掌上，保持脚跟稳定下压，吸气，双臂上举，吐气，身体向前，脊椎拉长至与地面平行高度，双手置于膝盖处。再吸气，用手部的力量，伸展大腿后侧与背部肌肉。
3. 吐气，双手握住脚跟，吸气，脊椎再拉长，吐气，上半身持续下压，使头顶到地板。保持此动作进行 5 次呼吸，再回到步骤 1。

1

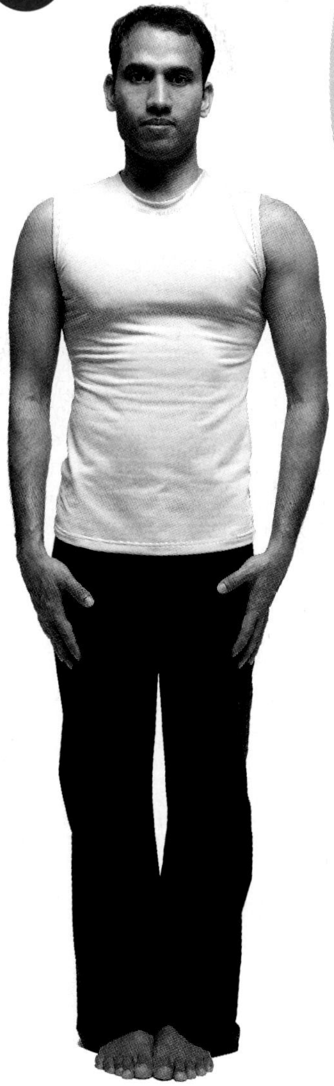

→

2

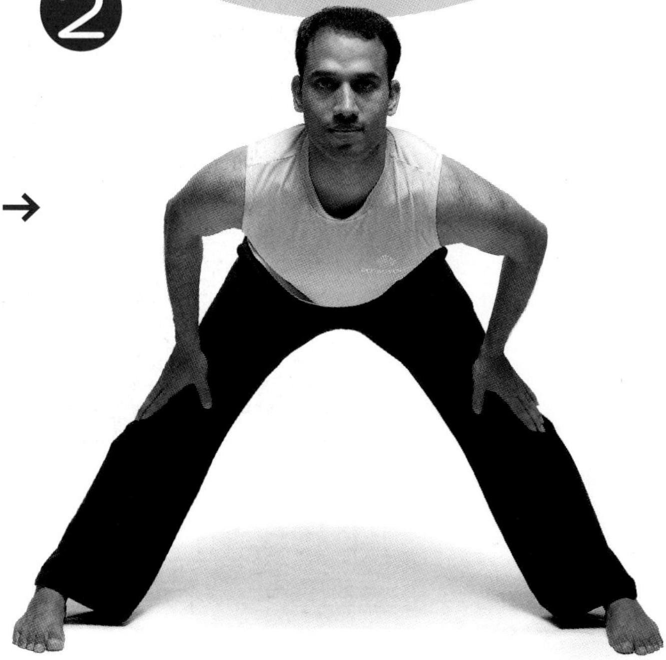

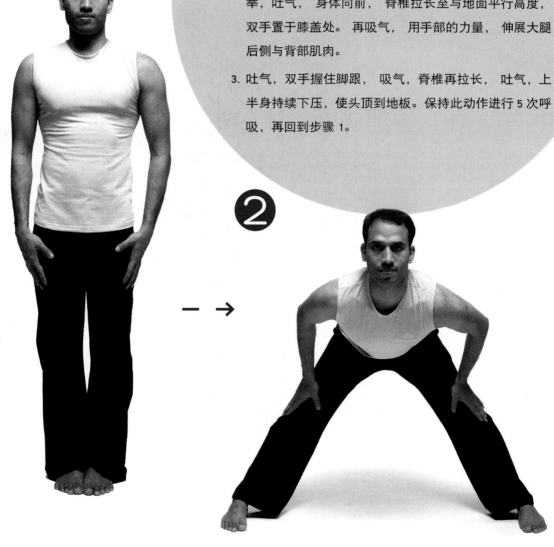

③

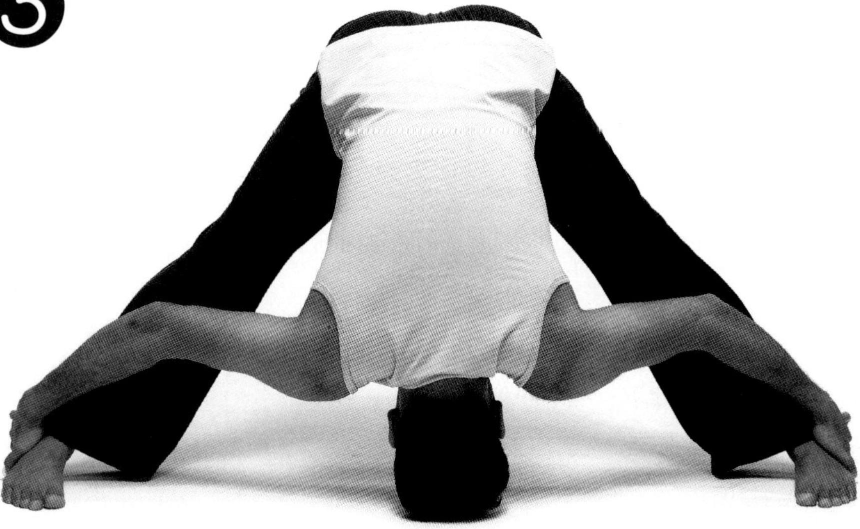

小提醒 Reminder

变化式：可以手掌撑地，双手手肘与肩膀平行，手掌压地，头顶前侧在双手中间，并以肘关节支撑住膝盖。

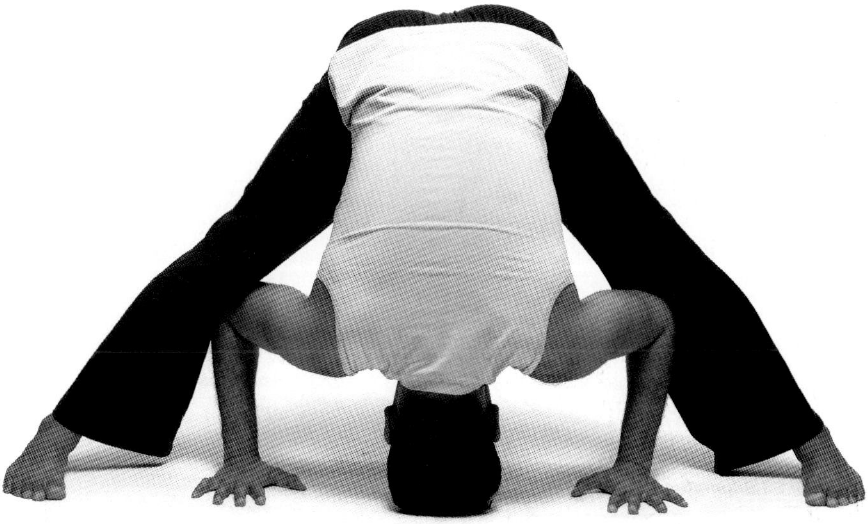

益处 Benefit

按摩脏器、消除胃痛，缓解下背部疼痛，伸展腿部。

禁忌 Contra-indication

初学者动作停留不超过 1 分钟，低血压患者离开动作时速度应放慢。

眼睛痛 /
眼睛视力减退 / 眼压过高

眼球训练 Eye Exercise

1. 呈舒适坐姿，背打直，双手放在膝盖上放松，将双手向前平举至与肩同高，双手互碰举起大拇指，其余四指往内握，指尖与眉心等高，眼睛注视着左右两手的大拇指。
2. 将手指慢慢往左右两旁分开，保持头部、颈部、身体都不动，眼球往左右两边转开，眼神跟着大拇指分别往两侧移动。
3. 双手分开至眼球可转动角度后稍作停留，保持眼神专注于大拇指，同样缓慢回复至步骤 1 即可，结束之后将眼睛闭上放松，专注于双眼，让眼部肌肉完全放松。

①

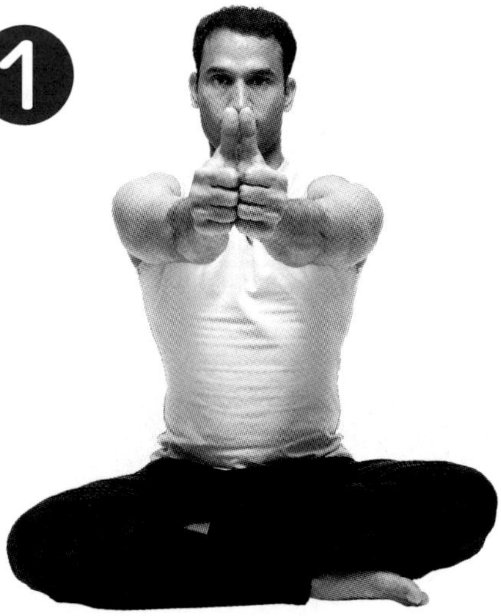

②

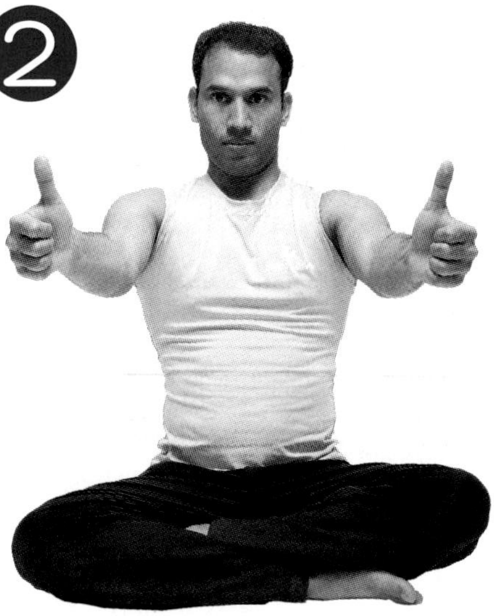

③

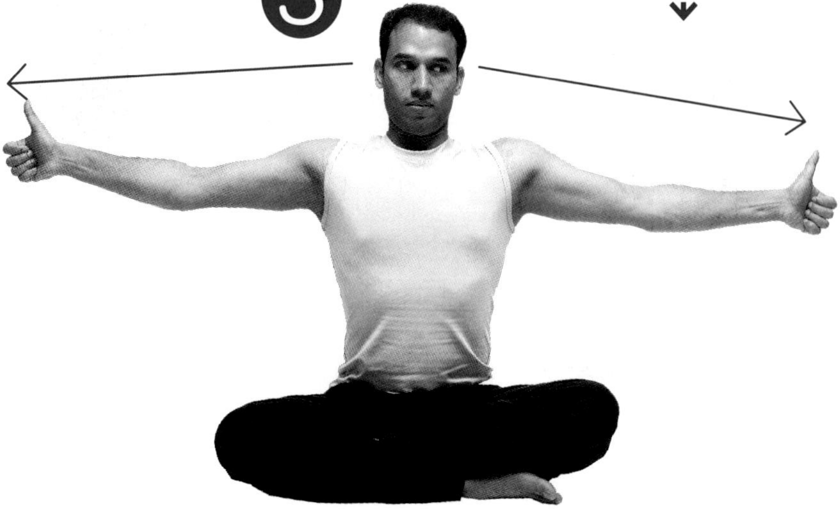

眼睛痛 /
眼睛视力减退 / 眼压过高

掌压眼部按摩 Palming

1. 呈基本坐姿（详见 P64），双手于胸前合十。
2. 手掌互相摩擦，使手心发热。
3. 将温热的双手覆盖着眼部，感觉手部的温度，并进行 2~3 次深呼吸。重复步骤 1~3 共做 5 次即可。

❶

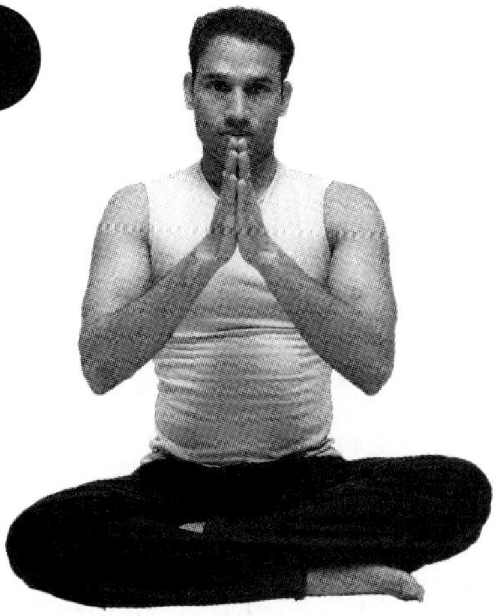

❷

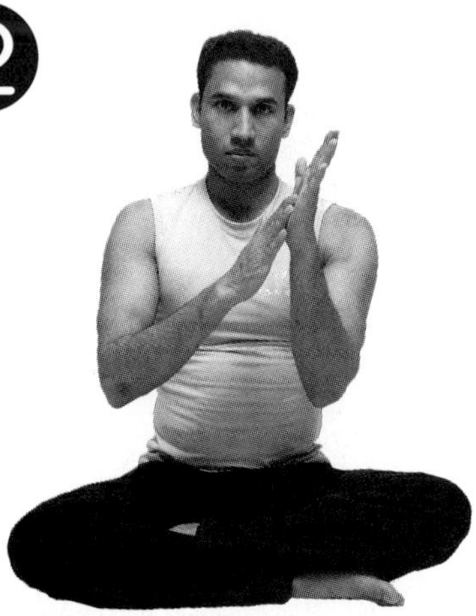

❸

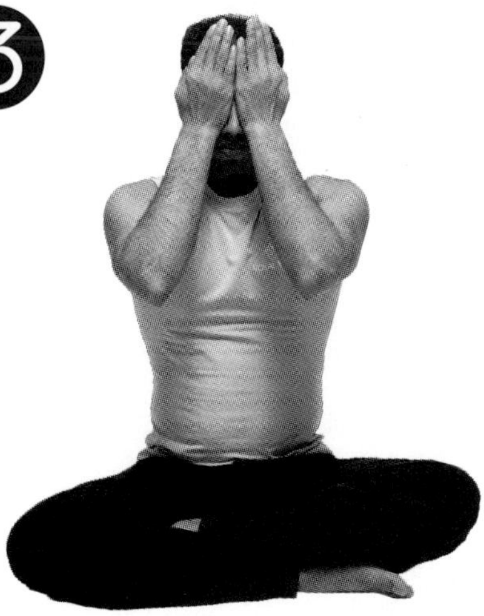

小提醒 Reminder

双手掌微弯曲，双手手心轻盖在眼睛上方，手部切勿重压在眼睛上。

益处 Benefit

透过这两项动作，可按摩双眼周边的小肌肉，改善视力问题，加强眼部周边肌肉循环。

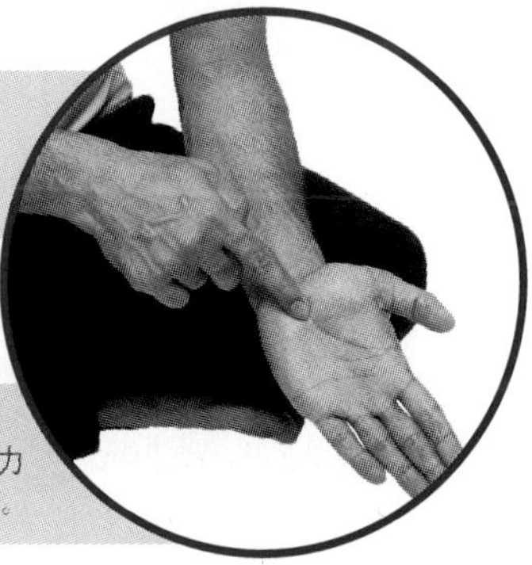

Chapter 3

疗愈与放松——身体病症的瑜伽对策

体 Body

让脸部紧致，调整线条的体位练习

发现肌肤有下垂问题吗？多多练习脸颈部伸展体位法，可充分拉提颈部及脸部肌肉，让你回复年轻时的肌肤弹性！

小脸拉提 / 防止皱纹

捧脸鳄鱼式 Makarasana

1. 呈趴姿（详见 P61），额头贴地，双手掌心朝天，手指并拢，手臂放在身体两侧，双脚并拢，脚跟、脚趾贴在一块，脚底朝上。

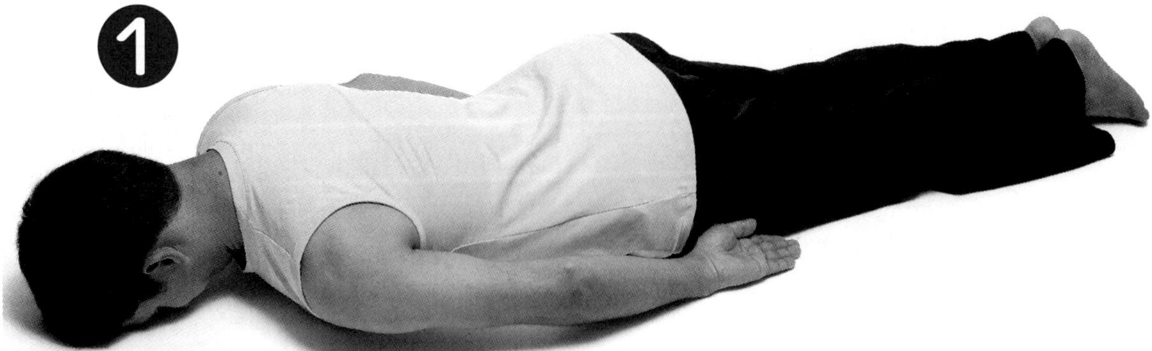

2. 双脚打开略比肩宽，双手往前延伸，吸气将头跟肩膀提起，前臂与上臂呈 90 度贴近地面，抬起上身并保持身体平衡。如果做这动作颈部、背部、腰部或是骨盆感到不适，可将双手往前一点。

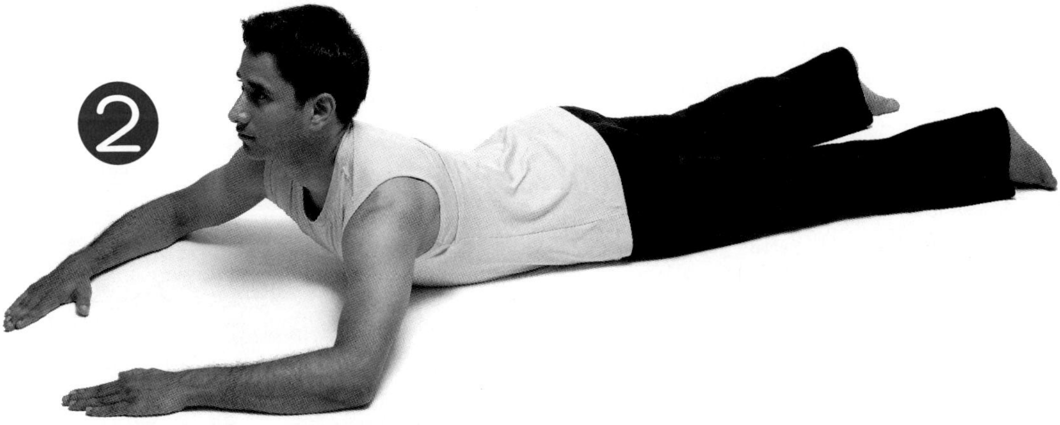

3. 以手肘撑地并用手掌捧住双颊，全身放松尽量伸展下巴及颈部肌肉，做 5 次深呼吸后回到步骤 1。完成动作的时候，从颈椎到腰部呈现延展且舒服的状态，不会感到某个部位特别紧或有酸痛感。

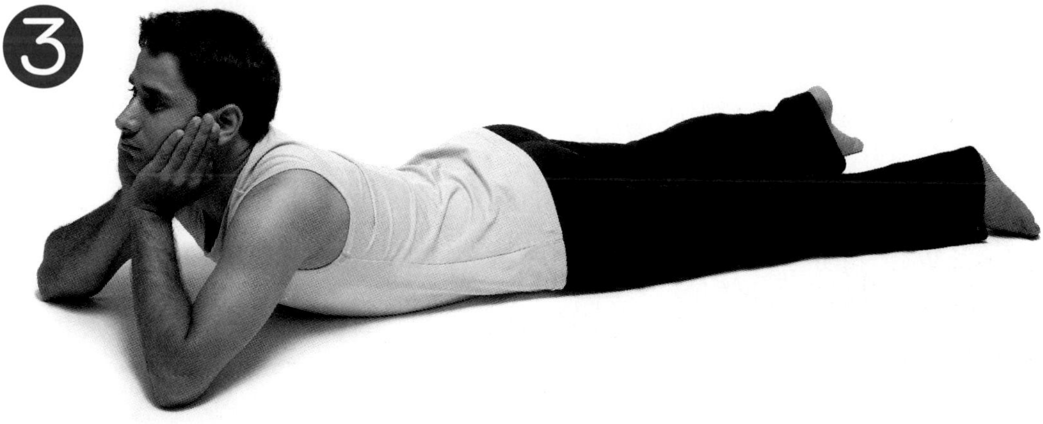

小提醒 Reminder

若感觉颈部太拉扯时，可让手肘往前一点后再捧脸，就不会觉得辛苦。背部负伤者，在练习本动作时，如觉得腰跟背有不适，应立即停下练习。

益处 Benefit

这个练习对于轻微的背痛、坐骨神经痛、脊椎侧弯也具有改善与舒缓的作用。

小脸拉提 / 防止皱纹

鱼式 Matsyasana

1. 呈莲花坐姿（详见 P66）。

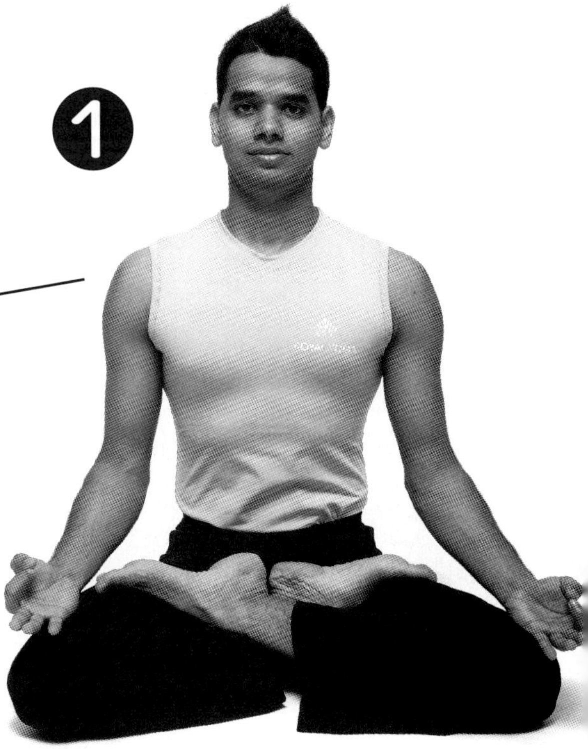

2. 以下手臂与手肘撑地，吸气，上半身缓缓向后仰，提起胸部与背部呈圆弧状向上推高，头部后仰，下巴自然向上，让喉咙充分伸展 。

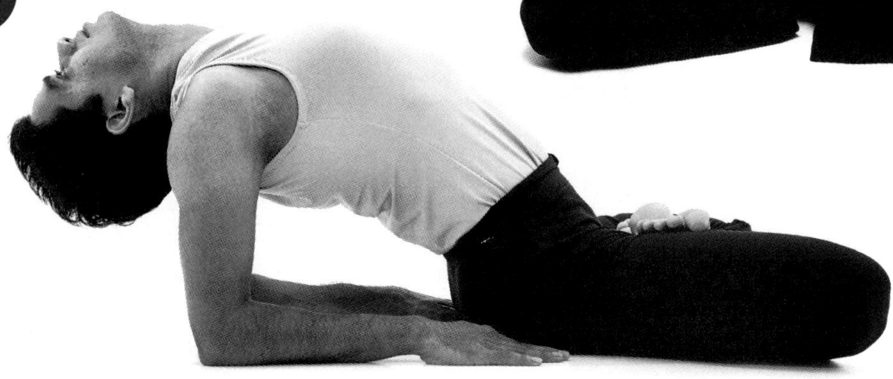

3. 吐气时头部放到地上，吸气，胸部再向上延展。再吐气，头顶着地，以双手前三根手指扣住双脚大拇指，让身体重量交给后脑、手臂、臀部与膝盖，感觉喉咙舒展，而颈部不过度压迫。停留 5~8 次深呼吸后，同样以手肘撑地，放松颈部与后脑勺回到地面，解开双腿打直延伸，于躺姿放松。

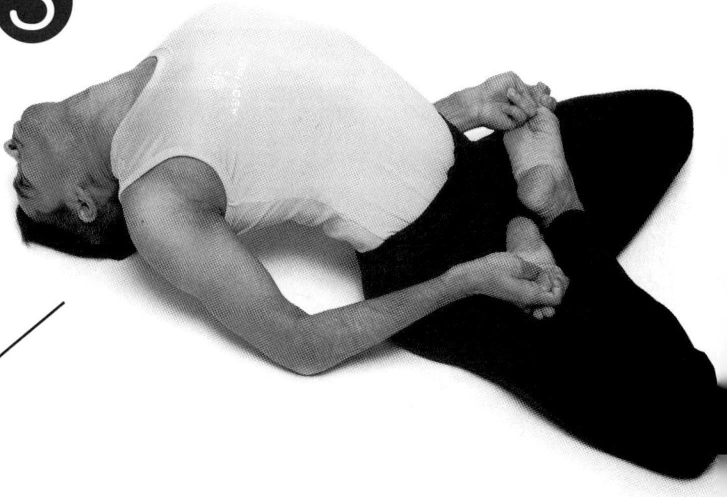

小脸拉提 / 防止皱纹

骆驼式 Ustrasana

①

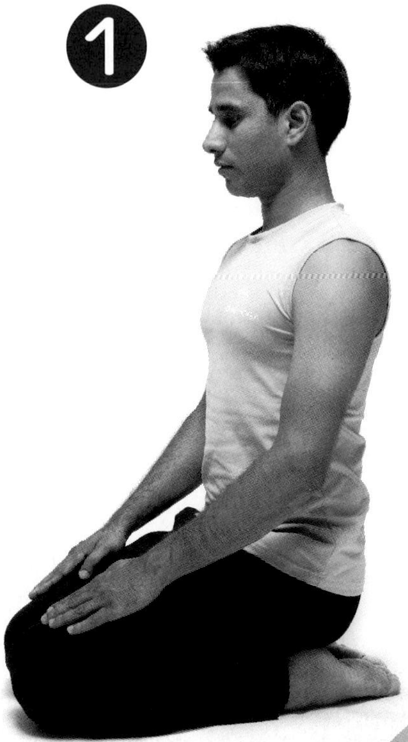

1 呈金刚坐姿（详见 P65），身体挺直，手掌贴在大腿处。

②

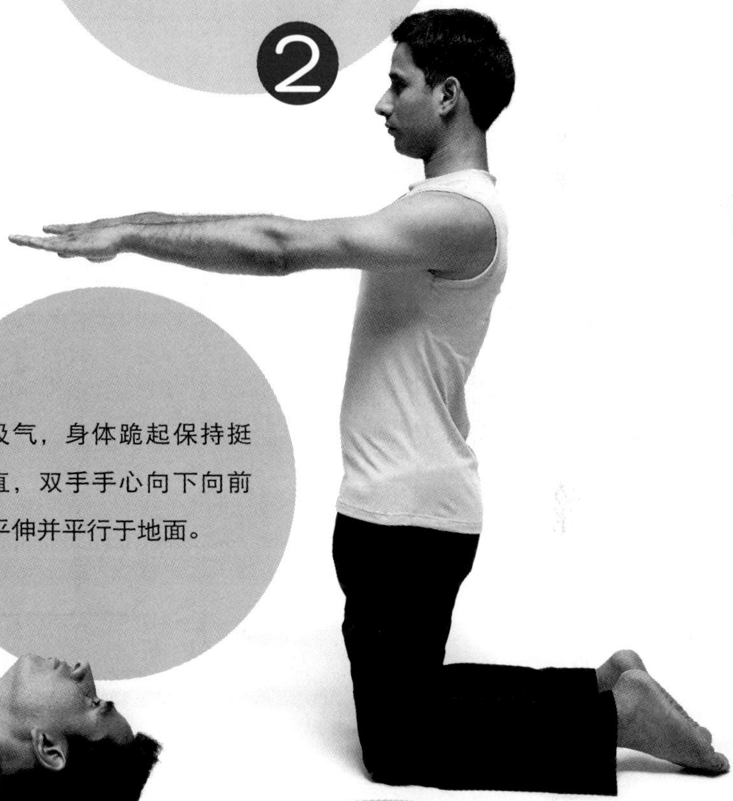

2. 吸气，身体跪起保持挺直，双手手心向下向前平伸并平行于地面。

③

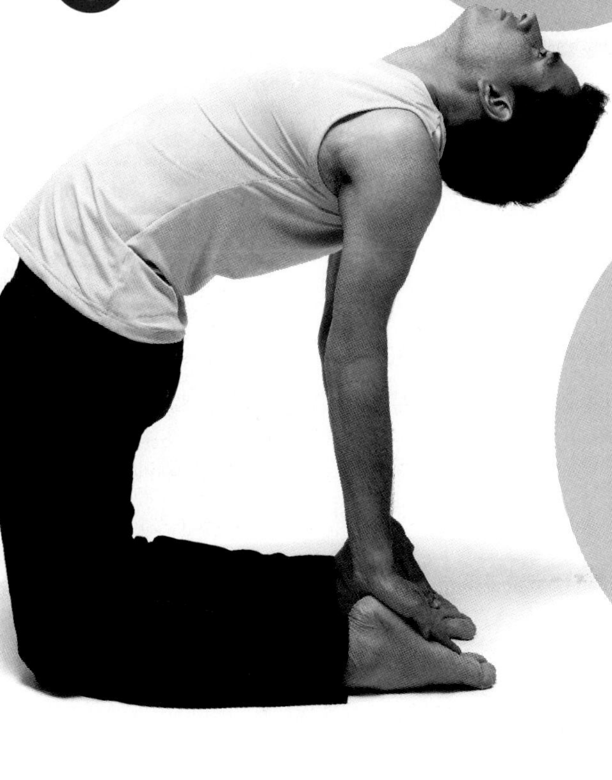

3. 吐气的同时，右手从右边放在右脚上，左手从左边放在左脚上，双手掌压在双脚掌上，将胸部往上推，臀部和大腿往前推，颈椎伸展，保持头部不向后掉，停留 5~8 次的呼吸。吸气，同时回到步骤 2，吐气回到步骤 1，将眼睛闭上休息 3~5 分钟。

Chapter 3

疗愈与放松——身体病症的瑜伽对策

体 Body

舒缓肩颈手臂僵硬的体位练习

长期的姿势不良让你觉得肩膀僵硬，双手不听使唤吗？只要多多提放肩胛肌，让肩膀血液畅通不紧绷，肩酸问题就能迎刃而解喔！

五十肩

肩膀活动 Shoulder Movement

1. 呈坐姿，双手放在膝盖上，背脊挺直眼睛看前方。

2. 吸气，肩膀向上提至耳朵处，保持背脊挺直，吐气，放肩膀往前绕。

3. 吸气，肩胛骨往上往后绕

吐气，向下放松，重复

作 1~3 共做 5 次即可。

1

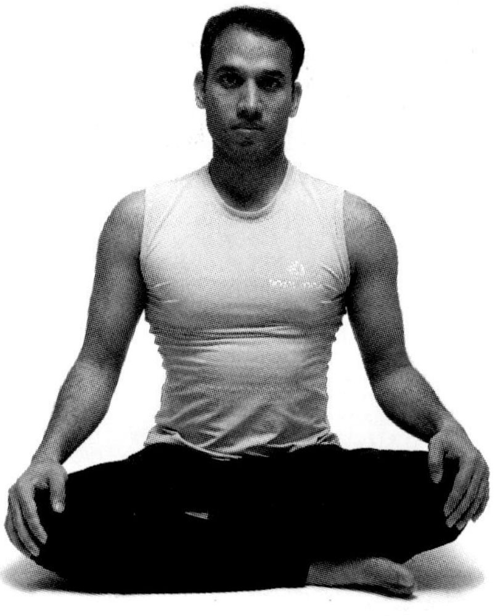

2

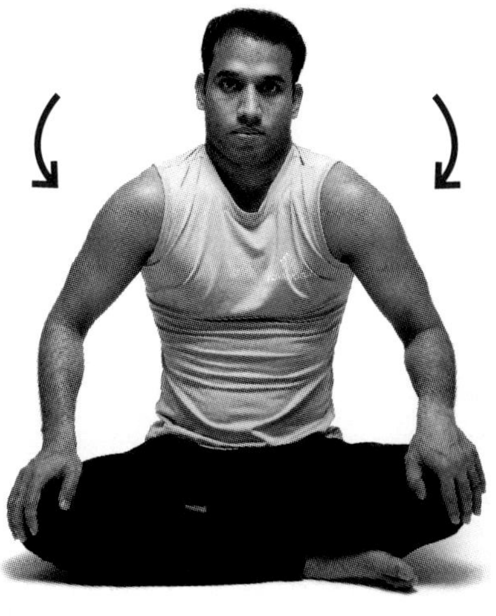

3

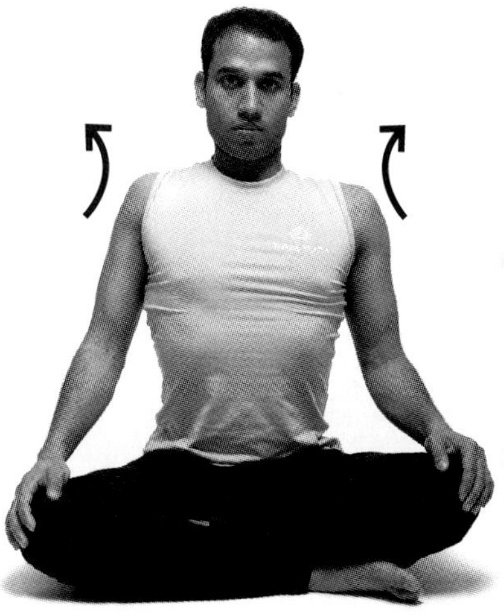

益处 Benefit

舒缓肩颈压力，增加肩颈、上背、胸部伸展及其柔软度。

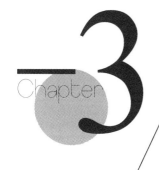

五十肩

手臂伸展 I Arm Stretch I

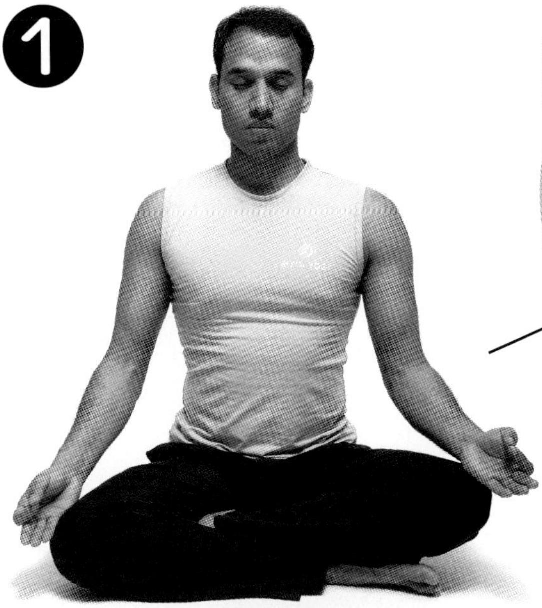

1. 呈任何舒适坐姿，背脊挺直，眼睛直视前方，双手放在膝上。

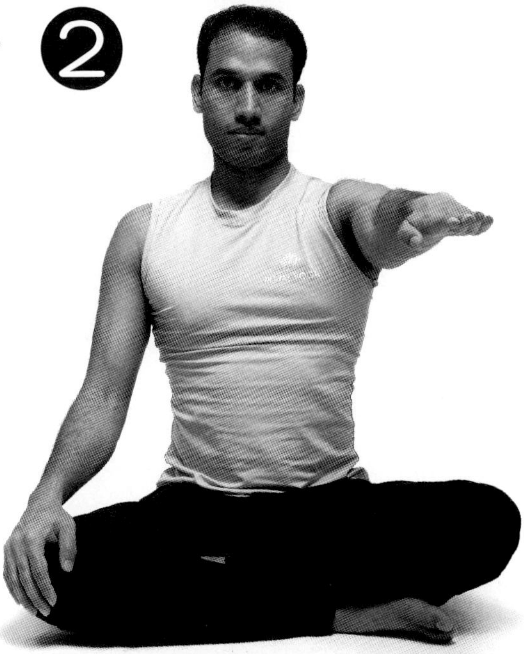

2. 吸气，伸出左手臂，使手臂与肩同高，手心向下平行于地面。

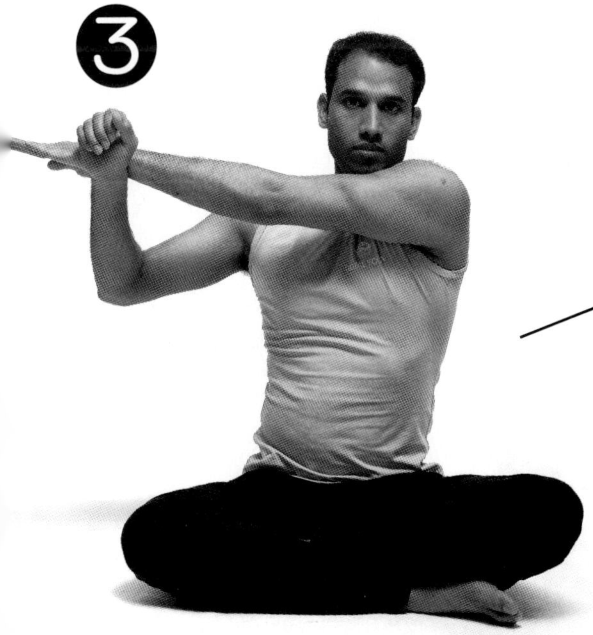

3. 吐气，右手握拳扣住左手的手腕，并且将左手臂往身体的方向往内拉，做 5 次深呼吸回到步骤 1，再换边进行。

益处 Benefit

帮助伸展手臂外侧、肩膀、上背部。

五十肩

肩胛骨旋转练习 Shoulder Rotation

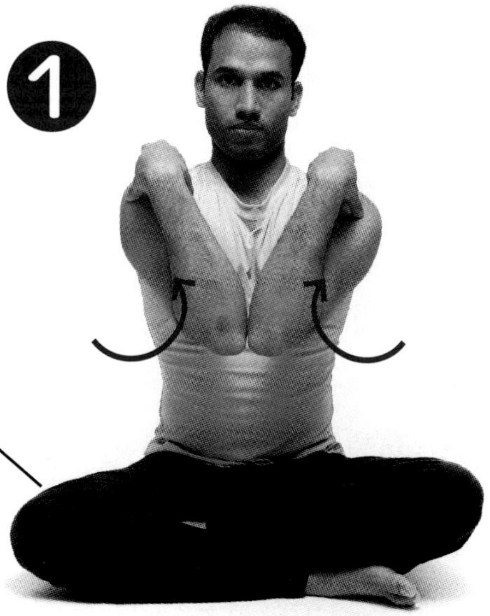

1. 呈任何舒适坐姿，手肘弯曲使指尖触碰肩膀处，手肘互碰。

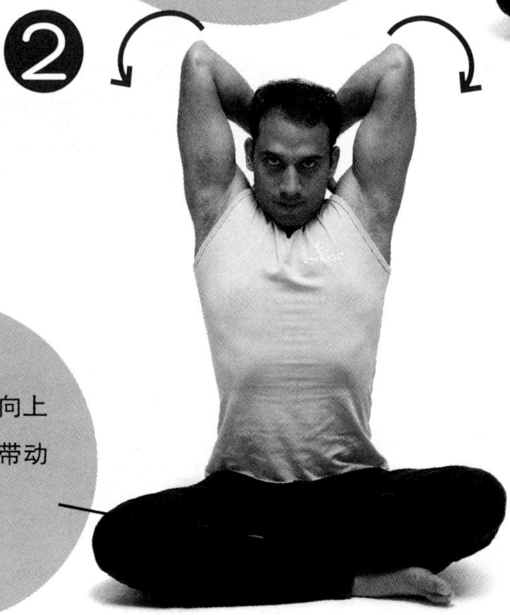

2. 吸气，手臂向上至最高处，带动肩膀肌肉。

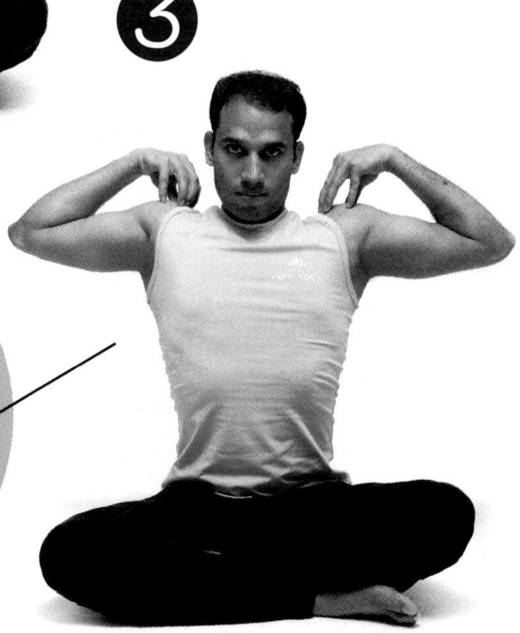

3. 吐气，将手臂由内而外旋转回到步骤 1 做 5 次，再由外而内方向重复旋转 5 次即可。

肩颈僵硬

颈部练习
Neck Exercise

1. 呈基本坐姿，右手掌平摊预备。
2. 将右手掌贴住右侧脸颊。
3. 手臂出力推向脸颊，头部亦出力，反向互推，使脸保持在正面状态不移动颈部，做 5 次深呼吸后换左侧进行。

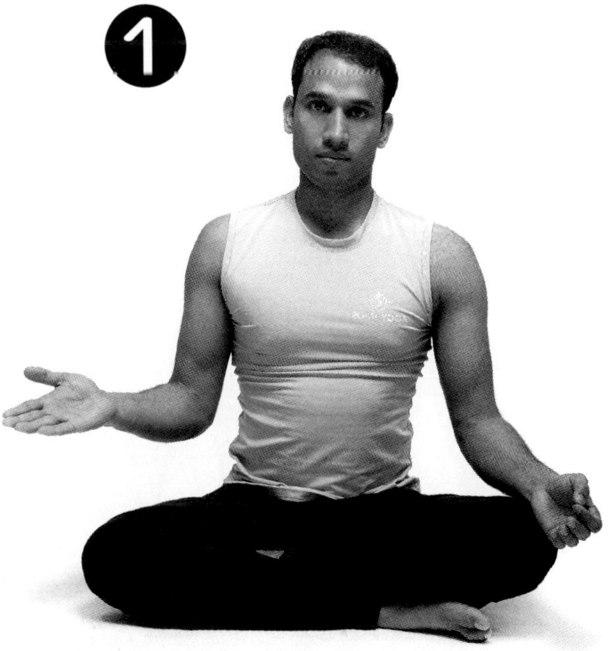

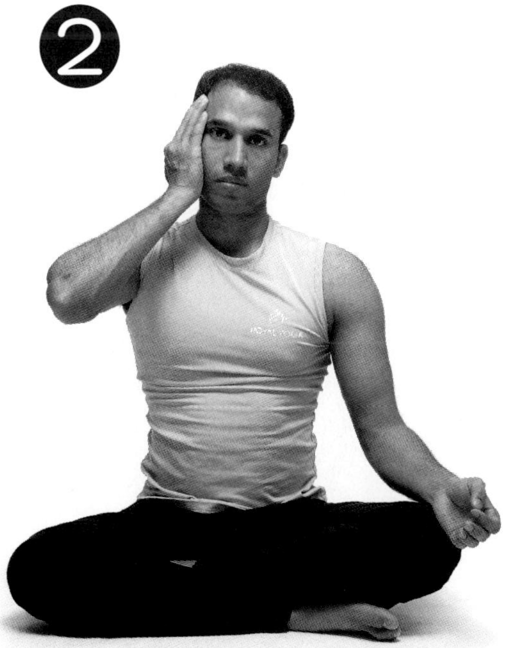

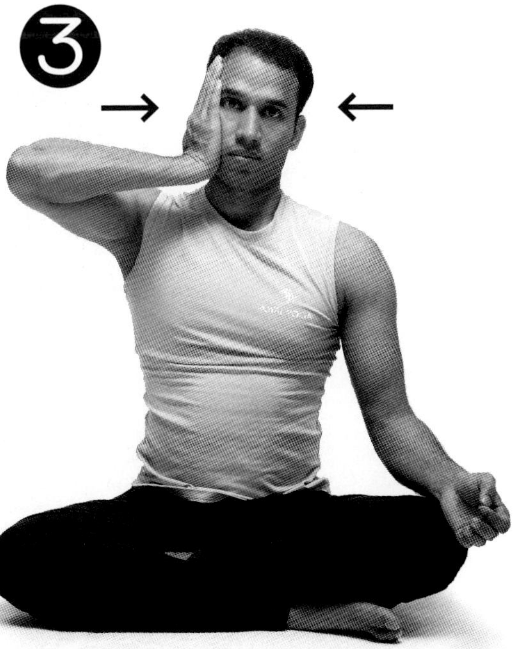

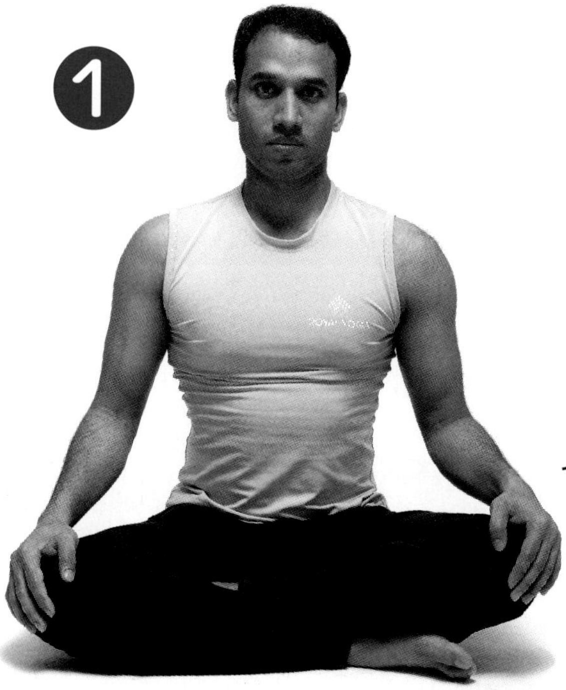

肩颈僵硬

手臂伸展Ⅱ Arm Stretch Ⅱ

1. 呈任何舒适坐姿，背脊挺直，眼睛直视前方，双手放在膝上。

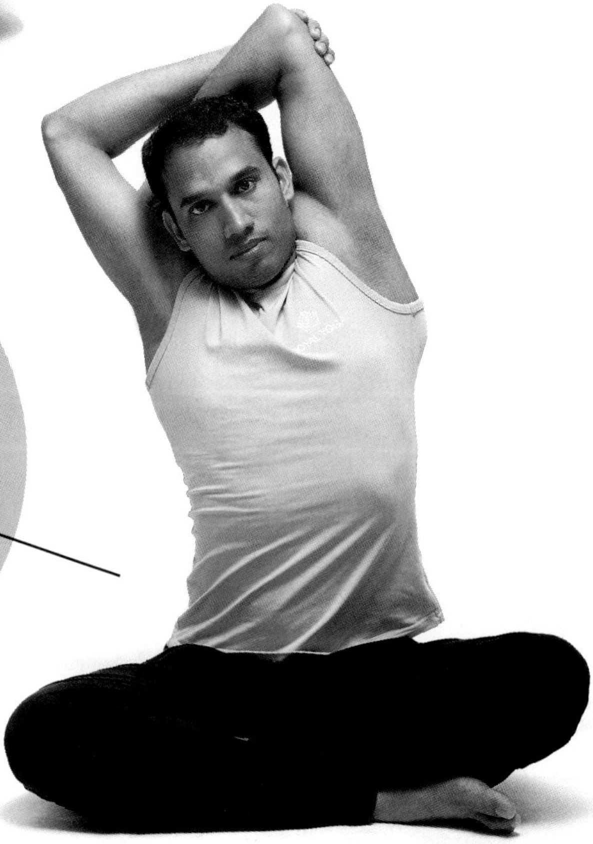

2. 双手上举，再用右手掌包住左手肘处，保持背脊挺直，向右侧弯伸展左臂侧肌肉并稍作停留。

❸

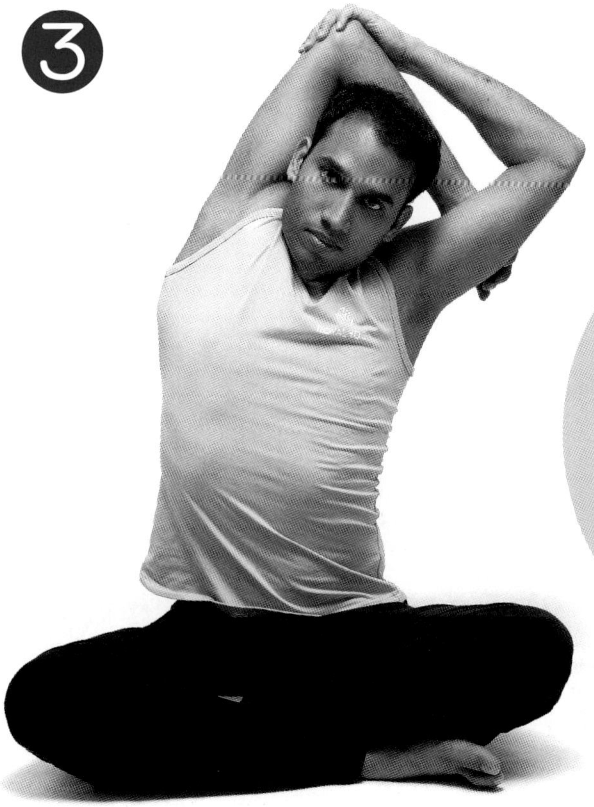

3. 再换手往左方侧弯并稍作停留。重复动作 2~3 共做 5 次即完成。

小提醒 Reminder

可利用瑜伽绳，加强伸展力道。

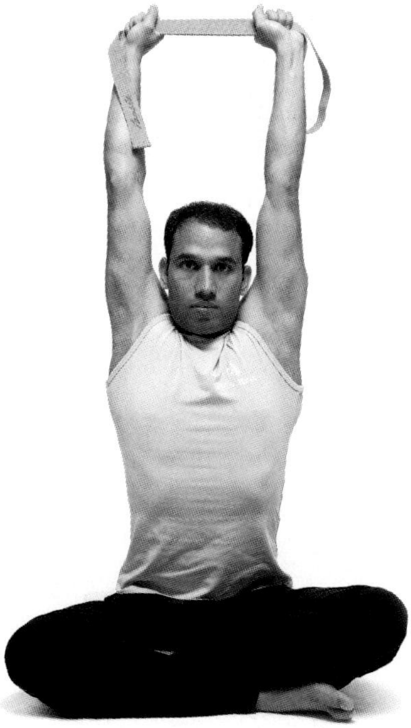

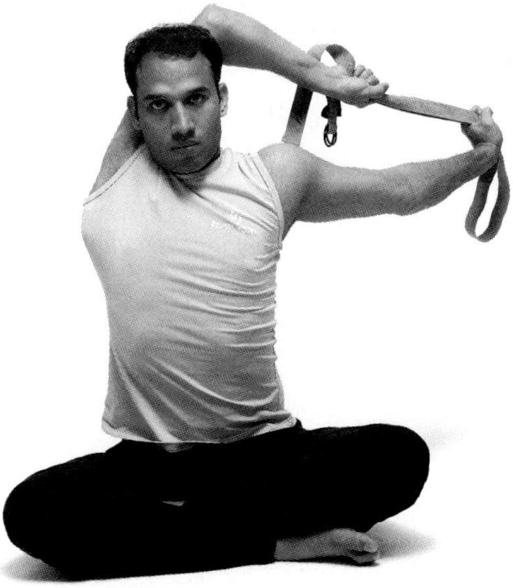

手腕症

手腕旋转 Wrist Rotation

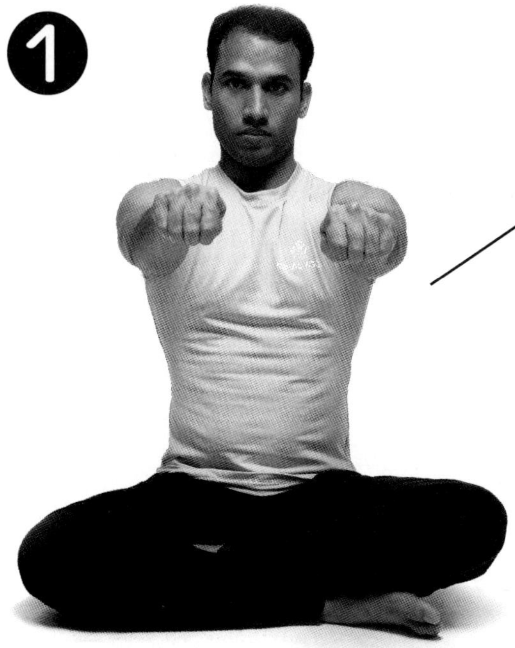

1. 呈任何舒适坐姿，双手握拳向前举起与肩同高，保持双手平行地面。

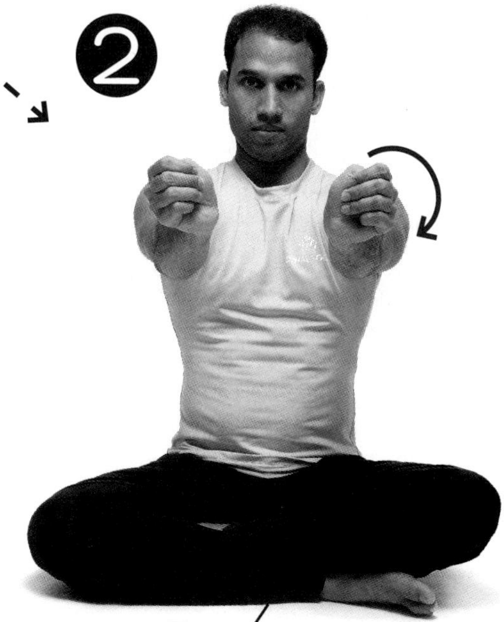

2. 吸气，由内而外转动手腕 5 次，保持手臂不动。

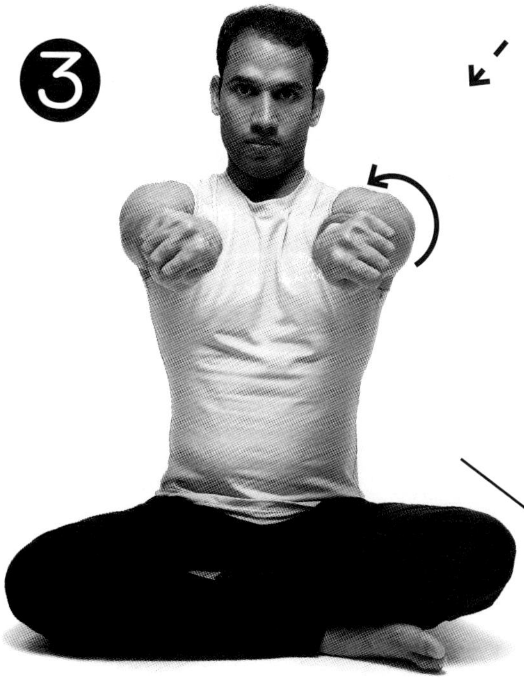

3. 吐气，手腕反向，由外往内转动 5 次后放松。

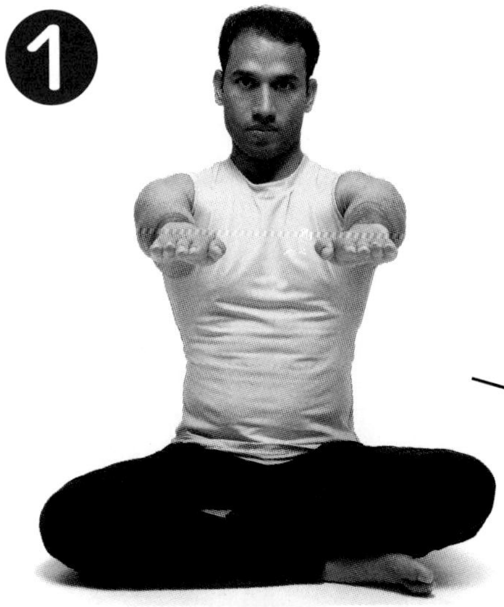

手腕症

手腕练习 Wrist Exercise

1. 呈任何舒适坐姿，背脊挺直，眼睛直视前方，双手向前举起与肩同高，掌心向下保持双手与地面平行。

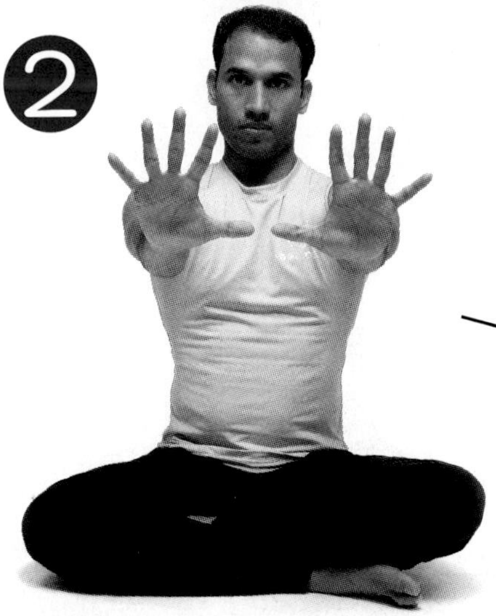

2. 吸气，五指用力张开指尖朝上，尽量拉开手部肌肉并稍作停留。

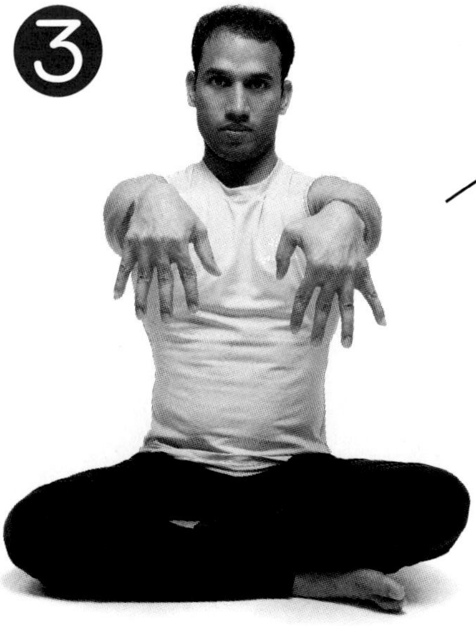

3. 吐气，手腕向下压使指尖朝下并稍作停留，重复动作 2~3 共做 5 个深呼吸即可。

小提醒 Reminder

颈部不要移动，头不要倒向一侧。

Chapter 3

疗愈与放松——身体病症的瑜伽对策

体 Body

舒缓胸部不适的体位练习

当您觉得胸闷，感觉深呼吸不顺畅甚至是有疼痛情形，需要多练习可打开胸口的系列体位，并且专注于深呼吸，让身体深呼吸功能益发顺畅。

胸闷 / 胸口抽筋 / 胸口痛

鱼式 Matsyasana

1. 呈莲花坐姿（详见 P66）。

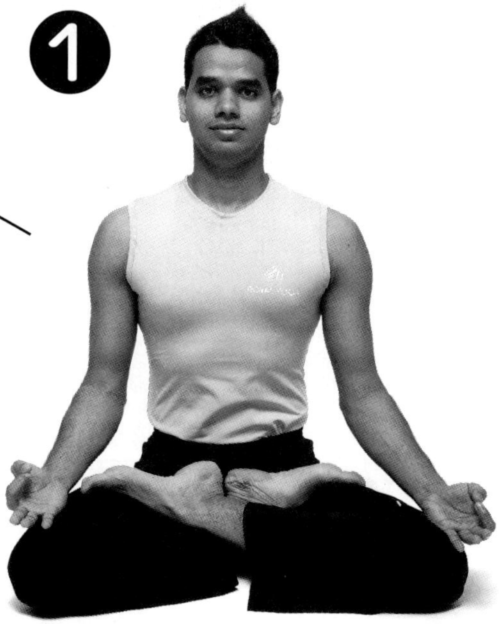

2. 以下手臂与手肘撑地，吸气上半身缓缓向后仰，提起胸部与背部呈圆弧状向上推高，头部后仰，下巴自然向上，让喉咙充分伸展 。

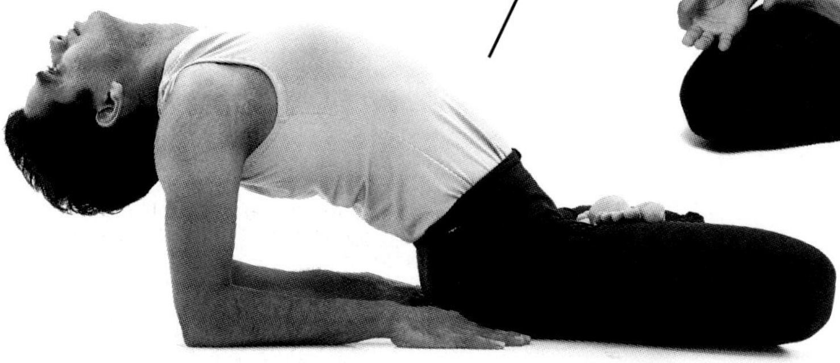

3. 吐气时头部放到地上，吸气，胸部再向上延展。再吐气，头顶着地，以双手前三根手指扣住双脚大拇指，让身体重量交给后脑、手臂、臀部与膝盖，感觉喉咙舒展，而颈部不过度压迫。停留 5~8 次深呼吸后，同样以手肘撑地，放松颈部与后脑勺回到地面，解开双腿打直延伸，于躺姿放松。

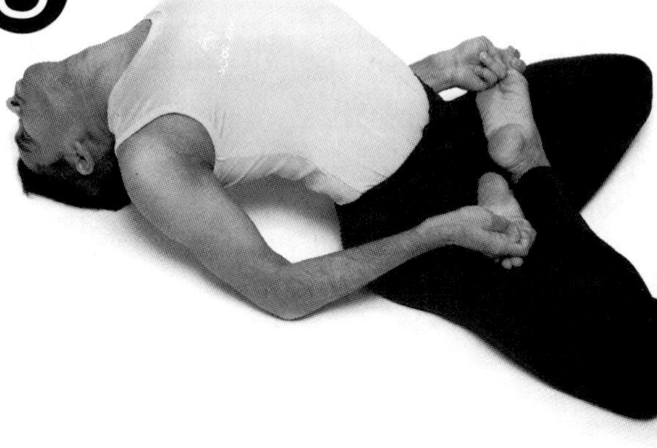

胸闷/胸口抽筋/胸口痛

骆驼式 Ustrasana

1

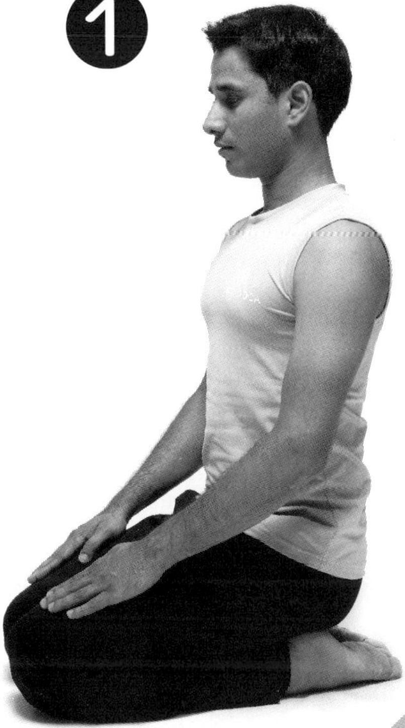

1. 呈金刚坐姿（详见 P65），身体挺直，手掌贴在大腿处。

2

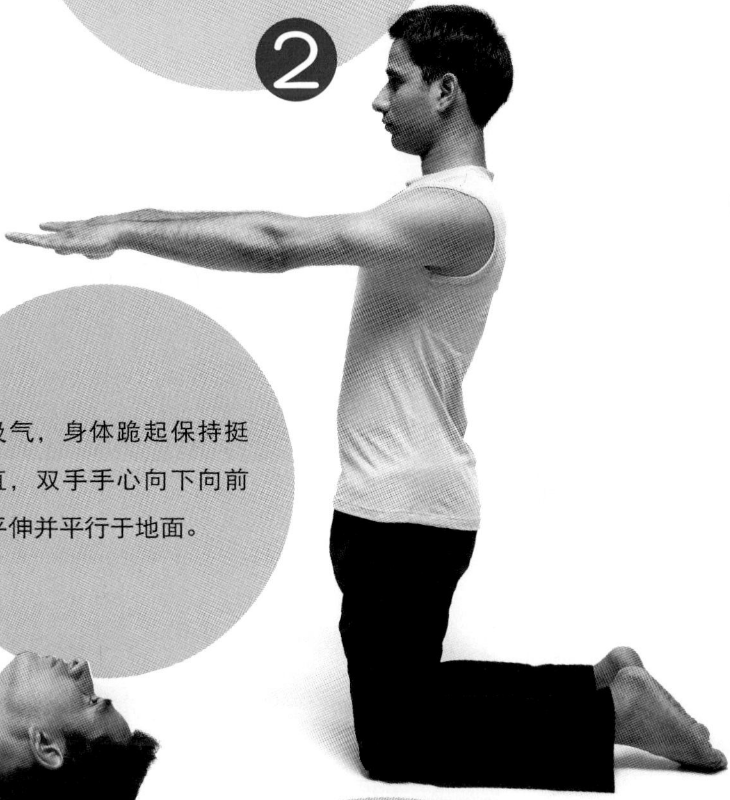

2. 吸气，身体跪起保持挺直，双手手心向下向前平伸并平行于地面。

3

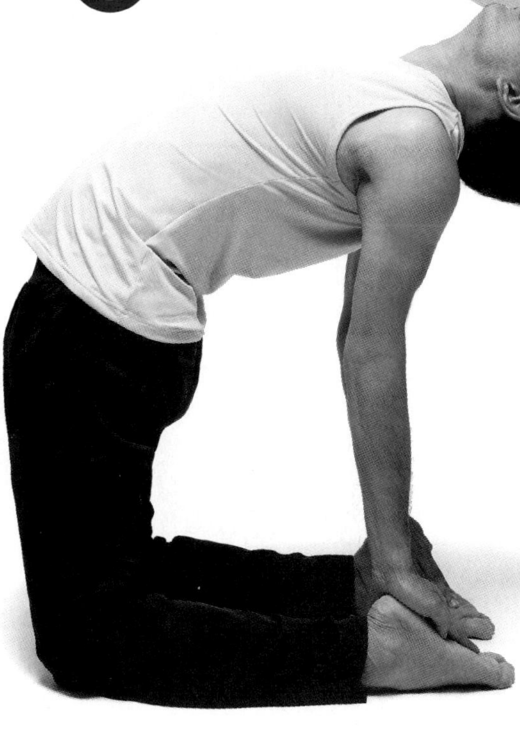

3. 吐气的同时，右手从右边放在右脚上，左手从左边放在左脚上，双手掌压在双脚掌上，将胸部往上推，臀部和大腿往前推，颈椎伸展，保持头部不向后掉，停留 5~8 次的呼吸。吸气，同时回到步骤 2，吐气，回到步骤 1，将眼睛闭上休息 3~5 分钟。

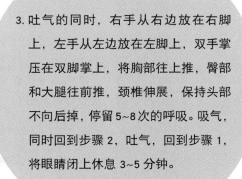

胸闷 / 胸口抽筋 / 胸口痛

半月式
Ardha Chandrasana

1. 呈山式站姿（详见 P60），双腿并拢。

2. 专注于双脚掌，双脚脚掌下压地板，吸气，将双手合掌往上伸起，全身向上延伸，耳朵置于手臂之间。

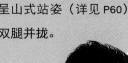

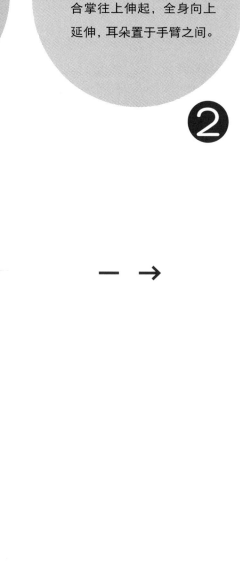

①

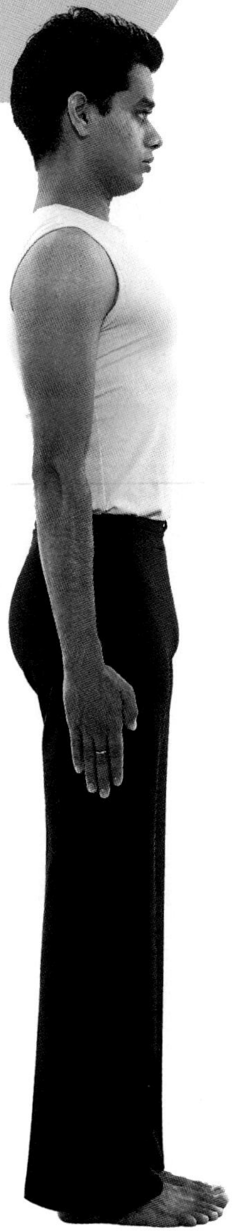

→

②

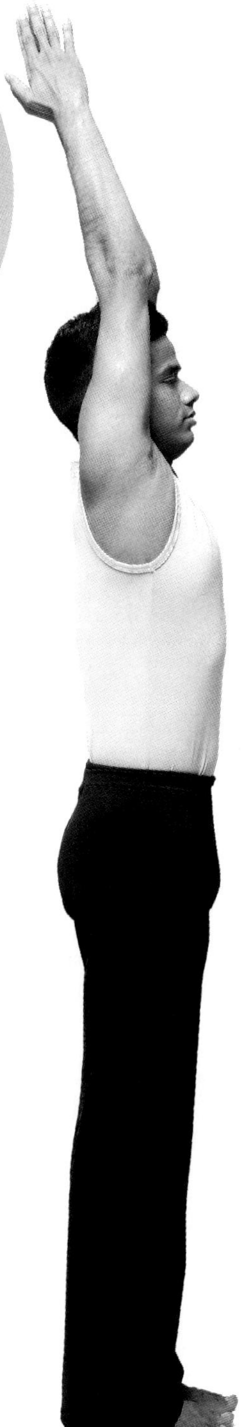

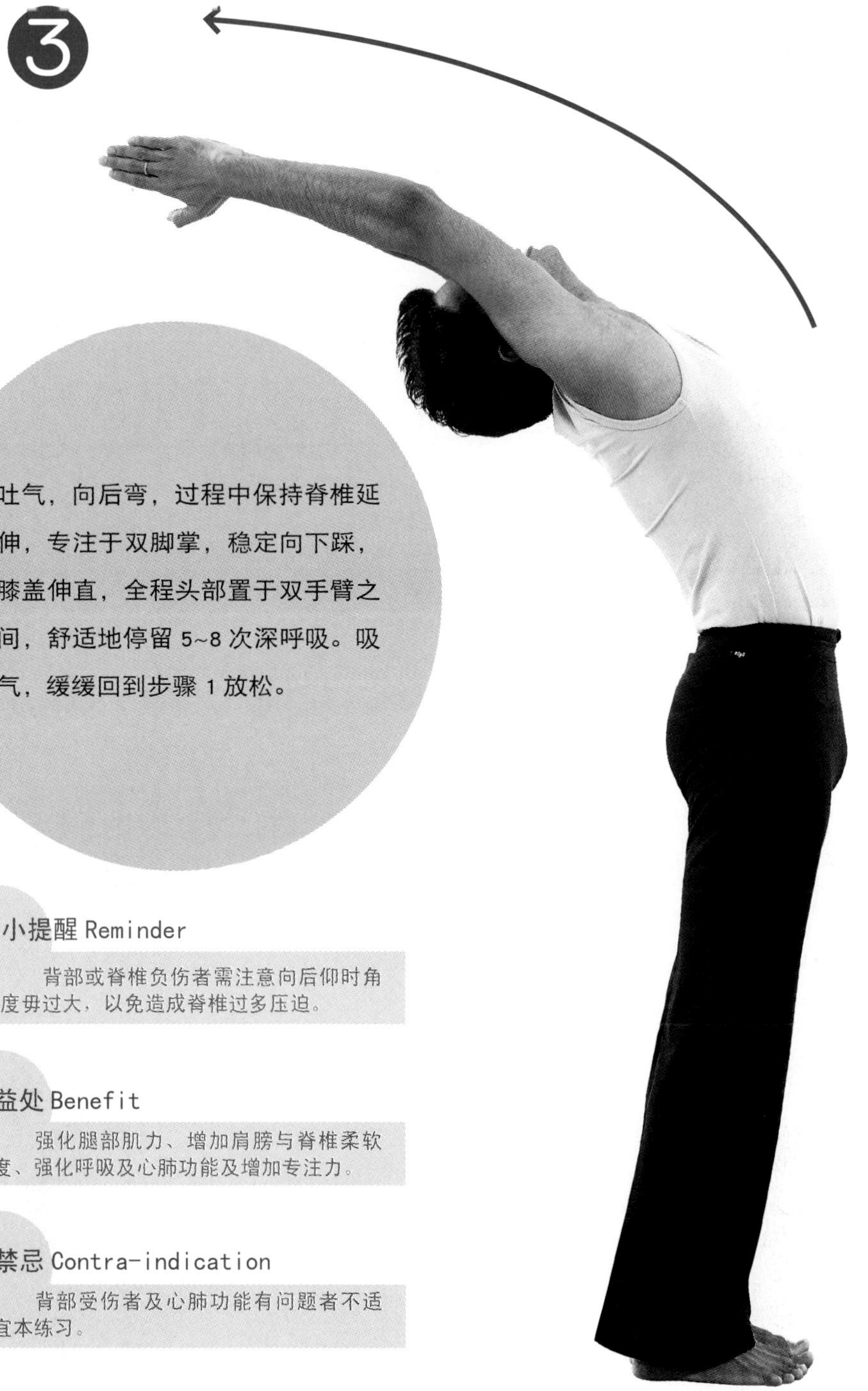

3. 吐气，向后弯，过程中保持脊椎延伸，专注于双脚掌，稳定向下踩，膝盖伸直，全程头部置于双手臂之间，舒适地停留 5~8 次深呼吸。吸气，缓缓回到步骤 1 放松。

小提醒 Reminder

背部或脊椎负伤者需注意向后仰时角度毋过大，以免造成脊椎过多压迫。

益处 Benefit

强化腿部肌力、增加肩膀与脊椎柔软度、强化呼吸及心肺功能及增加专注力。

禁忌 Contra-indication

背部受伤者及心肺功能有问题者不适宜本练习。

胸闷 / 胸口抽筋 / 胸口痛

单脚弓式 Eka Pada Dhanurasana

1. 呈趴姿（详见 P61），额头贴地，掌心朝上双手手臂向后延伸。

❶

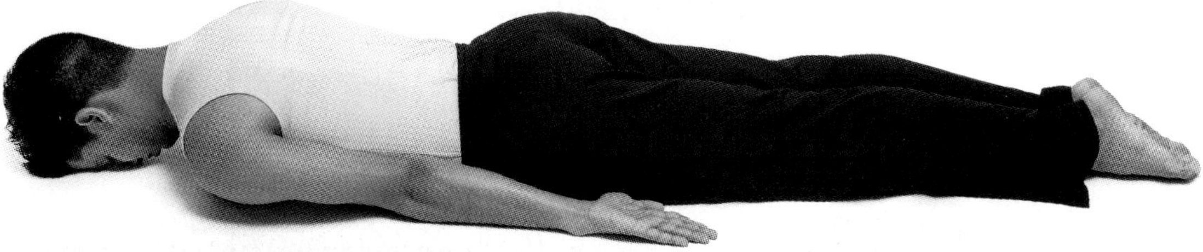

2. 左手向前伸展，并以右手抓住右脚踝处，吸气时，头部向上，右腿向上向后推，用左手稳定地撑起双肩膀，眼睛直视前方。

❷

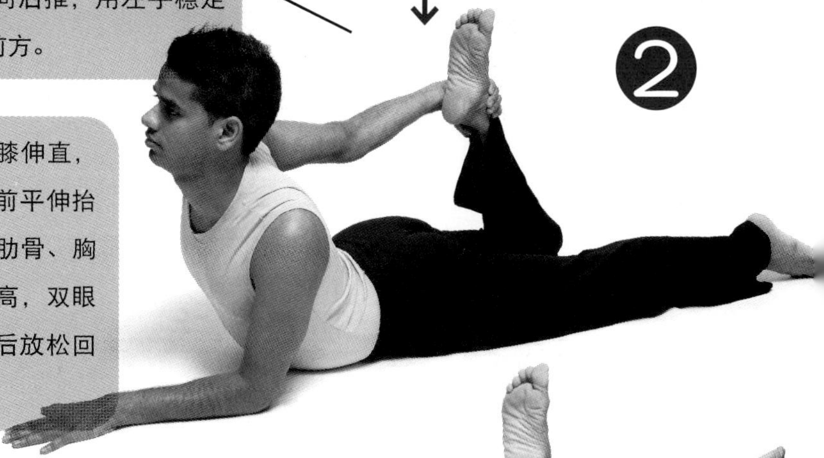

3. 吐气，左脚向上离地，左膝伸直，左脚趾向后伸展，左手向前平伸抬起。身体重心放在腹部，肋骨、胸腔往上提起，双脚双肩等高，双眼视线向上，做 5 次深呼吸后放松回步骤 1，接着换边进行。

❸

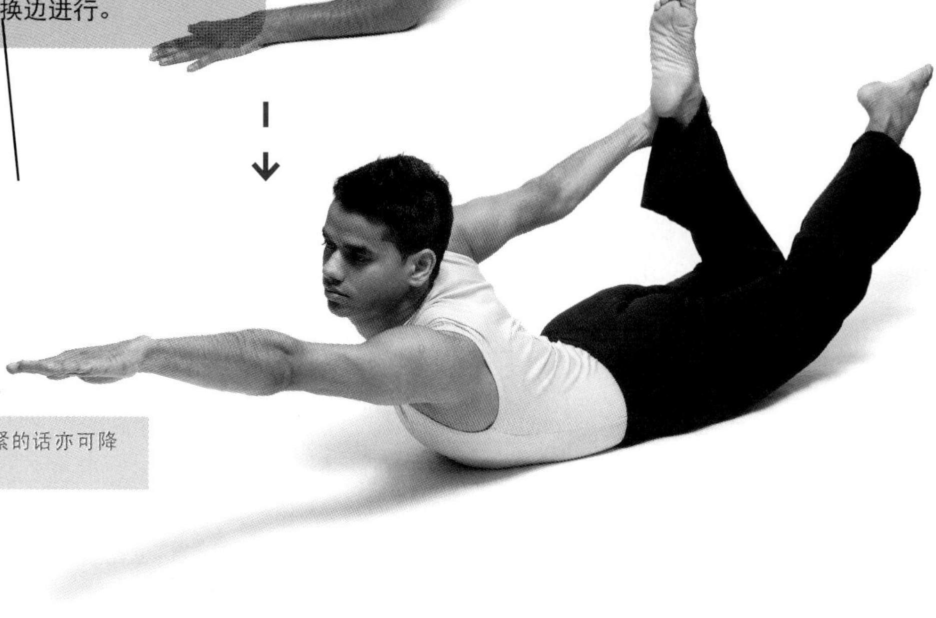

小提醒 Reminder

若觉得下背太紧的话亦可降低双腿离地幅度。

胸闷 / 胸口抽筋 / 胸口痛

眼镜蛇式 Bhujangasana

1. 呈趴姿，额头贴地（详见 P61），手臂放在身体两侧，掌心及脚底朝上。

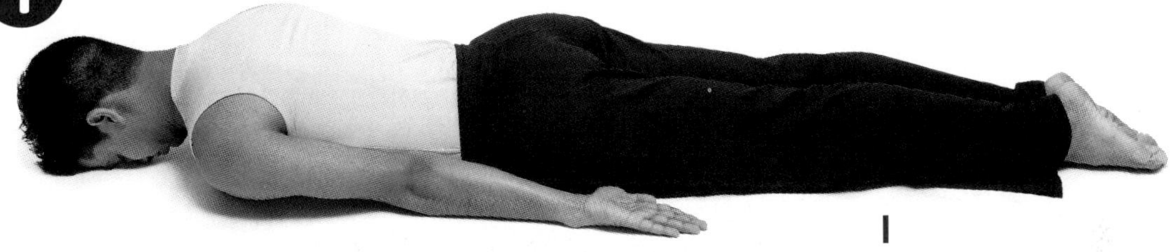

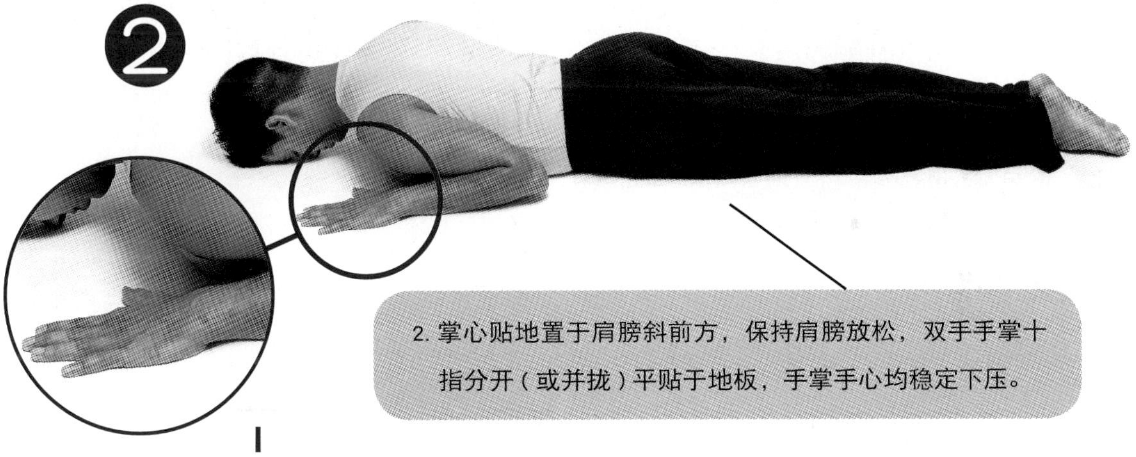

2. 掌心贴地置于肩膀斜前方，保持肩膀放松，双手手掌十指分开（或并拢）平贴于地板，手掌手心均稳定下压。

3. 吸气，头部向上，颈部拉长，胸部打开，一段一段缓慢将上半身卷起，下腹贴地，下巴向上抬高，眼睛直视天花板，做 5 次深呼吸后放松，回到步骤 1。

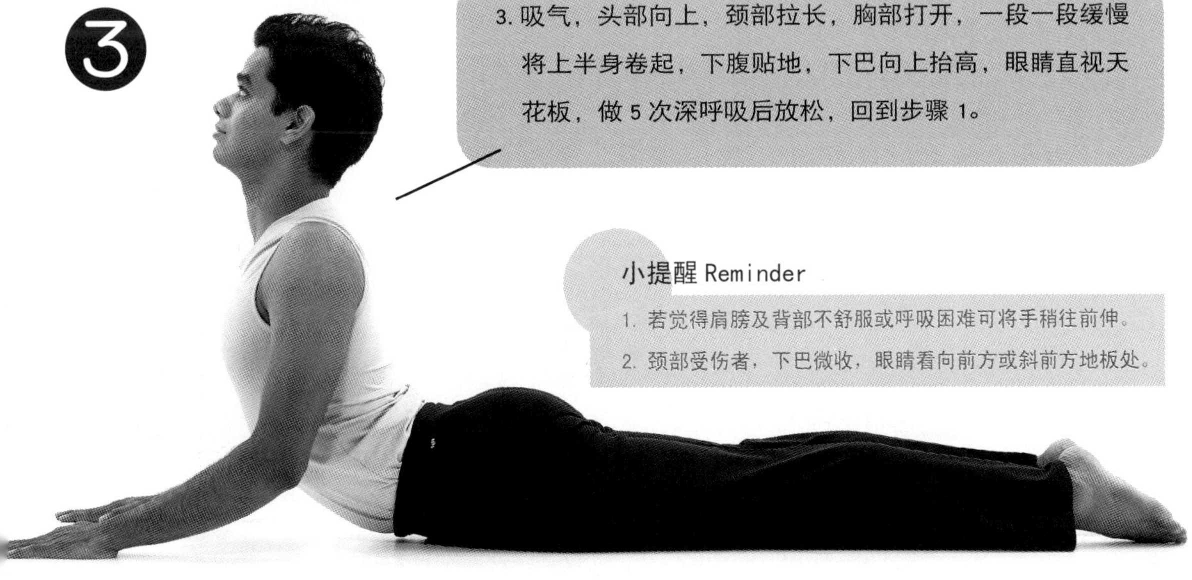

小提醒 Reminder

1. 若觉得肩膀及背部不舒服或呼吸困难可将手稍往前伸。
2. 颈部受伤者，下巴微收，眼睛看向前方或斜前方地板处。

呼吸不顺

鼻孔交替呼吸法
Nadi Shodhana Pranayama

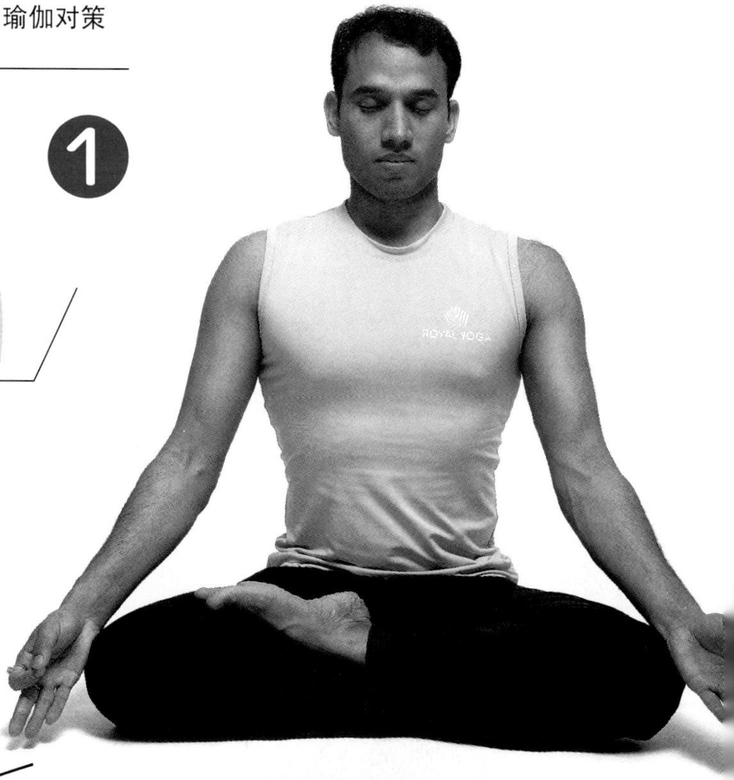

1. 采任何舒适的坐姿（基本盘腿坐姿或莲花坐姿），闭上眼睛，全身放松。

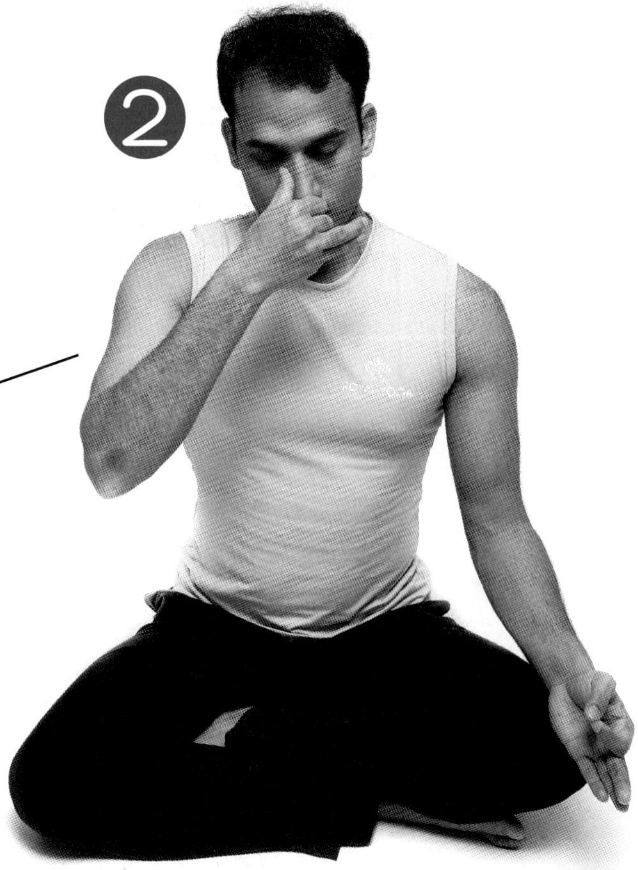

2. 左手大拇指与食指指尖轻点呈Chin(掌心朝上)或Jnana(掌心朝下)手印置于左膝上，右手呈Nasagra手印；先以右手大拇指压住右鼻翼，以左鼻孔吸气。

❸

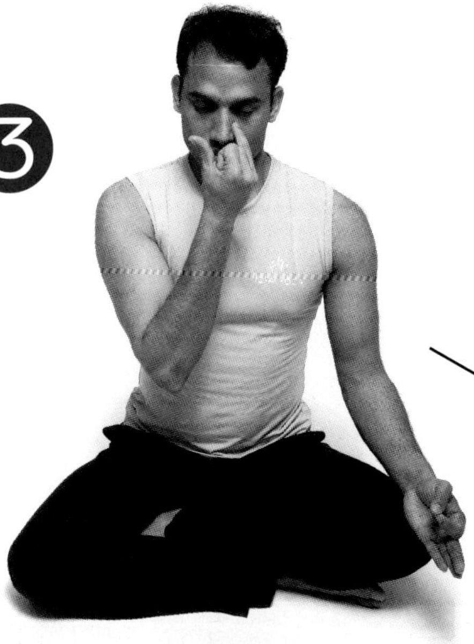

3. 接着右手无名指与小拇指轻压左鼻翼，用右鼻孔吐气，继续以右手无名指与小拇指轻压左鼻翼，右鼻孔吸气。

❹

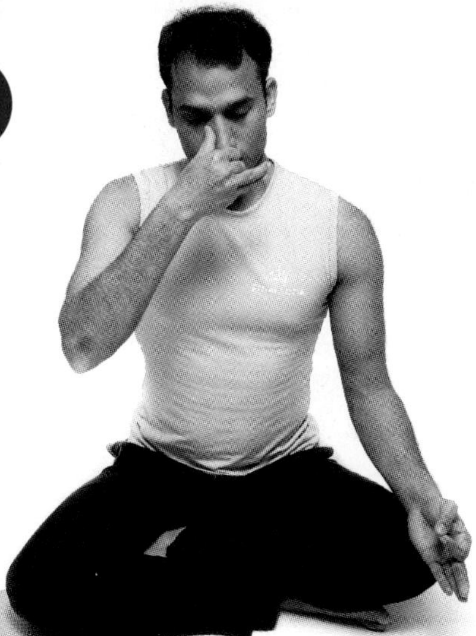

4. 换以右手大拇指轻压右鼻翼，用左鼻孔吐气，此为一回合鼻孔交替呼吸法。初学者刚开始每次吸气与呼气比例为 1:1:1:1，进行 5~10 回合，经过一段时间的练习熟练后，可缓慢延长呼吸秒数、进入进阶的止息训练。

Nasagra 手印——

右手大拇指置于右侧鼻翼上，右手无名指与小拇指置于左侧鼻翼上，食指与中指置于眉心或往内收起靠近掌心，练习时轮流以右手大拇指与无名指、小拇指控制两侧鼻孔之开闭。

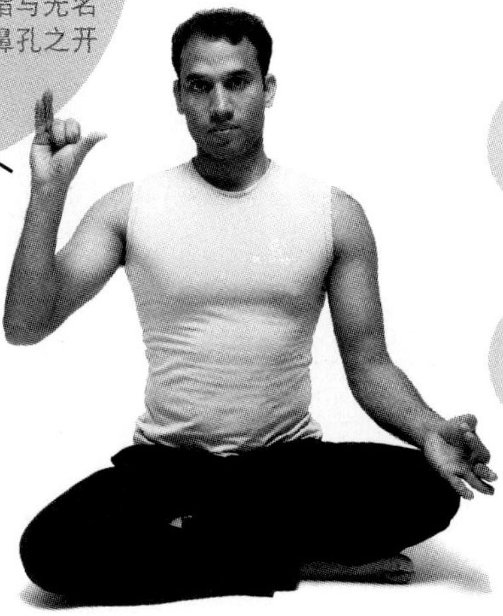

小提醒 Reminder

右侧肩膀在练习时保持放松，如练习时间长，可以左手掌托住右手肘。

益处 Benefit

洁净呼吸道与呼吸系统、平衡神经系统与左右脑、净化并平衡左脉右脉、解除焦虑。

禁忌 Contra-indication

感冒、发烧、流鼻涕时不适宜进行本练习；妊娠后期、心血管疾病、高血压、肺气肿患者不适宜进行进阶的止息训练。

呼吸不顺

摊尸式 Shavasana

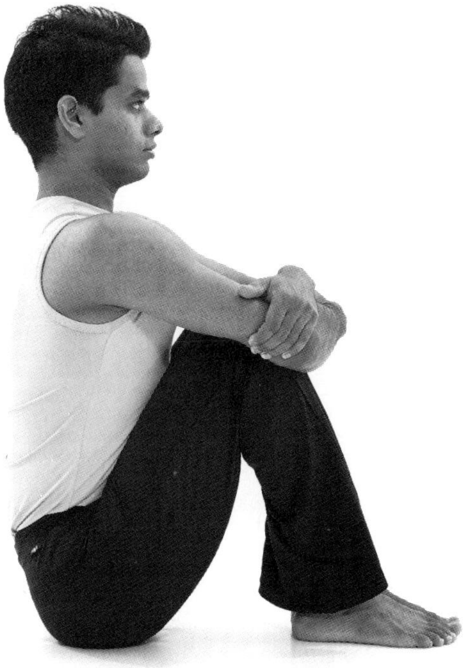

1. 双腿并拢，膝盖弯曲，踩地，坐在垫子正中央，双手环抱双膝。

2. 将双手往后放在垫子上，手掌下推地板，使脊椎伸展 。

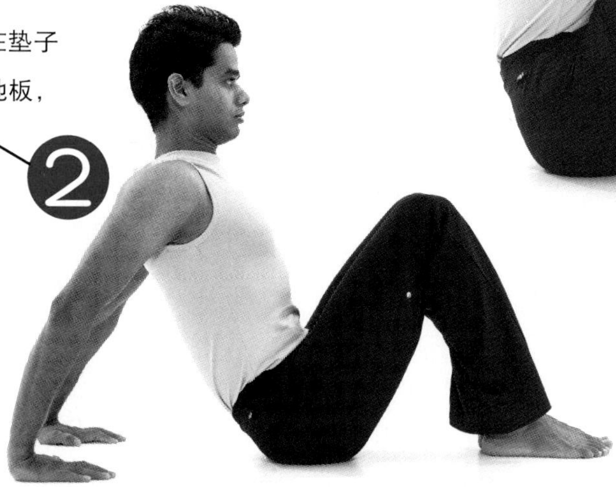

3. 一节一节缓慢地将背部躺在垫子上，手肘打弯撑地。

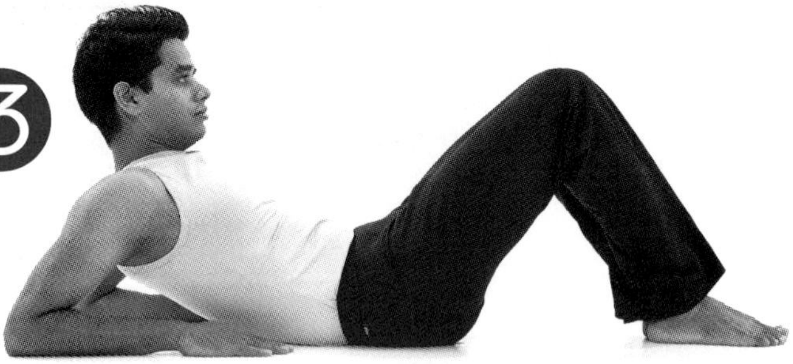

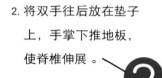

4. 手背贴地掌心朝上，肩膀放松，往后躺，上背与后脑勺贴地，让前胸伸展，肩膀放松，手臂向前伸直，头部在肩膀中间，背部与地板之间没有任何空隙。

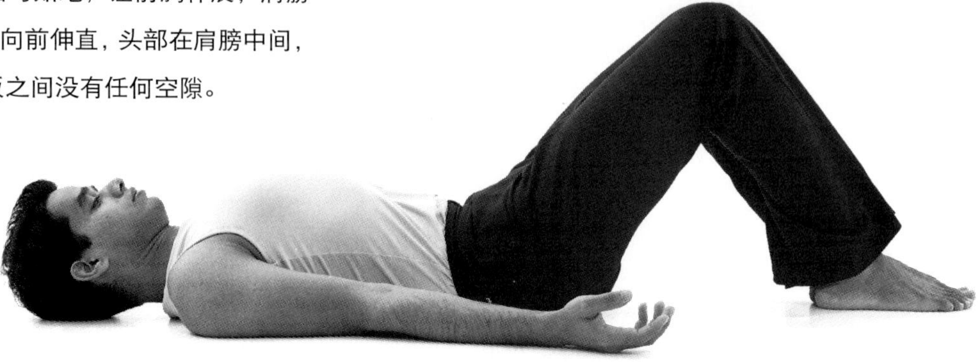

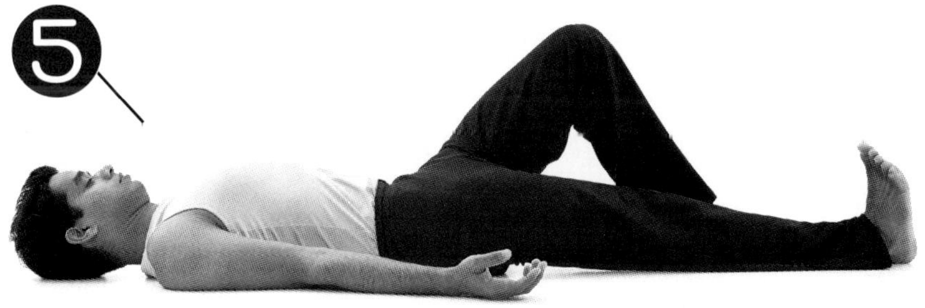

5. 上半身不动，双脚脚跟保持下压地板，缓慢地将右脚跟往前滑使右腿打直，脚跟继续往前推，过程中左脚掌持续下压地面。

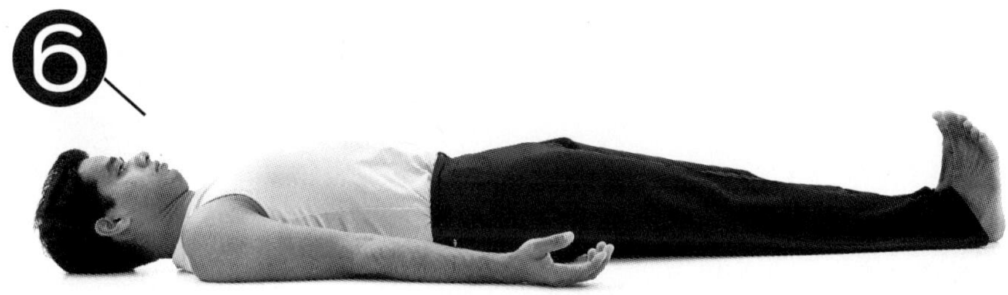

6. 同样地让左脚跟在地板上往前滑，左腿打直，脚跟继续往前推。

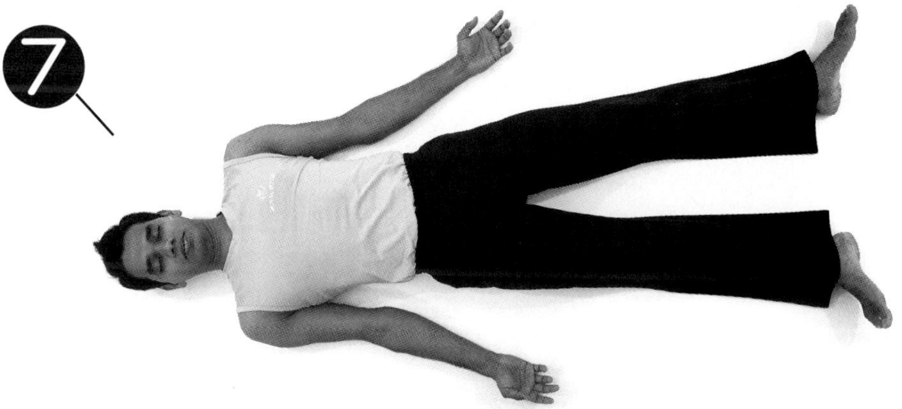

7. 放松双腿，让脚掌自然倒向两侧，如颈部或肩膀不舒适可在脖子下方放置小毛巾，确保颈部与喉咙均匀地放松，将身体带到一舒适姿势后，双眼闭上，全身放松，将意识带到身体每一处，可轻轻调整身体动作使自己舒服，接着专注于呼吸，自然地深呼吸，如此进行 3~5 次。每一次吐气时让身体更加放松，心中感觉更平静。从 27 倒数到 1， 在心中数息：我在吸气 27 我在吐气 27，我在吸气 26 我在吐气 26，我在吸气 25 我在吐气 25……像这样一路往回数到 1，如中途分心或忘记自己数到哪里，就从头开始，接着将专注力转移至身体，轻轻地动一动手指脚趾，头部轻轻左右转动，双腿并拢，双膝弯曲一脚一脚踩回地板上，将右手臂滑至右耳旁，身体面向右边侧躺，头部枕在右手臂上，左手掌置于胸前，在此停留 2~3 次深呼吸，接着慢慢地坐起身，头部最后才提起。

Chapter 3

疗愈与放松——身体病症的瑜伽对策

体 Body

舒缓腰背部不适的体位练习

当个朝九晚五的上班族，经常久坐、姿势不良造成背部疼痛吗？多练习核心与背部放松，强化腹背肌肉，就不容易觉得腰酸背痛啰！

背痛、背部僵硬

站姿扭转式 Kati Chakrasana

1. 呈山式站姿（详见 P60），双手自然放下。
2. 双脚打开约两步宽，脚掌外侧平行，练习过程中不移动脚掌，身体重量均匀分散在双腿上，吸气，双臂伸展开至肩膀高度，往两边延伸，腹部收缩，肋骨不往前凸，让脊椎跟着伸展延长。
3. 吐气，身体往左边缓缓扭转，左手往后绕到右腰上，然后将右手放置于左边肩膀上，视线越过左肩往斜后看向远方，进入扭转的同时，切记脚掌保持不动，吸气回正至步骤 2，接着吐气换边进行。

1

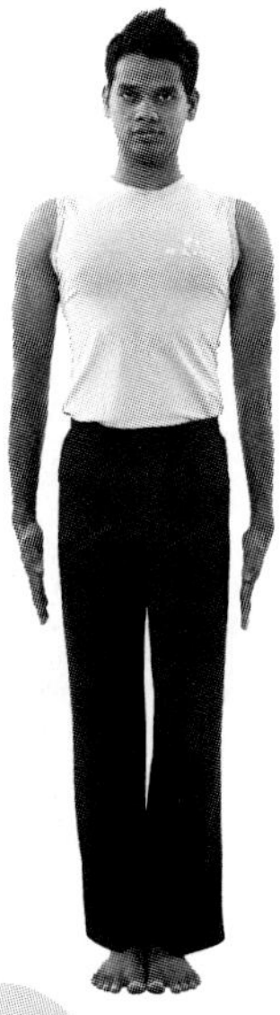

2

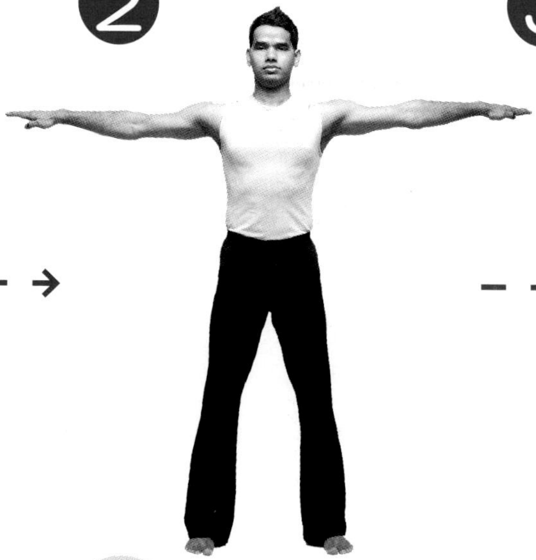

3

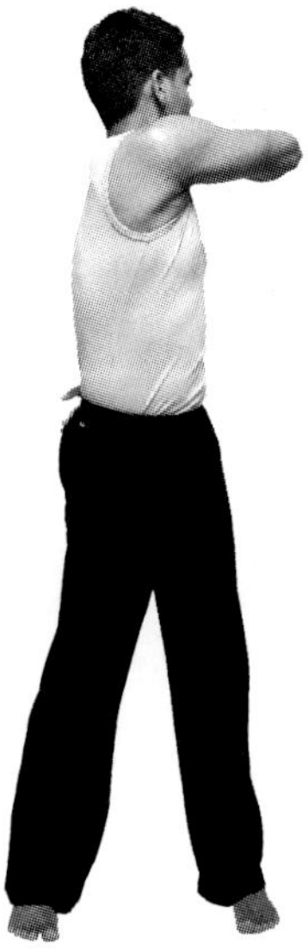

小提醒 Reminder

转身时上方的手臂需与地板呈平行，且下半身要尽量保持不动。

益处 Benefit

侧边扭转可以增加脊椎的弹性跟柔软度，强化我们的颈部、肩膀、腰、臀部及背部比较僵硬的人可以做这个练习，做扭转可以矫正我们平常的姿势。这一个扭转动作可以让身体觉得比较轻松，舒缓并且改善身心的压力。

背痛、背部僵硬

山式伸展变化式 Tadasana Movement

1. 呈山式站姿（详见 P60），双手自然放在大腿两侧，眼睛直视前方。
2. 双脚打开与肩同宽，十指交扣置于头顶。
3. 吸气踮脚尖，手心朝上带动手臂向上举，上臂贴近耳朵充分伸展手臂与身侧，扩张胸腔。吐气放松回到步骤 1，重复动作 1~3，共做 5 回合。

1

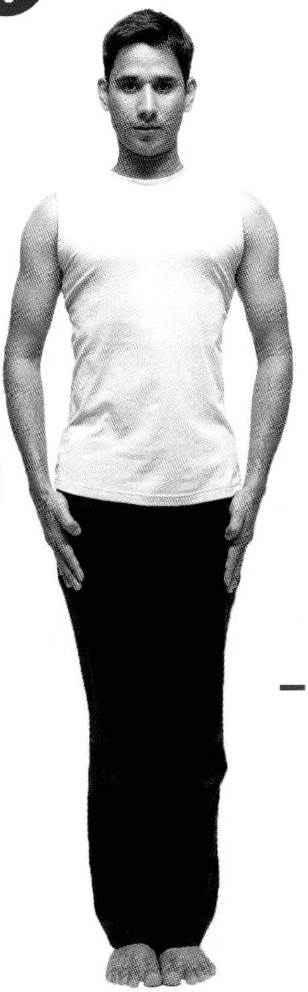

2

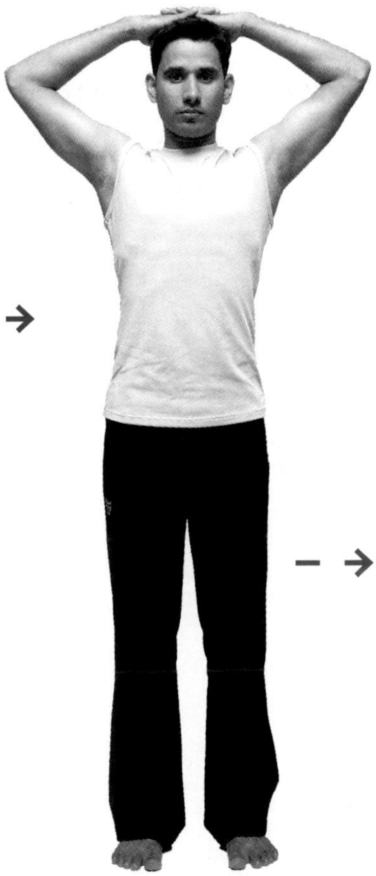

3

▼正面

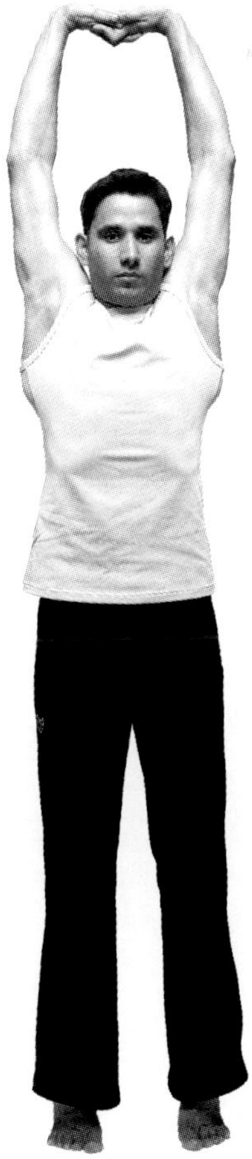

▼侧面

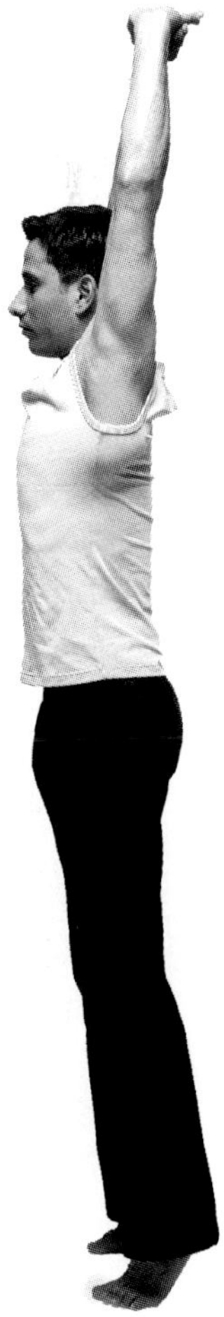

小提醒 Reminder

要稳住身体重心，使身体呈一直线，不要前倾。

背痛、背部僵硬

卧躺蝴蝶式
Supta Baddha Konasana

1. 呈蝴蝶式（详见 P166），使双脚脚掌互贴靠近大腿内侧，并以双手握住脚掌。

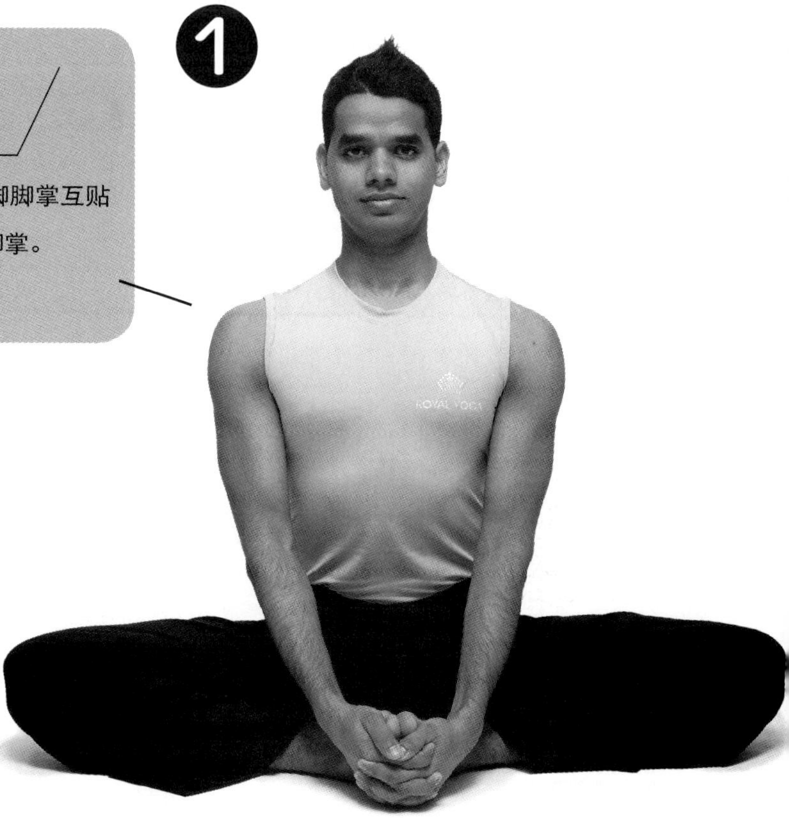

2. 固定住双腿后，双手手肘往后贴地，身体的重心在双手上，让身体一节一节地躺下来。

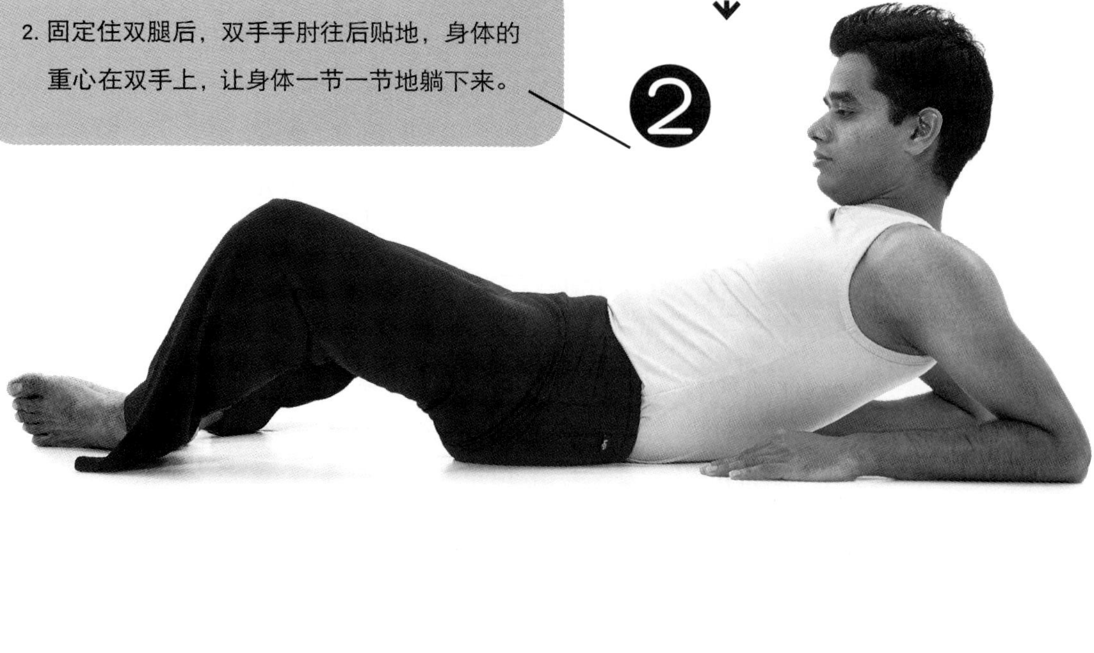

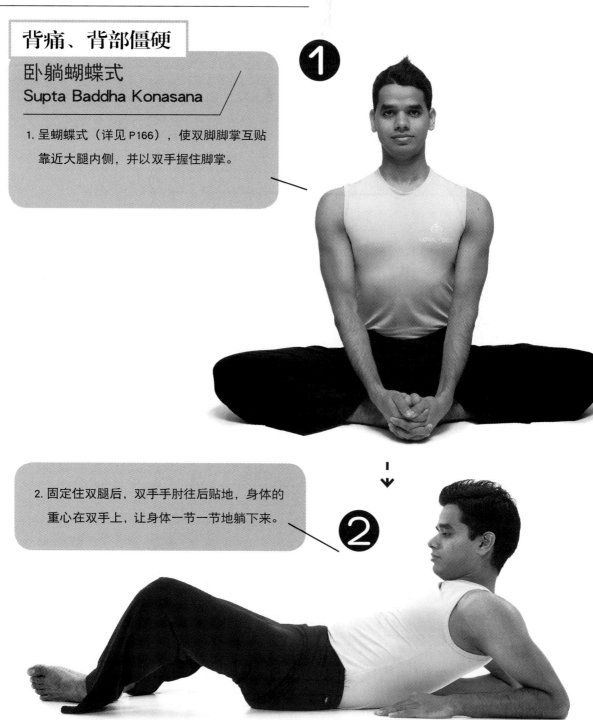

3. 最后将头部放在地面上，前后颈椎放松、肩膀放松、双手自然摊开，注意脚掌持续互贴不松开，闭上双眼全身放松，保持此姿势约 3~5 分钟。

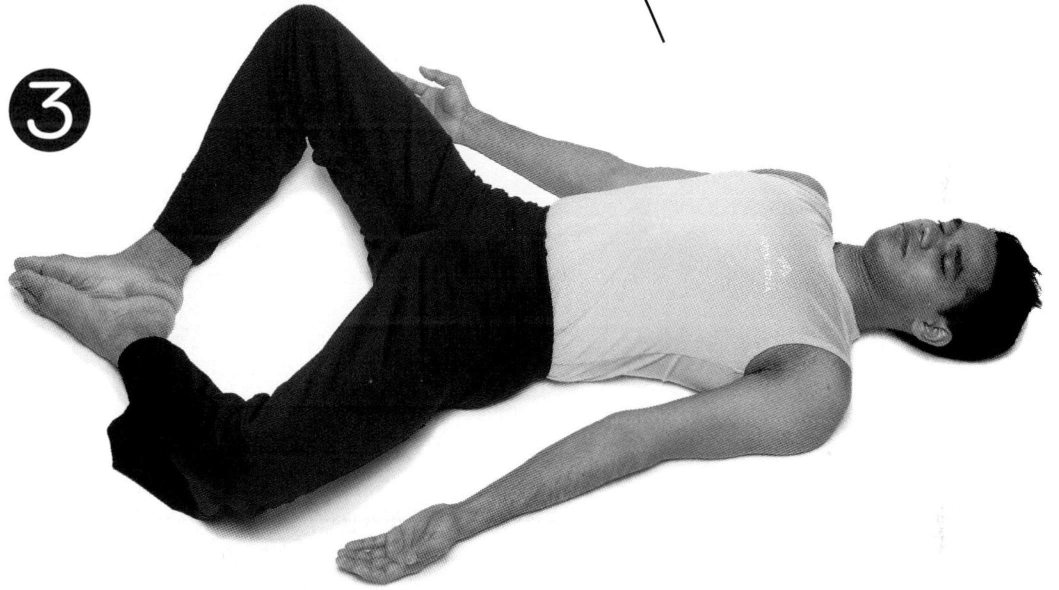

小提醒 Reminder

可使用瑜伽绳辅助，保持脚掌不松开。

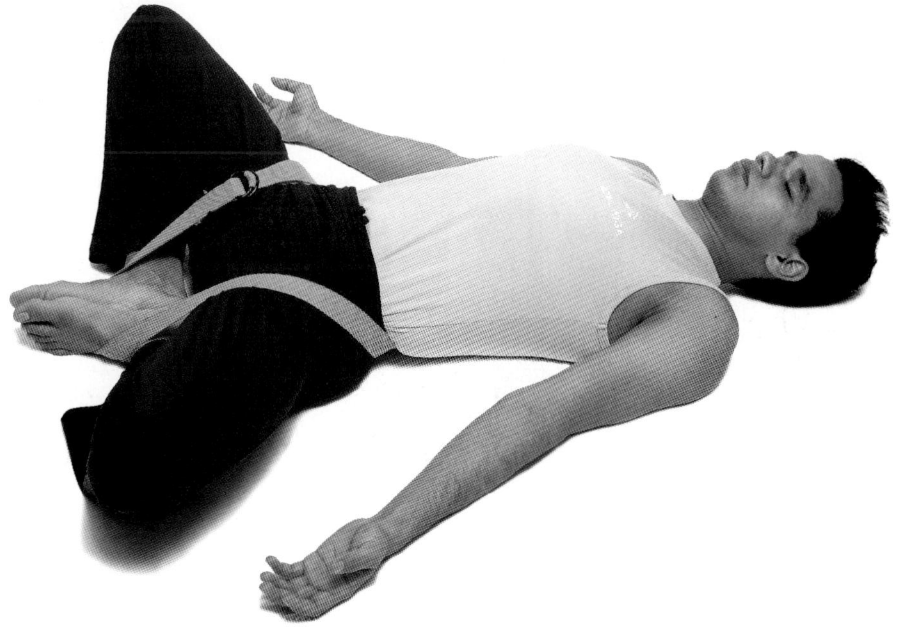

脊椎侧弯

侧弯练习 Side Stretch

1. 呈山式站姿（详见 P60），双脚并拢背脊打直，双手贴于大腿两侧，眼睛直视前方。
2. 吸气右手手心向下平伸，左手向上举并贴近耳朵，掌心朝内。
3. 吐气，右手叉腰上半身向右弯，脚掌贴地保持身体平衡。吸气回到步骤 1 后左右交换，并且重复步骤 1~3 共做 5 回合。

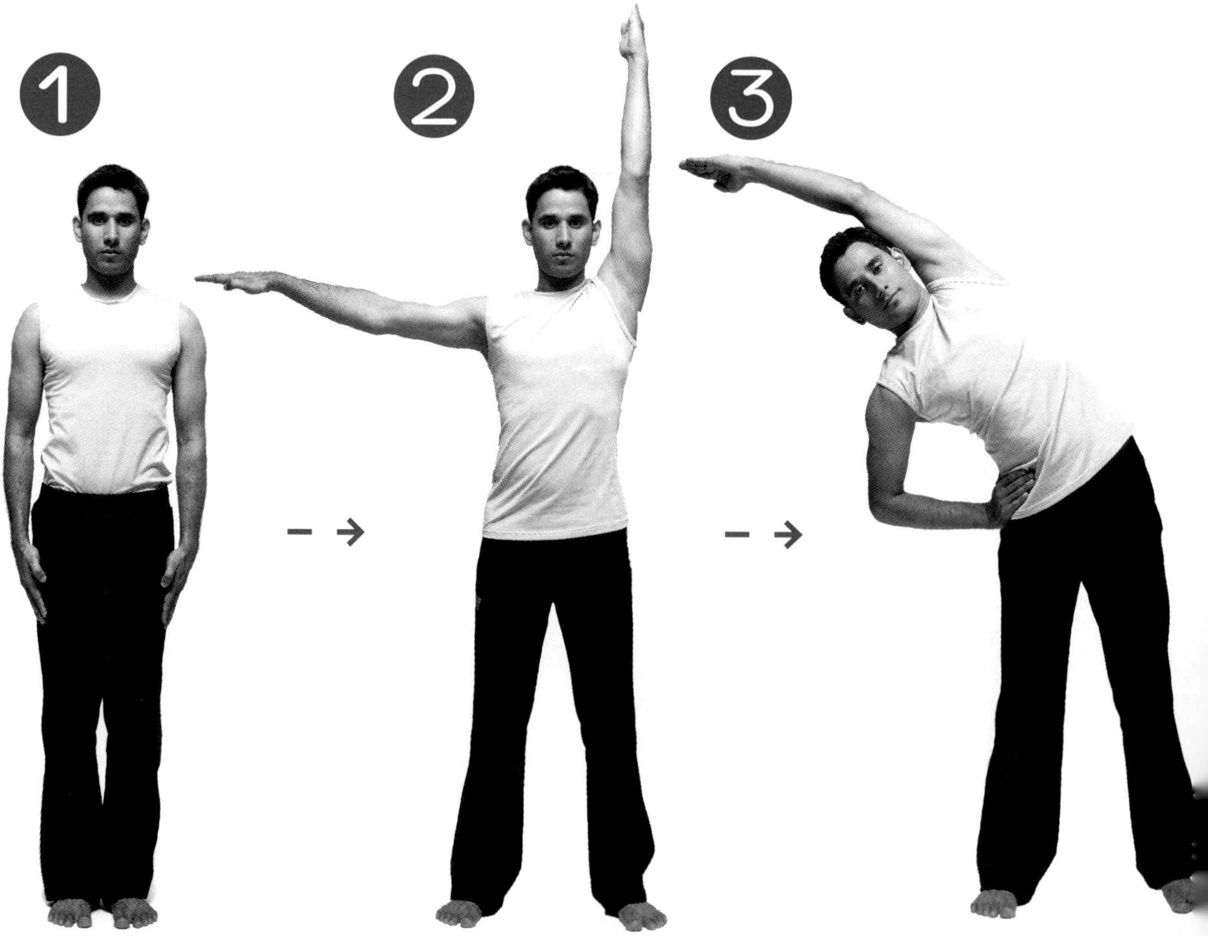

脊椎侧弯

站姿展臂式 Standing Arm Stretch

1. 呈山式站姿（详见 P80），双脚打开与肩同宽，双手于身后交扣。
2. 吸气，上半身向后仰，延伸前胸下巴抬高，手臂伸直。
3. 吐气，上半身向前弯，手臂伸直往上延伸，面部朝下。重复动作 1~3，共进行 5 次深呼吸。

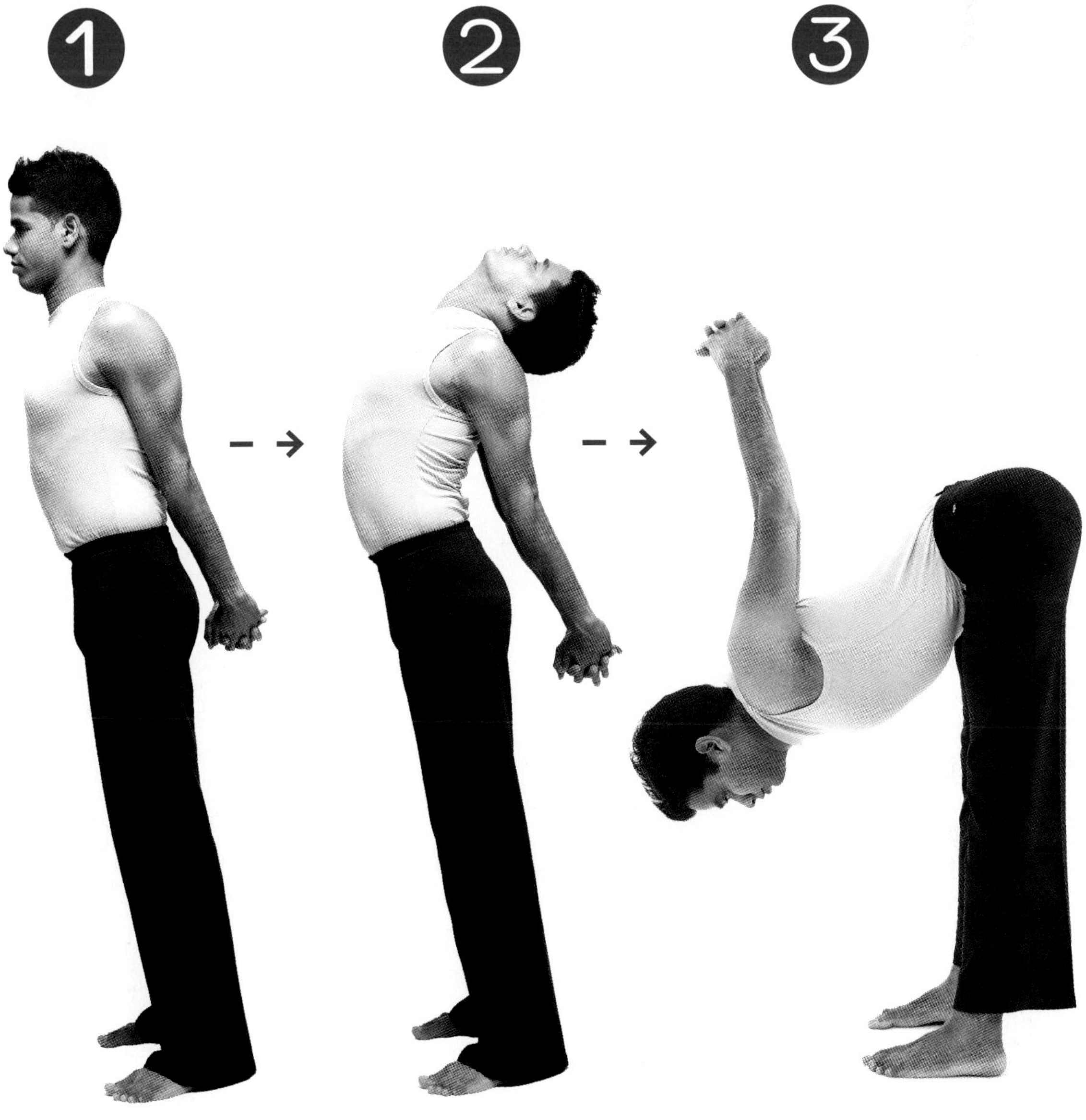

脊椎侧弯

举手站立扭转式
Urdhva Hasta Kati Chakrasana

1. 呈山式站姿（详见 P60）。
2. 双脚打开肩膀宽度，十指交扣 ，吸气，掌心朝上与手臂一同向上延伸。

1

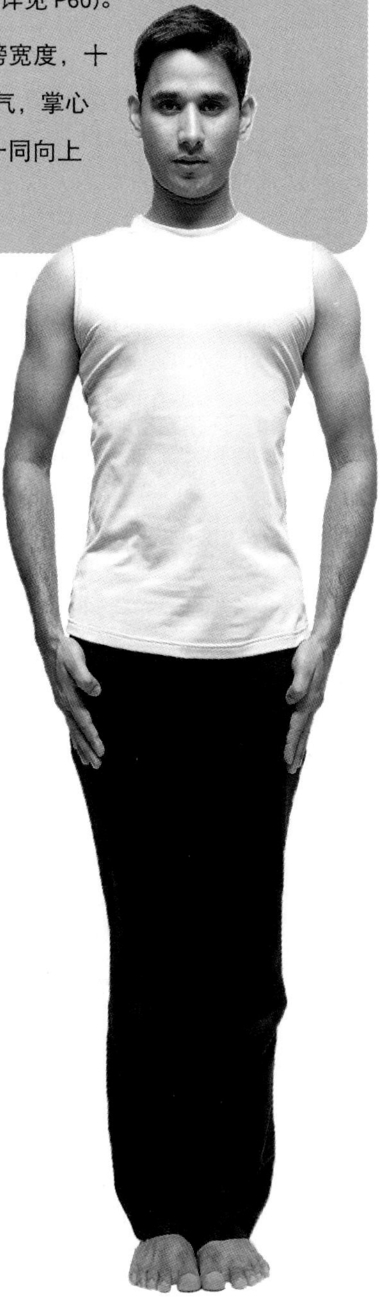

2

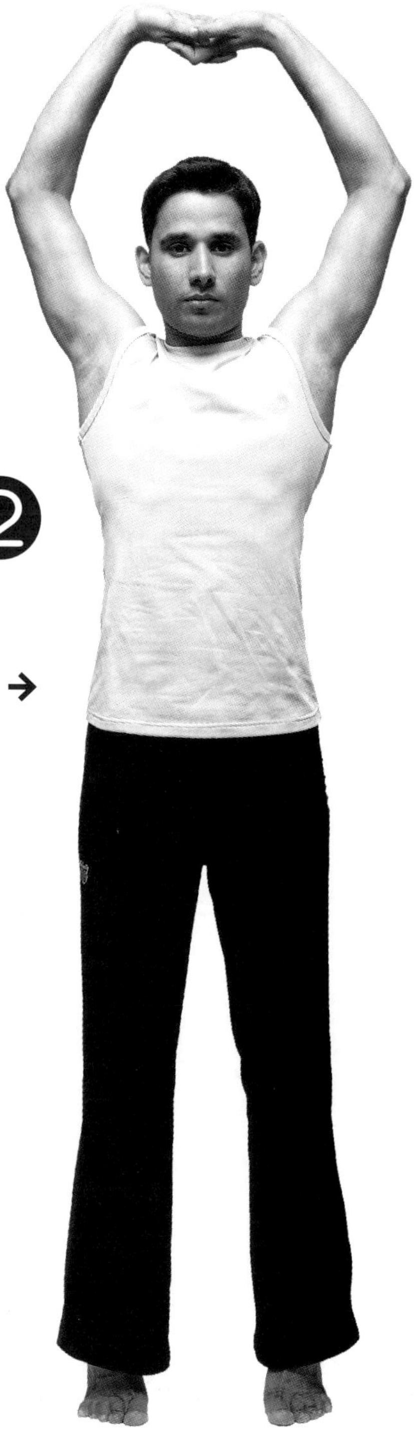

▼正面　　▼背面

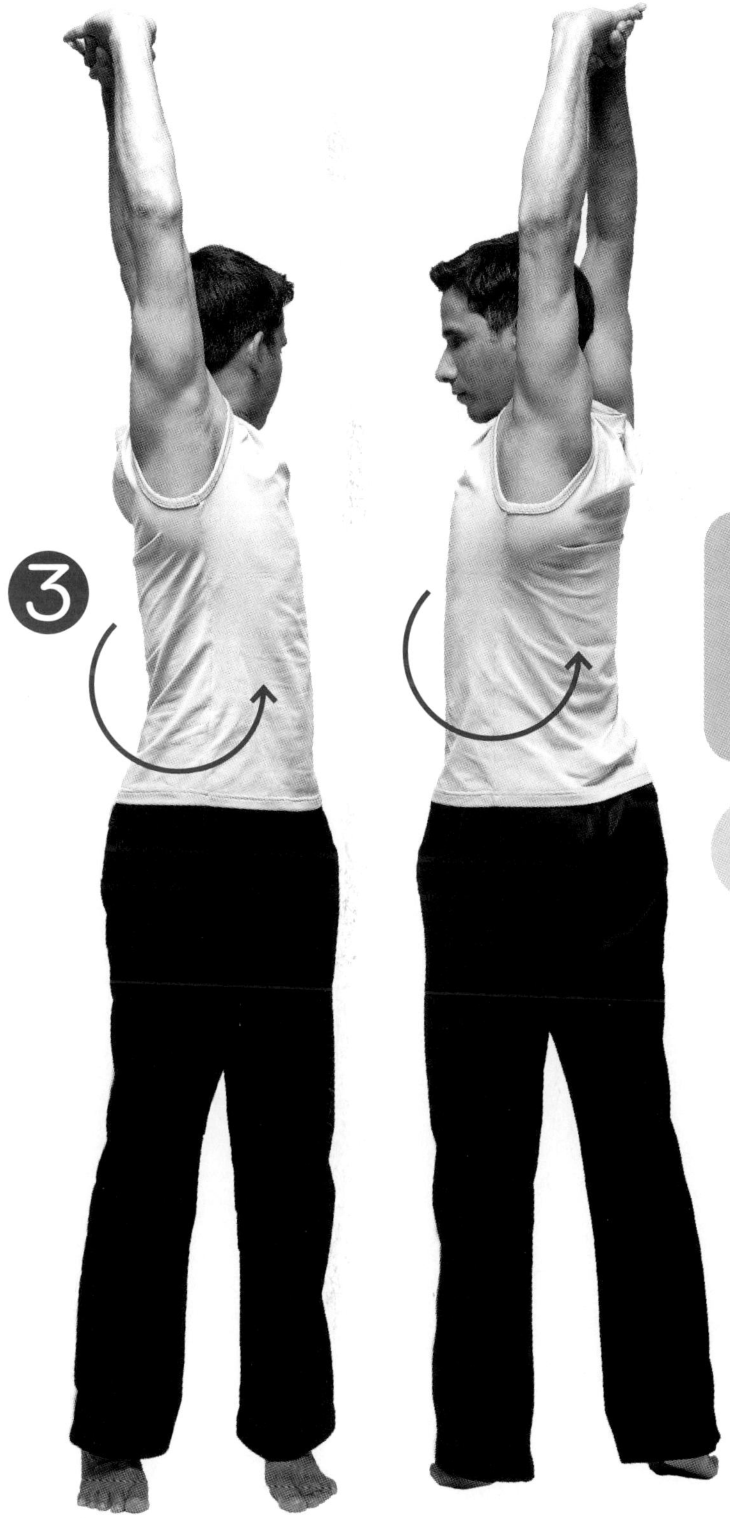

3. 保持脚掌贴地，吐气，身体往左后方扭转，吸气，然后回到步骤 2；吐气，换边往右后方扭转。此为一回合，重复 5~10 回合练习。

小提醒 Reminder

扭转上半身时下盘要稳定，并且保持双手向上打直。

1

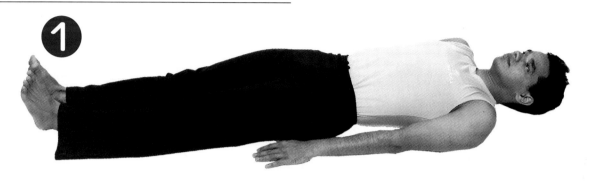

腰痛

躺姿腹部扭转式
Supta Udarakarshanasana

1. 呈躺姿（详见 P61）。
2. 双手往两侧延伸，掌心与肩同高，吸气，将双膝弯曲，让膝盖大腿并拢靠近腹部。

2

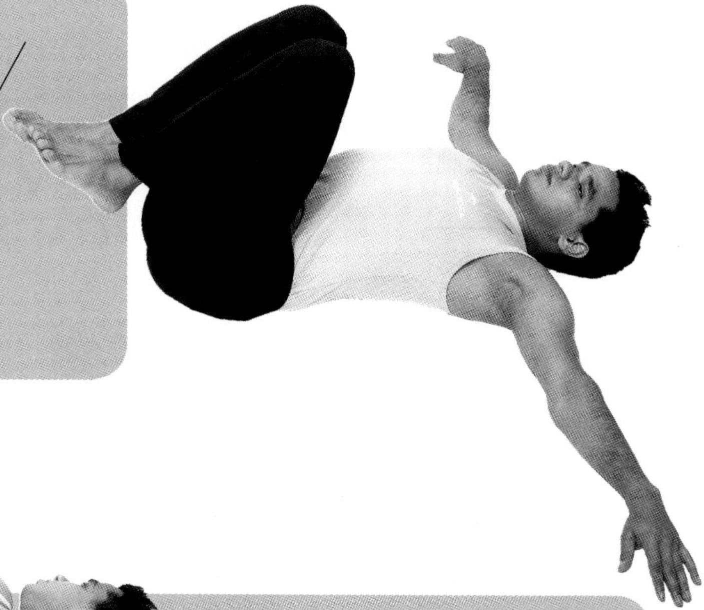

3

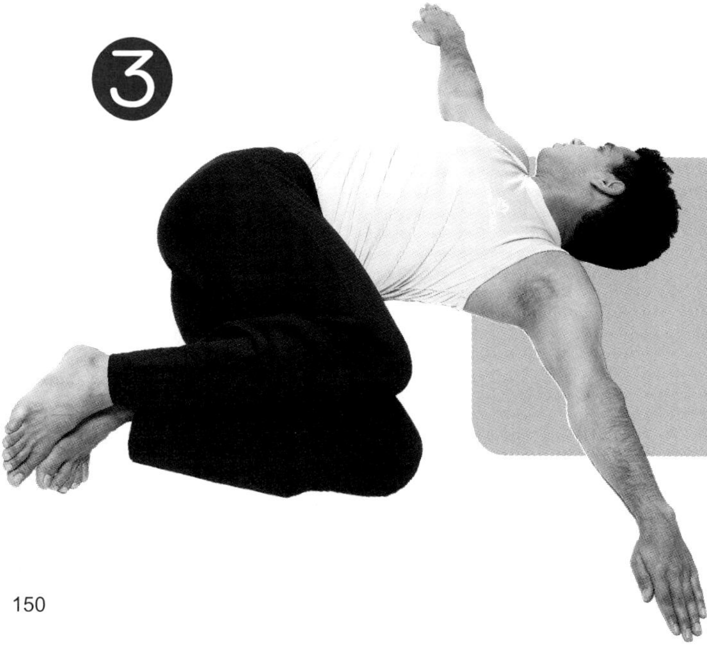

3. 吐气，保持双膝双腿并拢弯曲，让双腿落至身体左侧地板上，大腿靠近腹部，吸气，回到步骤 2；吐气，换边进行扭转。此为一回合，重复本动作 5~10 回合。

腰痛

猫式 Marjari Asana

1 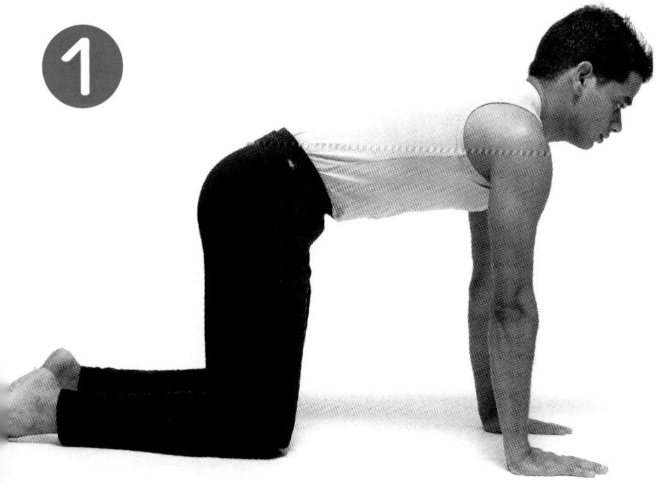

2 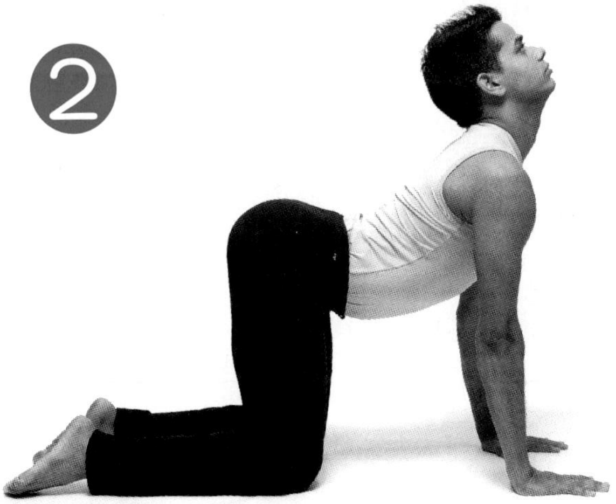

3 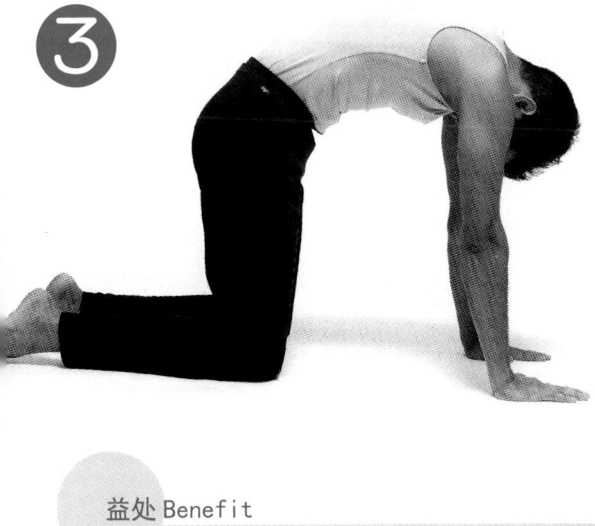

1. 呈金刚坐姿（详见 P65），双手手肘放在膝盖前面，将臀部提起离开脚跟，双手往前一步，大腿与小腿成 90 度，肩膀到手腕成一直线，身体和地板平行不要驼背，前后颈椎放松。

2. 吸气，轻轻将头抬起来，颈部前侧拉长，从后背到腰部弯曲，大腿与小腿要保持 90 度。

3. 吐气，收下巴，脊椎向上延伸，重复步骤 2~3，伸展动作共做 5~10 回合。

小提醒 Reminder

1. 怀孕期间，避免过度伸展或挤压腹部。
2. 跪姿让膝盖不适时，可以在膝盖底下加一个垫厚的毛巾或毛毯。
3. 背部严重受伤者，请在老师的指导下进行练习。
4. 进行所有的瑜伽体位法练习前，如果身体有受伤，都要先跟老师讨论，在老师的指导下做练习。
5. 练习时手臂不可弯曲，不耸肩。

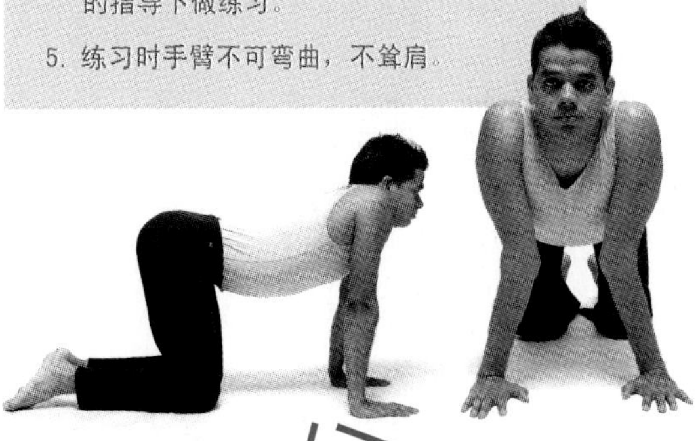

错误示范！
不要学我喔。

益处 Benefit

1. 可以增加脊椎、背部及颈部的柔软度。
2. 强化女性的生殖系统、改善生理期的不适，在怀孕期间也可练习。

坐骨神经痛

单脚压腿排气式 Eka Pada Supta Pawanmuktasana

1. 呈平躺姿（详见 P61），双手放身体两旁，手心贴地。
2. 吸气，将右大腿提起贴近腹部，双手抱住膝盖，轻压腹部，左大腿向下压，左脚跟向前推。
3. 吐气，上半身抬起使下巴点到右脚膝盖，让膝盖尽量贴近身体，伸展大腿后侧肌肉，进行 5 次深呼吸。吸气，将头部放置于地上，吐气放松，回到步骤 1 后，再换边进行。

❶

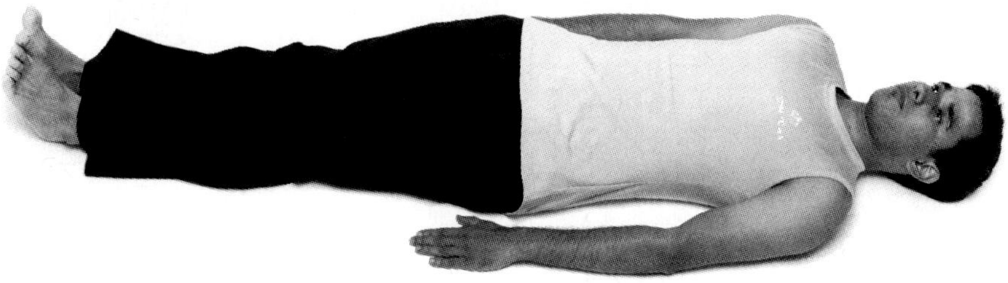

❷

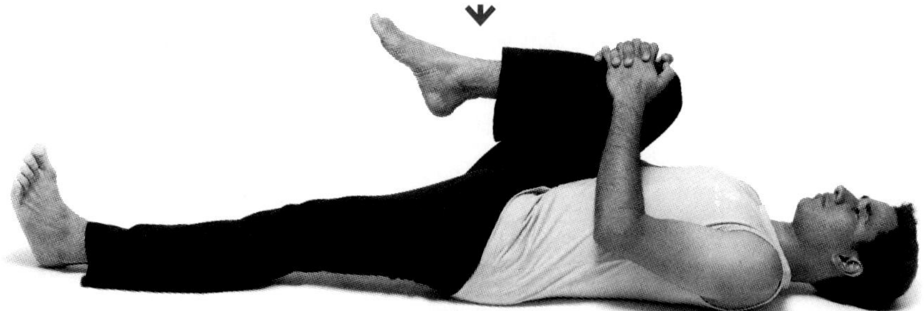

❸

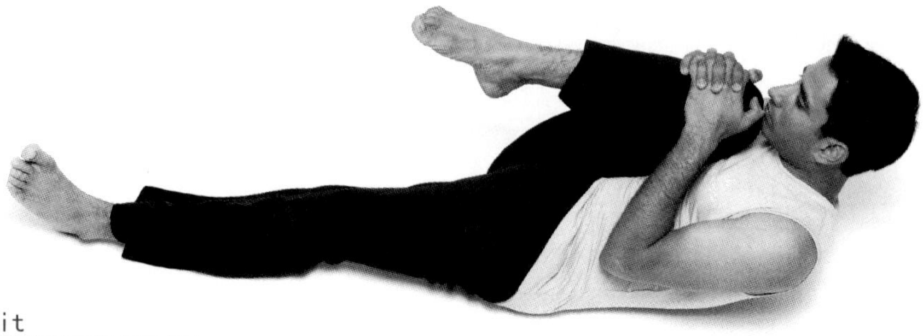

益处 Benefit

1. 能消除疲劳与紧张感。
2. 有益舒缓背痛及坐骨神经痛。
3. 改善腿部抽筋的问题。

坐骨神经痛

牛面变化式
Gomukhasana Variation

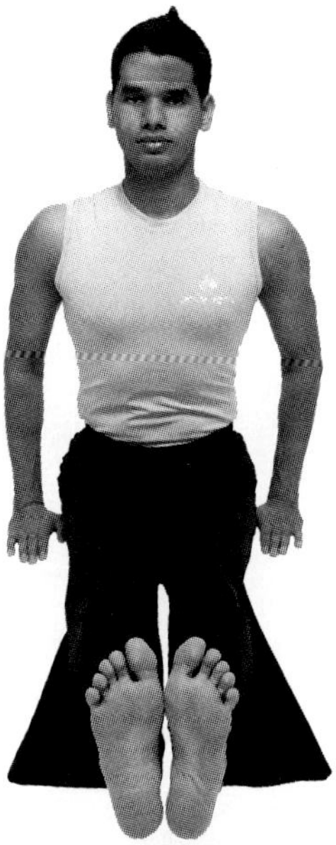

1. 呈手杖式坐姿（详见 P62），双腿并拢背部挺直，双手置于身体两侧。

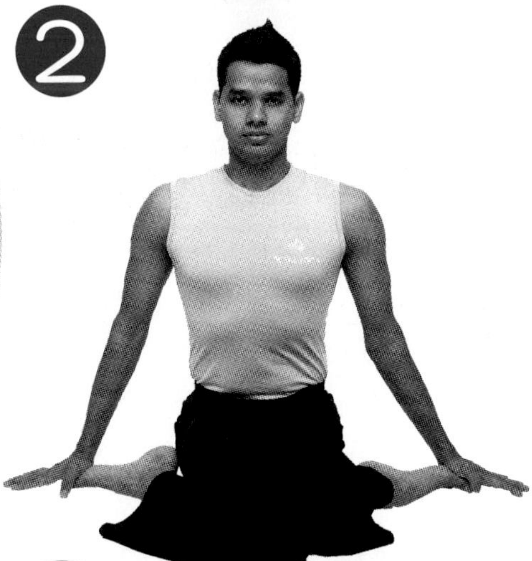

2. 右腿跨过左腿，将右脚跟收起靠近左臀外侧，弯曲左腿，左脚跟靠近右臂，双膝盖成一直线，双手放在双脚掌上，伸展脊椎。

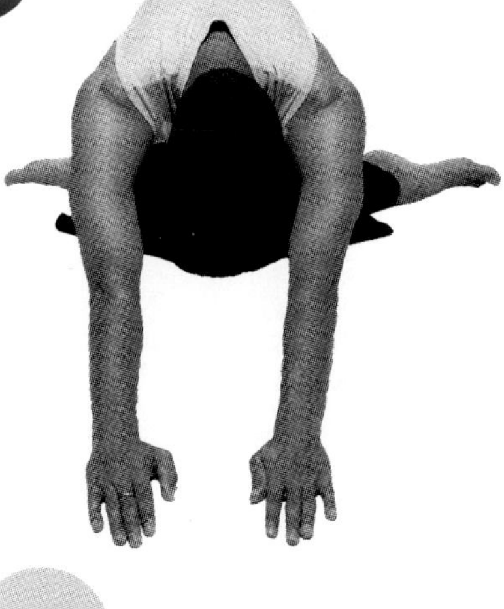

3. 吐气，双手向前伸展，身体向前弯，保持坐骨不离开臀部。做 5 个深呼吸后放松，回步骤 1，再换边进行。

益处 Benefit

伸展背部，按摩脏器，强化消化系统，改善便秘胀气。

禁忌 Contra-indication

高血压患者、椎间盘突出患者皆不适合进行本动作。

1

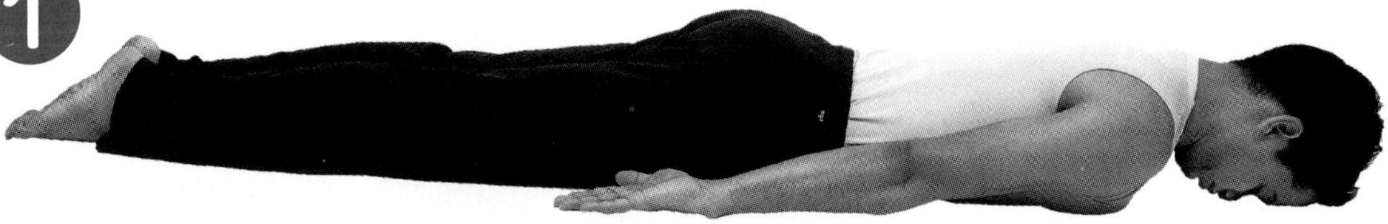

2

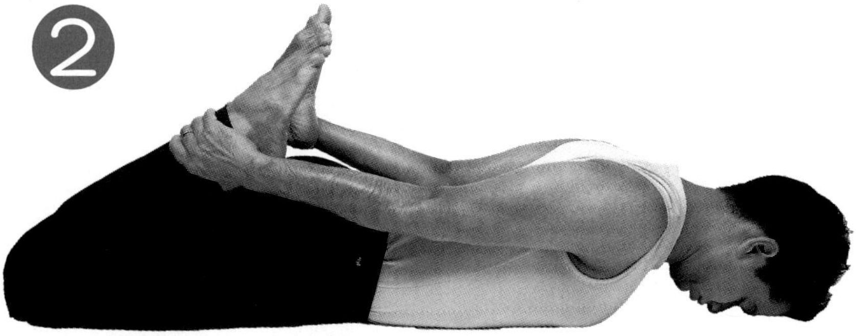

3

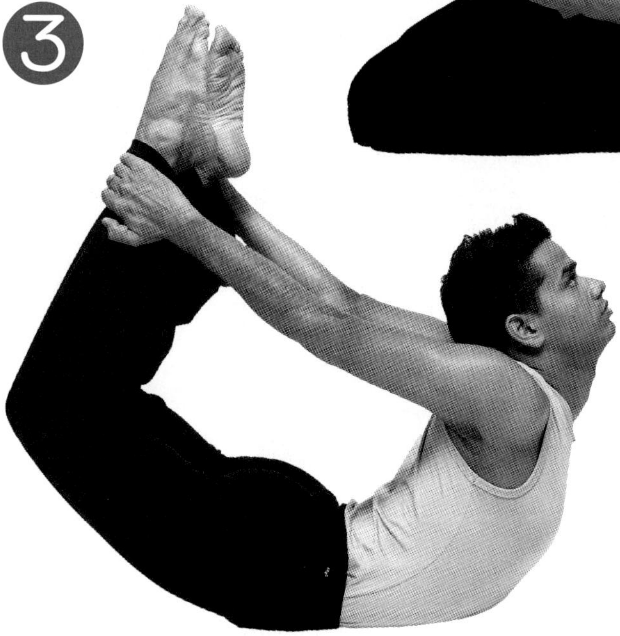

增加脊椎柔软度

弓式 Dhanurasana

1. 呈趴姿，额头点地，双手往脚跟方向延伸，掌心朝上 。
2. 膝盖弯曲，脚跟靠近臀部，双手从外侧抓住脚踝，此为弓式的起始位置。
3. 吸气，将双腿向上向后提起，脚跟远离臀部，双腿可并拢或保持肩膀宽度，同时胸部头部向上抬起，伸直手臂。到位时，如颈部未感到不舒服 ，眼睛可向上看，身体重心置于腹部，肋骨、前胸，大腿则持续上提。舒适地停留 5~8 次深呼吸后，吐气，缓慢让身体落地。

益处 Benefit

按摩腹部肌肉，强化胰腺、肾上腺，雕塑腹部线条，改善消化系统、排泄与生殖系统。有助糖尿病患者和生理期紊乱者。

禁忌 Contra-indication

心脏病或心脏虚弱者、高血压、疝气、结肠炎患者不适合进行本练习。睡前也不适合做弓式，因其具有刺激肾上腺与交感神经系统之功效。

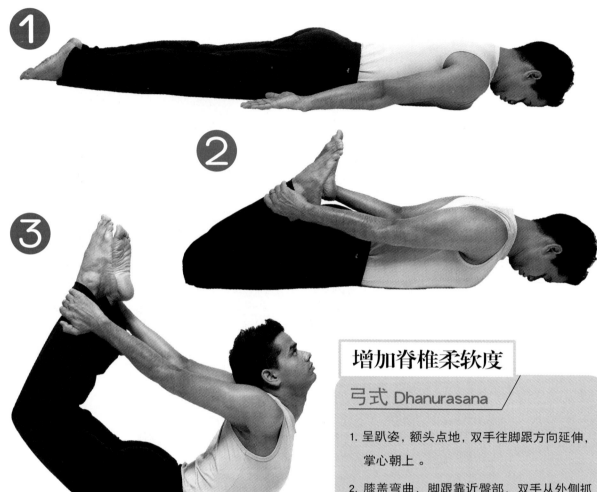

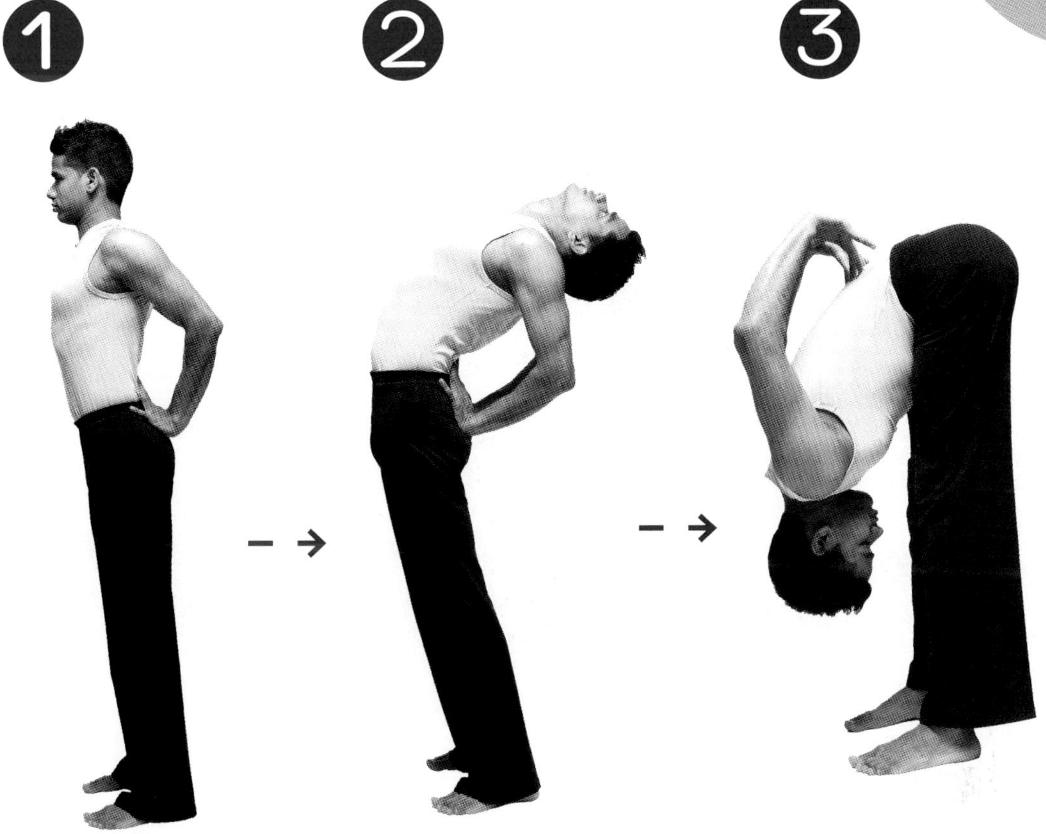

增加脊椎柔软度

前弯后仰
Back & Front Movement

1. 呈站姿（详见 P60），挺直背脊，双脚打开与肩膀同宽，双手指尖朝上掌心贴于下背支撑。
2. 吸气，保持下半身不动，上半身向后仰伸展，将胸部伸展开，双眼睁开。
3. 吐气，上半身向前弯，头顶朝下，吸气回步骤 1。重复连续动作共做 5 次即可。

小提醒 Reminder

变化式：弯腰时臀部要出力。另外后仰时也可试着将手向后方伸展，加强伸展度。

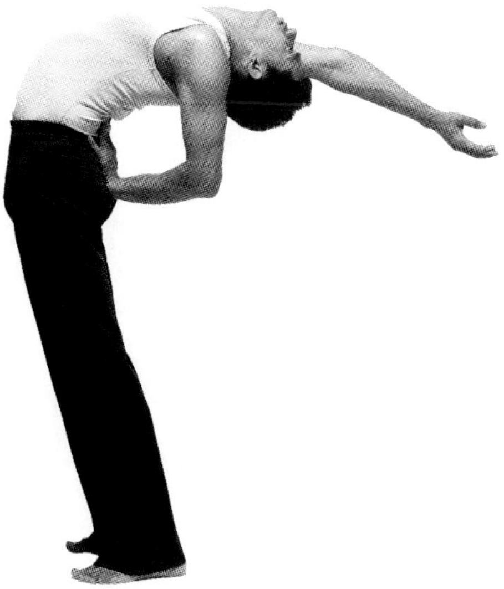

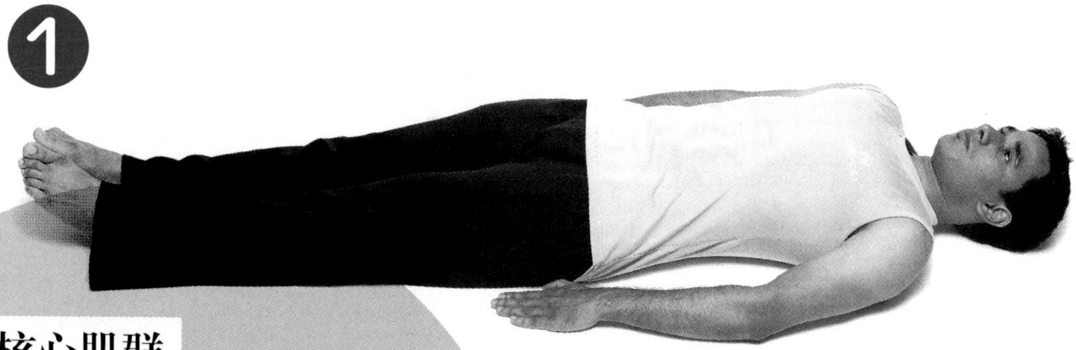

强化核心肌群

腿部旋转 Leg Rotation

1. 呈躺姿（详见 P61）。
2. 保持坐骨贴地，吸气，将右腿尽量抬高。
3. 右腿顺时针方向绕圆，吸气向上转半圈，吐气向下转半圈，动作与呼吸节奏协调，重复 5~10 圈，接着反转 5~10 圈，结束后换边重复同样动作。

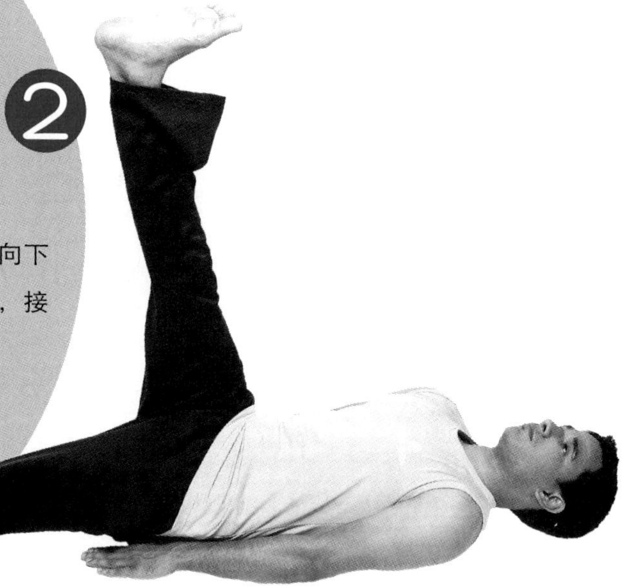

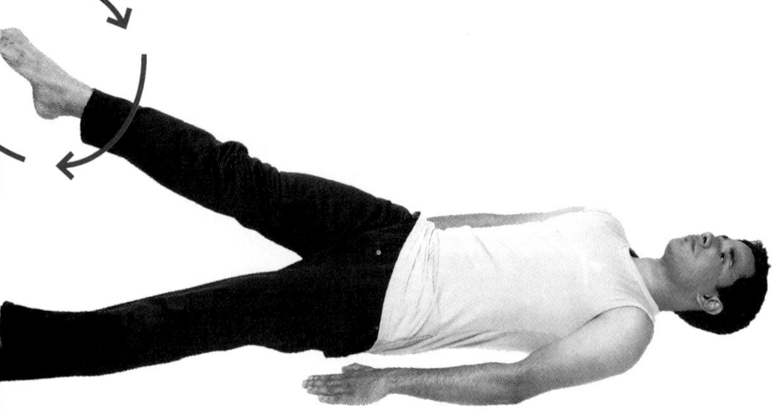

益处 Benefit

强化髋关节及腹背核心肌群、减少肥胖。

禁忌 Contra-indication

严重高血压、背部脊椎病变、坐骨神经痛、椎间盘突出患者不适宜本练习。

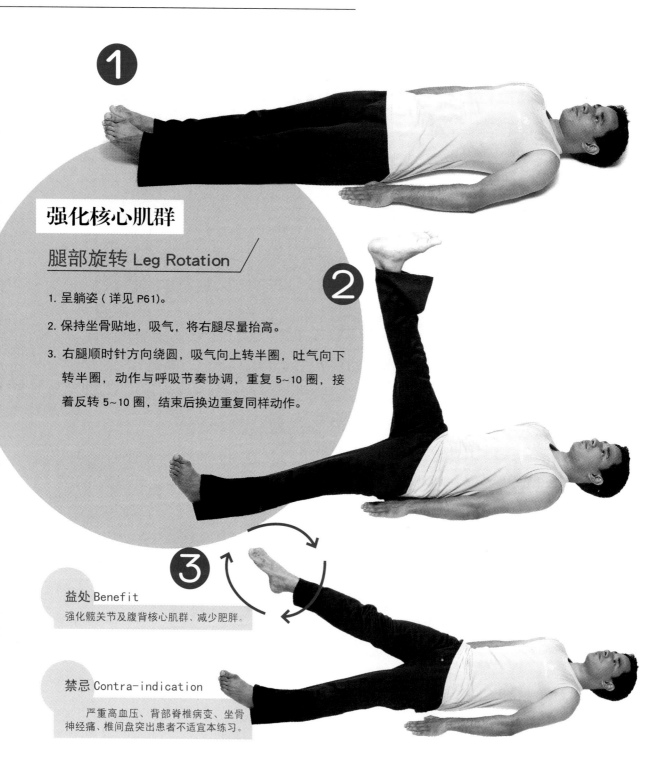

1

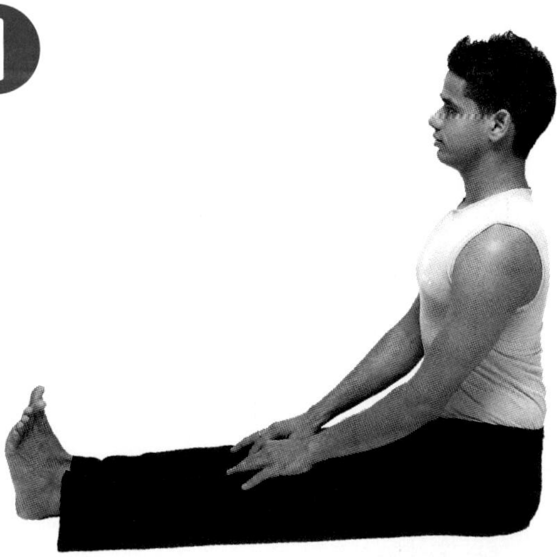

2

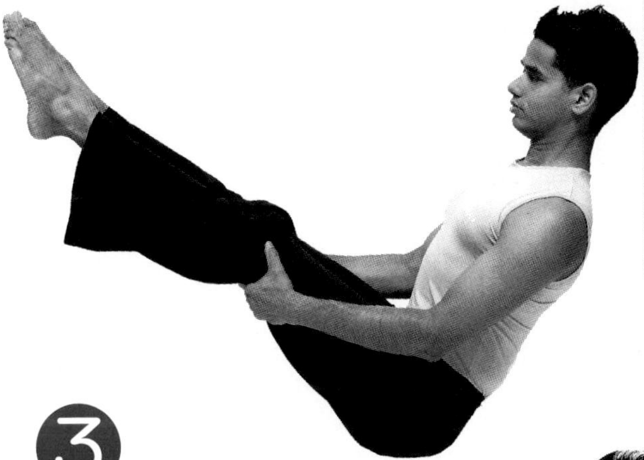

3

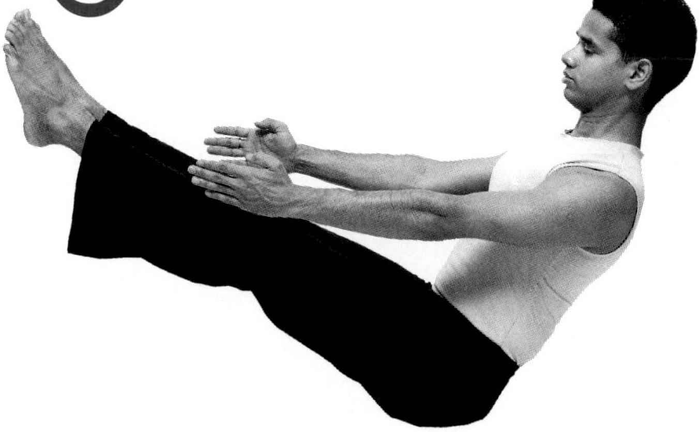

强化核心肌群

船式 Naukasana

1. 呈手杖式坐姿（详见 P62）。

2. 手掌贴在臀部后方，手撑地将上半身往后倾斜 65~75 度，过程中以手压地使脊椎延长，不改变上半身仰角将双膝弯曲，双手置于膝盖后侧，身体重量在坐骨上，不在尾骨，缓缓将双脚提起，脚趾高度应该平行于头部，以双手扶着膝窝将胸骨向上提，脊椎延长，在此停留 5～8 次深呼吸。

3. 在步骤 2 感觉稳定后，则可进入进阶练习，双手离开膝窝伸直，确定脊椎在伸展状态不驼背，让重量完全落在坐骨上，启动核心肌群力量，在此停留 5~8 次深呼吸，然后缓慢地让身体落地。

小提醒 Reminder

在动作停留的时候，不要驼背、身体不要晃动，否则对背部比较不好。

益处 Benefit

1. 可以强化内分泌系统、消化系统、循环系统，按摩内脏器官。
2. 可以在大休息之前做本练习，让我们在大休息的时候，身体完全地放松，孕妇可以在第 2 个孕期练习。
3. 强化核心肌群，刺激脊椎神经与坐骨神经、美化腰部曲线、改善疝气。

禁忌 Contra-indication

脊椎严重受伤、病变、发炎者，孕妇与生理期前 3 天应避免此练习。

Chapter 3

疗愈与放松——身体病症的瑜伽对策

体 Body

舒缓胃、腹不适的体位练习

若您经常觉得腹部不舒服，肠胃机能运作不良的话，可以进行下列扭转类动作来按摩内脏，可强化骨盆肌肉，使内脏机能更加活化。

胃胀气

1

瑜伽身印 Yoga Mudra

1. 呈莲花式坐姿（详见 P66），双手大拇指食指指尖轻触结手印置于两膝上。

2-1. 双手绕至身后，右手大拇指、食指指尖轻触结手印，以左手握住右手腕，专注于海底轮，深吸气的同时观想着气息自海底轮上升至眉心轮，止息数秒使意识集中于眉心轮；缓慢吐气并从髋关节开始前弯，坐骨不翘起；身体前弯速度与吐气节奏同步，气吐尽的同时额头触地，过程中同时观想气息自眉心轮下沉至海底轮，止息数秒使意识集中于海底轮。

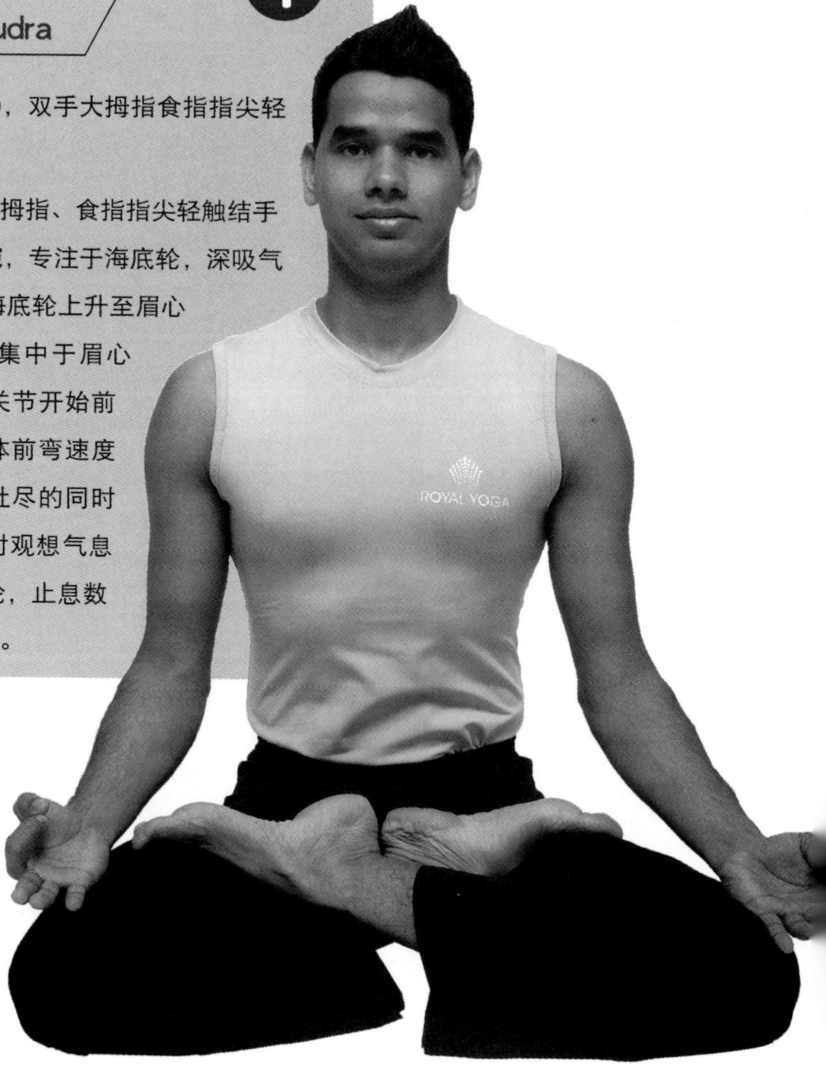

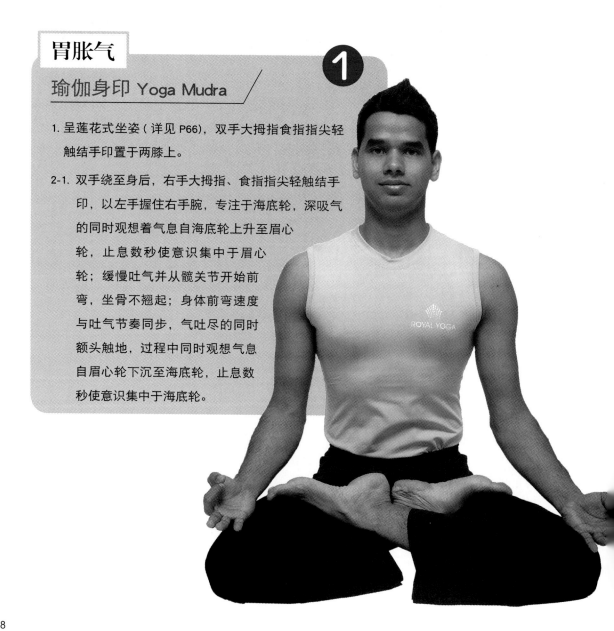

②

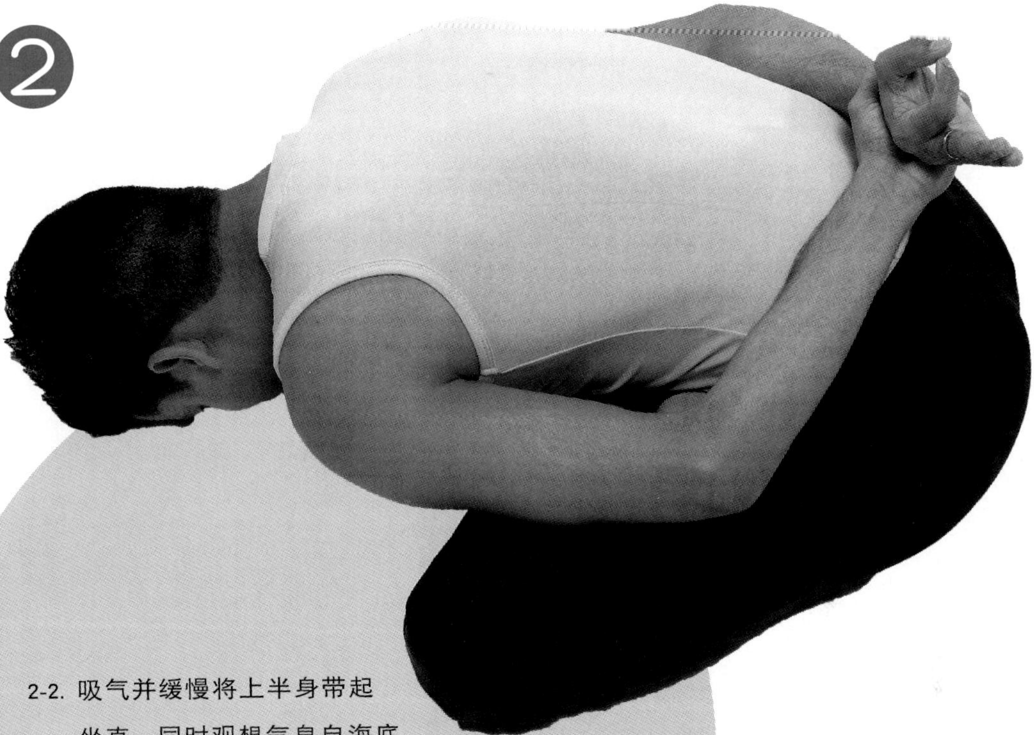

2-2. 吸气并缓慢将上半身带起坐直，同时观想气息自海底轮上升至眉心轮；整个过程需以和谐一致的节奏进行，停在莲花坐姿，并止息数秒专注于眉心轮，接着缓慢吐气意识沿脊椎再一次下沉至海底轮；此为一个回合的练习，进行共约 3~10 回合。

益处 Benefit

按摩脏器、伸展背部、舒缓情绪焦虑紧张、带来平和静谧感受，亦可作为冥想前导练习。

禁忌 Contra-indication

坐骨神经痛、高血压、骨盆发炎者不适合本练习。

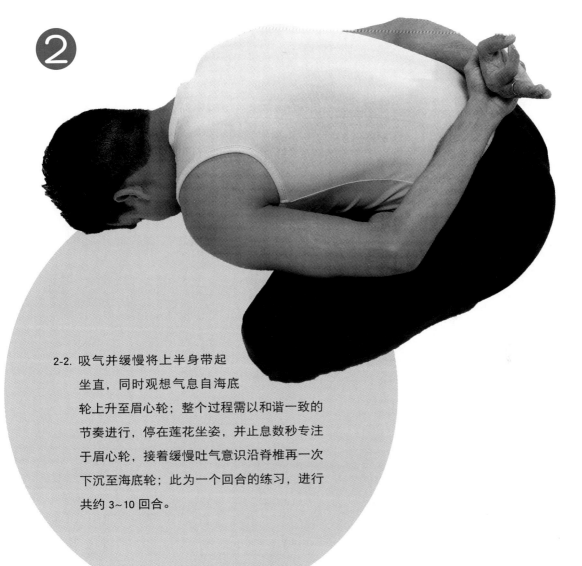

胃胀气

单脚压腿排气式 Eka Pada Supta Pawanmuktasana

1. 呈平躺姿（详见 P61），双手放身体两旁，手心贴地。
2. 吸气，将右大腿提起贴近腹部，双手抱住膝盖，轻压腹部，左大腿向下压，左脚跟向前推。
3. 吐气，上半身抬起使下巴点到右脚膝盖，让膝盖尽量贴近身体，伸展大腿后侧肌肉，进行 5 次深呼吸。吸气将头部放置于地上，吐气放松回到步骤 1 后，再换边进行。

①

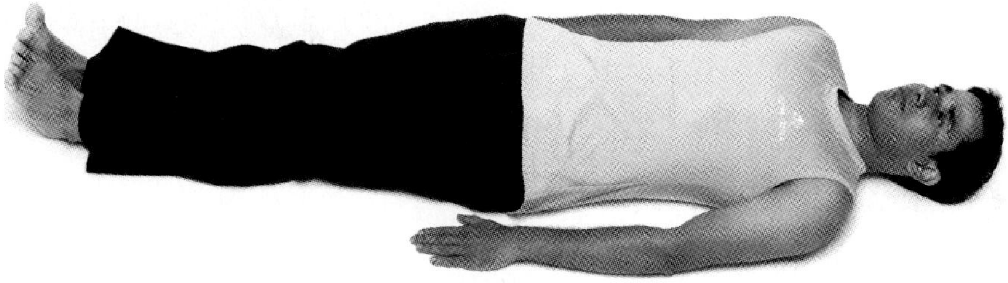

②

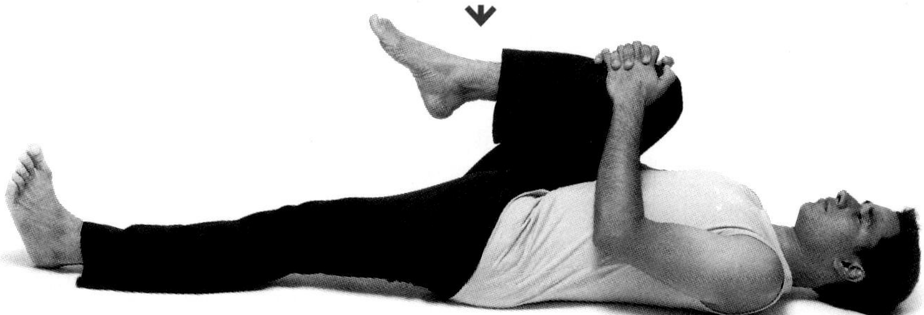

③

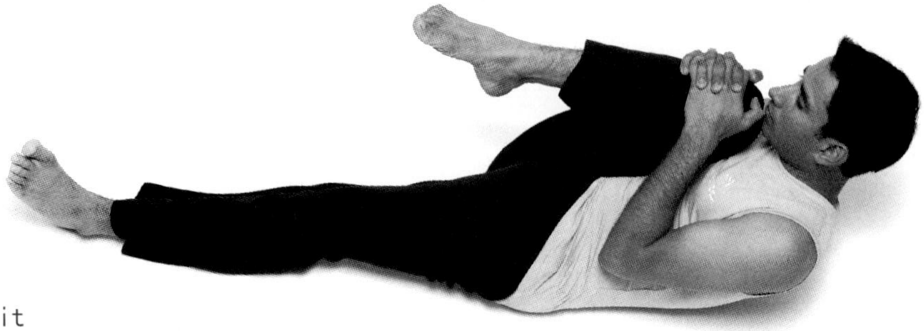

益处 Benefit

1. 能消除疲劳与紧张感。
2. 有益舒缓背痛及坐骨神经痛。
3. 改善腿部抽筋的问题。

胃胀气

眼镜蛇式 Bhujangasana

1. 呈趴姿，额头贴地（详见 P61），手臂放在身体两侧，掌心及脚底朝上。

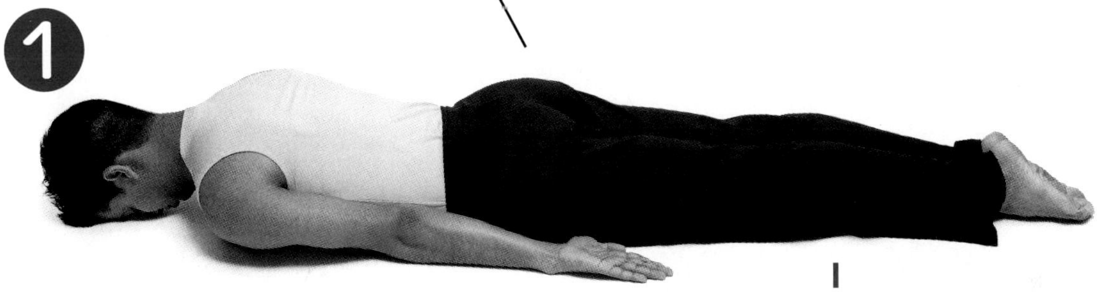

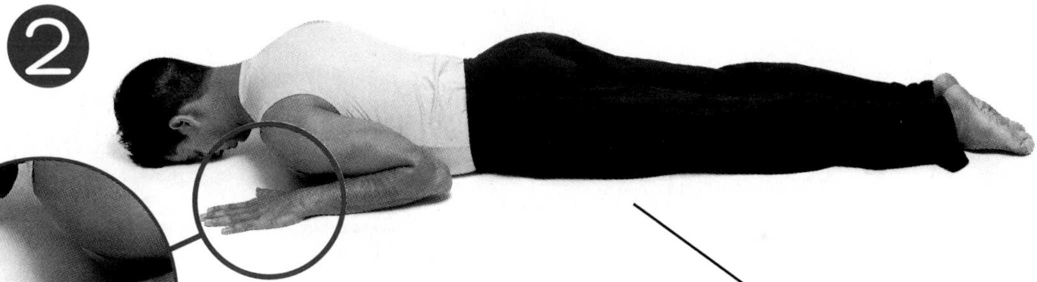

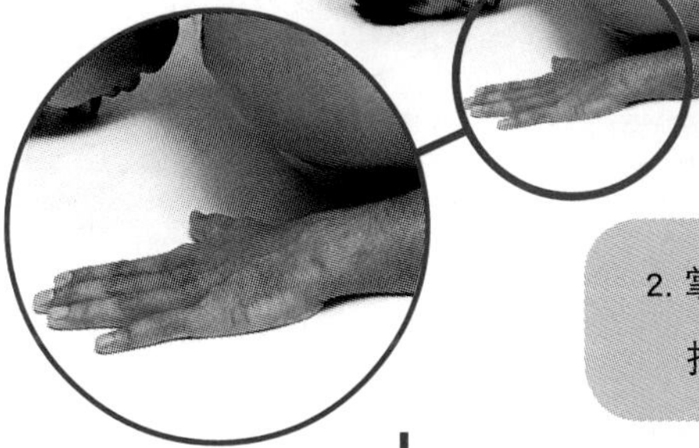

2. 掌心贴地置于肩膀斜前方，保持肩膀放松，双手手掌十指分开（或并拢）平贴于地板，手掌手心均稳定下压。

3. 吸气，头部向上，颈部拉长，胸部打开，一段一段缓慢将上半身卷起，下腹贴地，下巴向上抬高，眼睛直视天花板，做 5 次深呼吸后放松回到步骤 1。

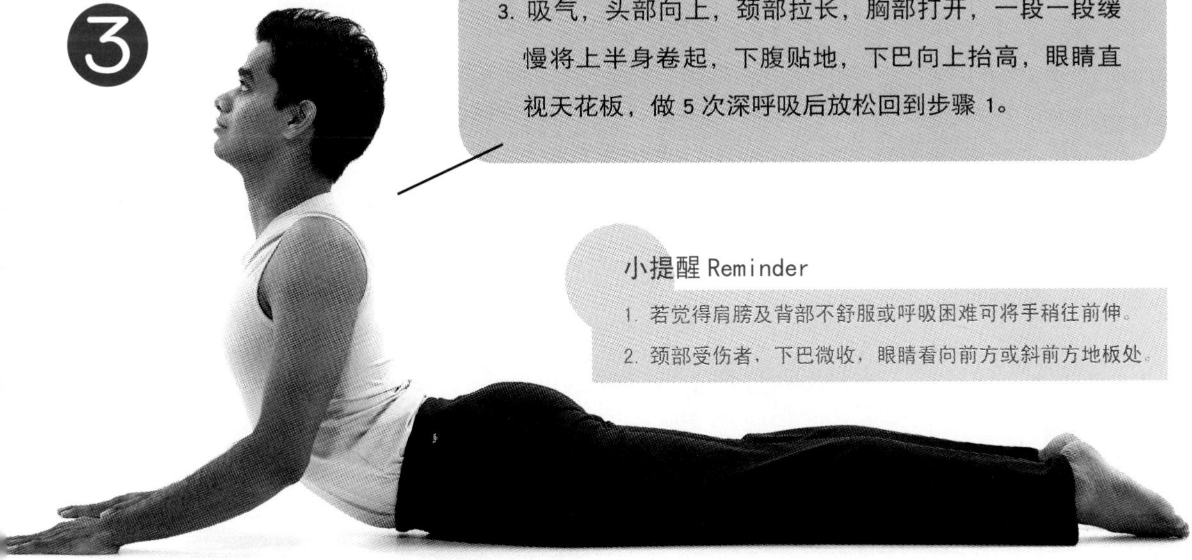

小提醒 Reminder

1. 若觉得肩膀及背部不舒服或呼吸困难可将手稍往前伸。
2. 颈部受伤者，下巴微收，眼睛看向前方或斜前方地板处。

生理痛

下犬式
Adho Mukha Svanasana

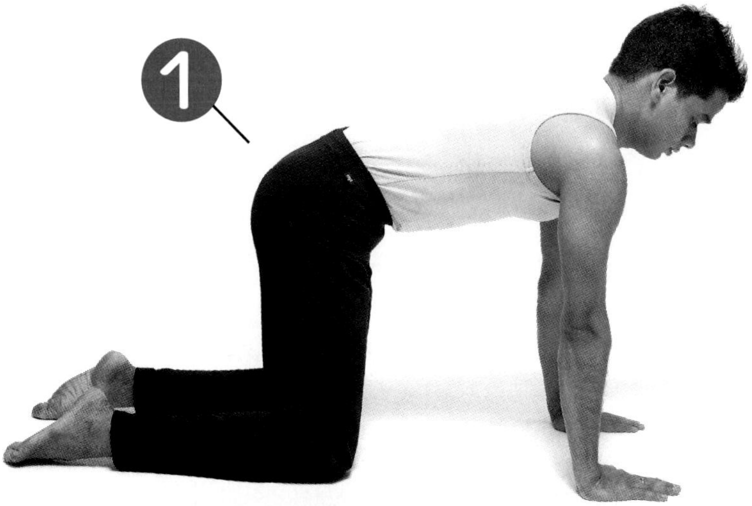

1. 呈猫式（详见 P151），双手手掌平行稳定贴地，中指朝前，颈部放松。

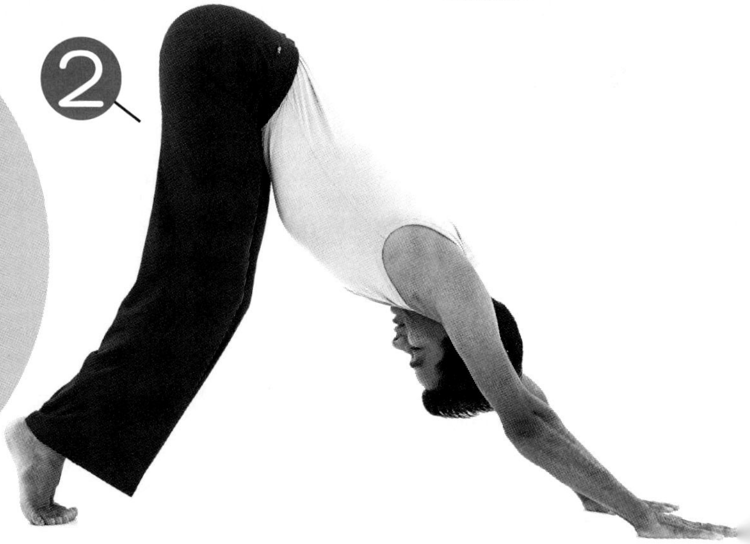

2. 脚趾点地，膝盖离地一点点，此时会感觉身体重量往前送至手臂。吐气，同时将腹部推向大腿，坐骨往上提，脊椎延伸，眼睛看向膝盖，耳朵则垂直地面。

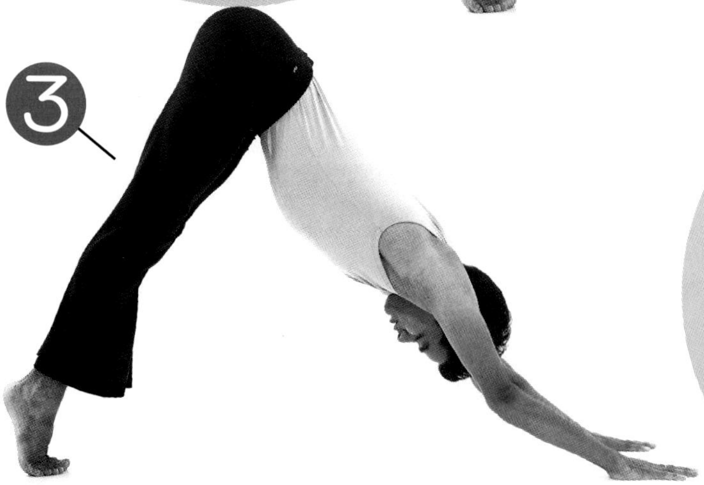

3. 如背部得以保持延伸不会驼背的话，可在此慢慢将膝盖打直；否则继续停留于步骤 2。

4

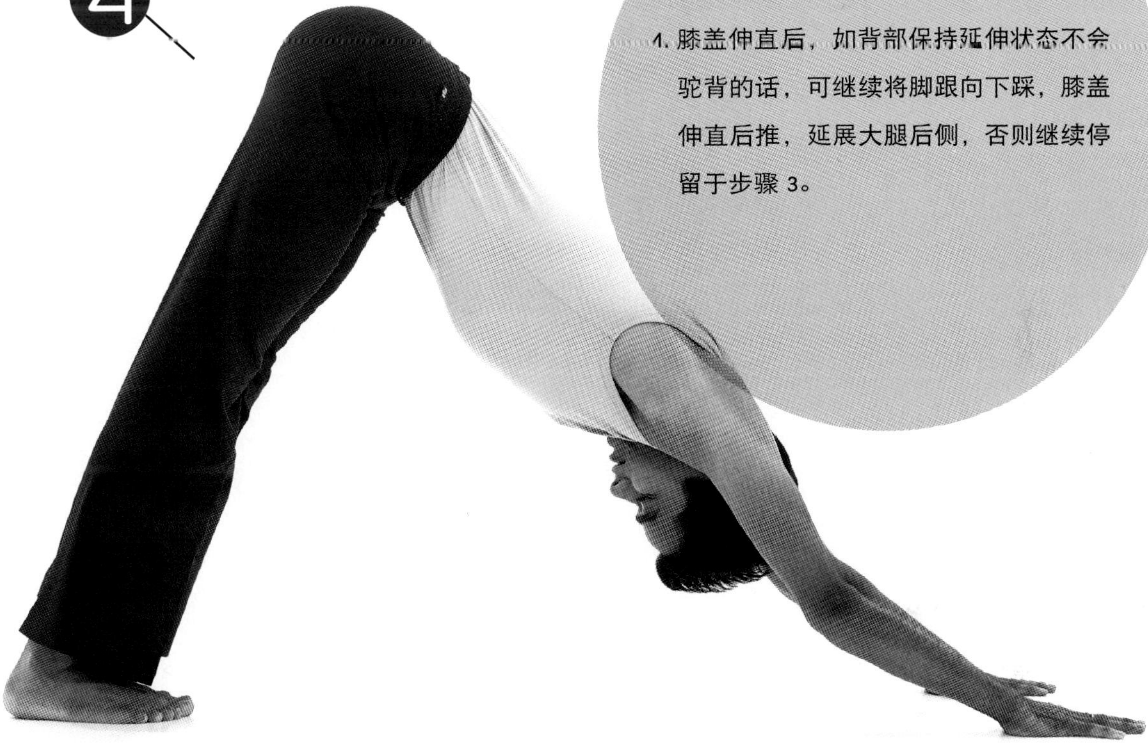

1. 膝盖伸直后，如背部保持延伸状态不会驼背的话，可继续将脚跟向下踩，膝盖伸直后推，延展大腿后侧，否则继续停留于步骤 3。

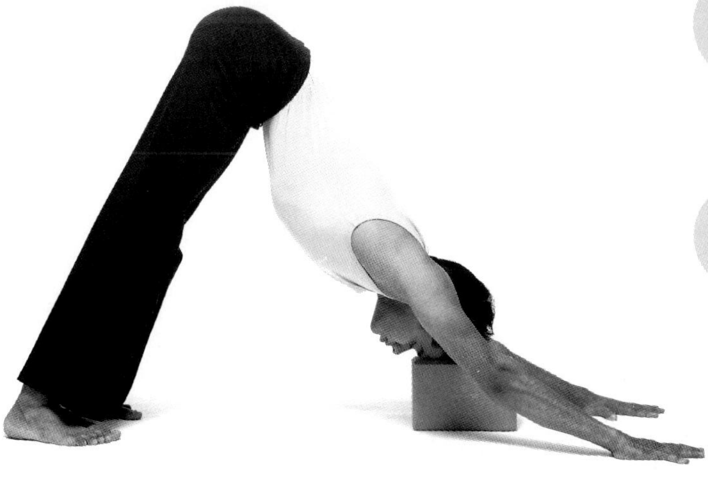

小提醒 Reminder

高血压或其他心血管疾病患者，可将头放在瑜伽砖或其他辅具上练习，生理期期间可使用辅具进行练习。

益处 Benefit

可增加活力，并改善关节炎，强化腹部、放松心脏、活化大脑及平衡血压，可作为头立式的替代式 。

生理痛

崇敬式 Parshva Bhunamanasana

1. 呈手杖式坐姿（详见 P62）。

①

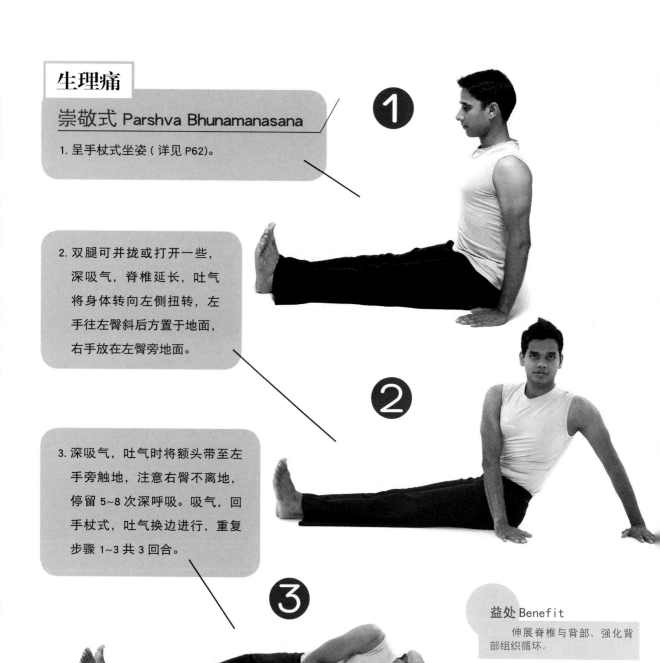

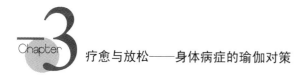

2. 双腿可并拢或打开一些，深吸气，脊椎延长，吐气将身体转向左侧扭转，左手往左臀斜后方置于地面，右手放在左臀旁地面。

②

3. 深吸气，吐气时将额头带至左手旁触地，注意右臂不离地，停留 5~8 次深呼吸。吸气，回手杖式，吐气换边进行，重复步骤 1~3 共 3 回合。

③

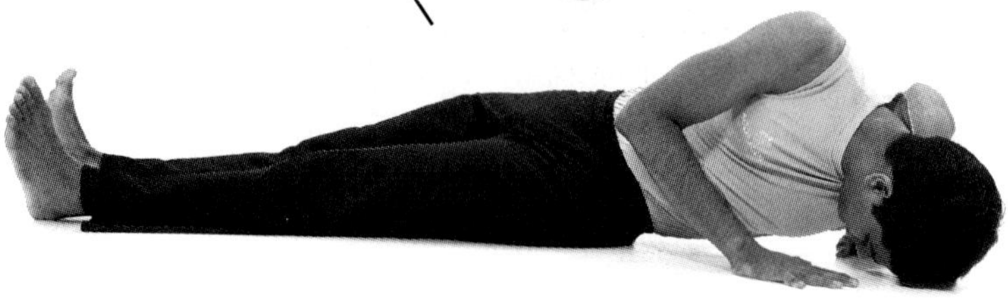

益处 Benefit

伸展脊椎与背部、强化背部组织循环。

禁忌 Contra-indication

背痛、溃疡、甲状腺亢进、高血压患者不宜进行。

生理痛

鱼式 Matsyasana

1. 呈莲花坐姿（详见 P66）。
2. 以下手臂与手肘撑地，吸气上半身缓缓向后仰，提起胸部与背部呈圆弧状向上推高，头部后仰，下巴自然向上提，让喉咙充分伸展 。

①

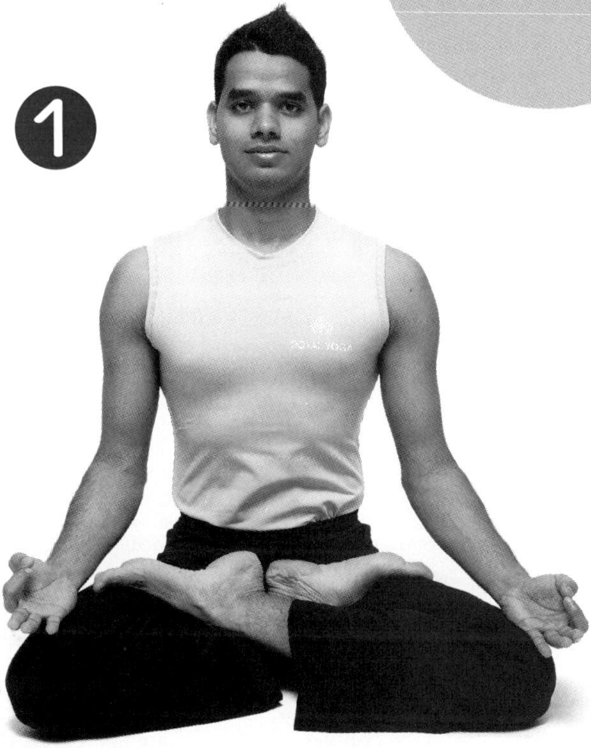

②

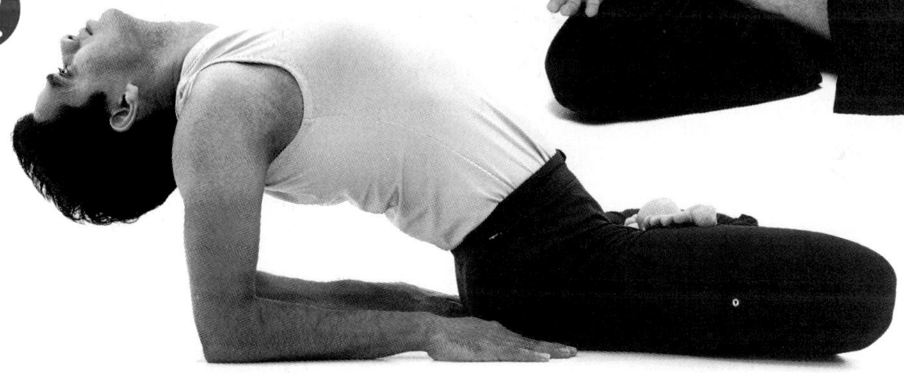

3. 吐气时头部放到地上，吸气，胸部再向上延展。再吐气，头顶着地，以双手前三根手指扣住双脚大拇指，让身体重量交给后脑、手臂、臀部与膝盖，感觉喉咙舒展，而颈部不过度压迫。停留 5~8 次深呼吸后，同样以手肘撑地，放松颈部与后脑勺回到地面，解开双腿打直延伸，于躺姿放松。

③

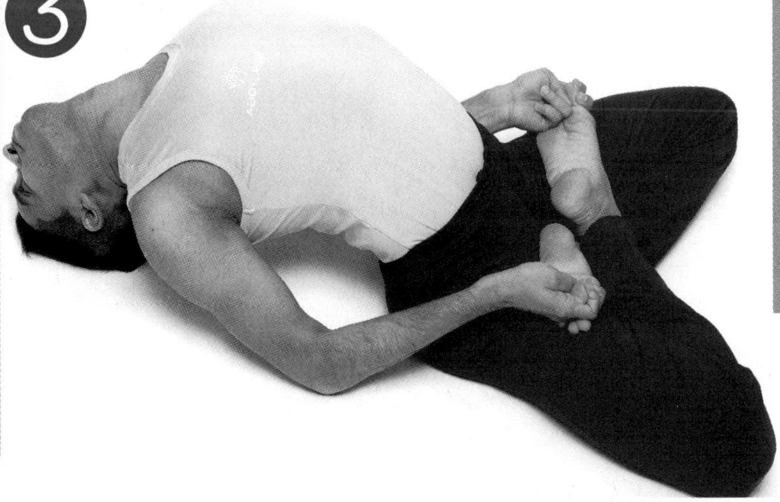

强化子宫机能

1

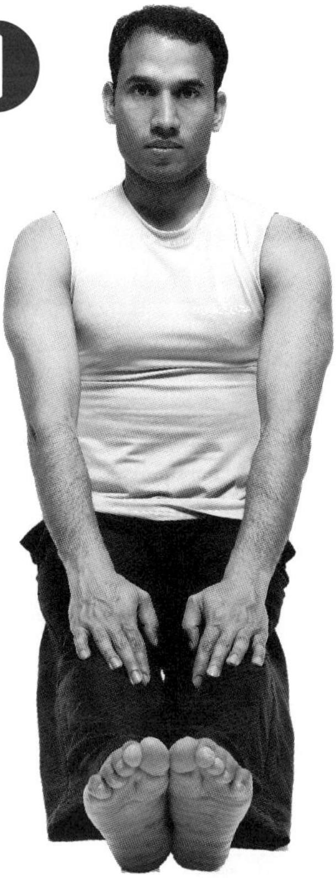

蝴蝶式 Baddha Konasana

1. 呈手杖式坐姿（详见 P62）。
2. 右膝弯曲，将右膝倒向右侧地板，坐骨贴地不翘起。
3. 再将左膝弯曲，让双脚脚跟尽量靠近鼠蹊，双脚掌完全贴合，外脚刀要贴在地板上不翘起，双手抓住脚板前侧，让脚指头贴在一起，将脊椎往上延伸不驼背，如无法自然坐直，可在臀部下垫一个瑜伽砖。膝盖往下靠近地板。眼睛直视前方，颈部的前后侧放松自然伸展，下巴不往上推，保持 5~10 分钟后放松回到步骤 1。如动作停留较长时间，脚可能会麻木，因此结束后可先把双腿慢慢伸直，回到手杖式停留至少 1 分钟或 5~10 分钟使腿部肌肉放松。

2

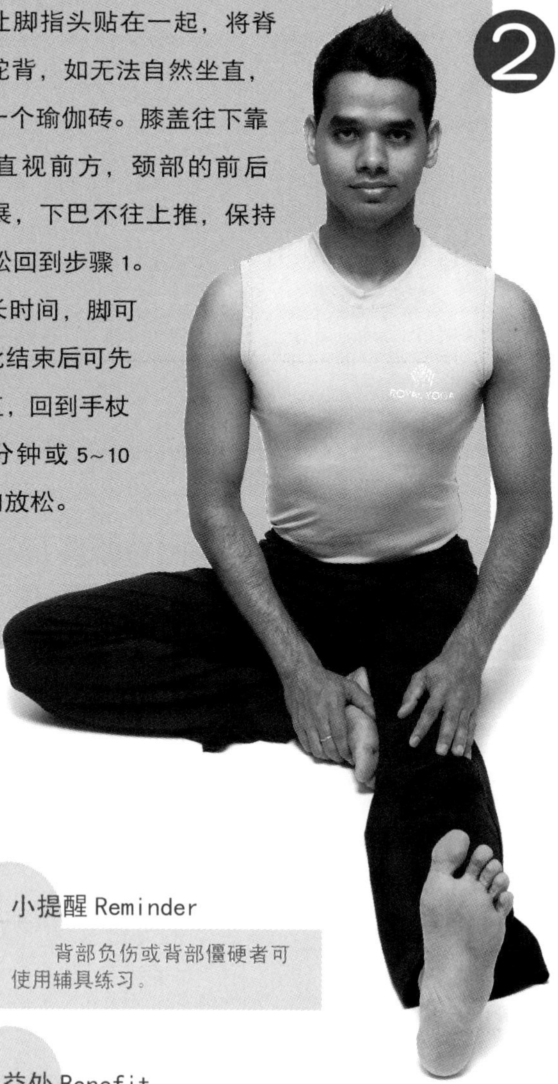

3

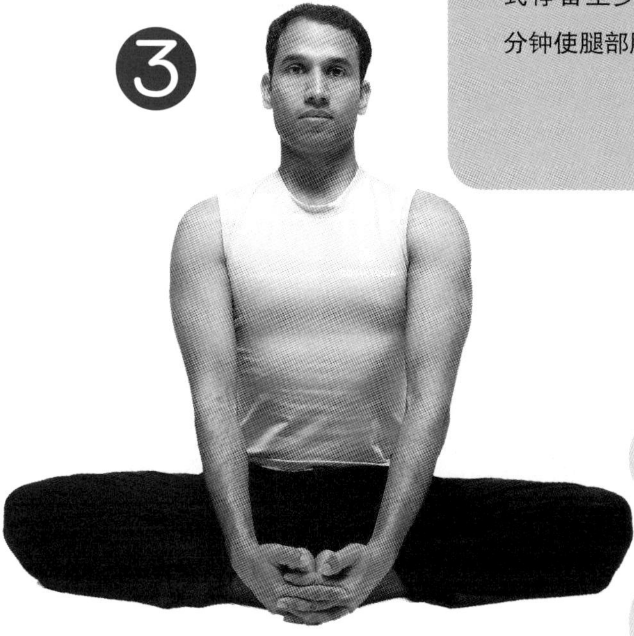

小提醒 Reminder

背部负伤或背部僵硬者可使用辅具练习。

益处 Benefit

强化腰、背部、前列腺、肾脏、循环系统，改善坐骨神经痛、疝气，舒缓生理期不适，保养生殖系统。

强化子宫机能

根锁 Moola Bandha

1. 呈任何舒适坐姿或莲花坐姿（详见 P66）。
2. 双眼闭上，全身放松，专注于自然的呼吸中。意识集中于阴部，配合呼吸节奏规律地收放骨盆底肌群。
3. 持续自然地呼吸，慢慢地收缩阴部肌肉，意识集中于内在感受，再一次将阴部肌肉收缩上提，身体其他部位放松，刚开始练习时，肛门与括约肌会一同被缩紧，随着练习熟练度增加后，练习者会慢慢专注于根锁收缩的会阴部。
4. 闭上双眼，全身放松，深吸气后止息，下巴靠胸做喉锁（Jalandhar Bandha），接着将根锁尽可能收紧上提，停留至需要吐气为止。
5. 回来时，先松根锁，接着松喉锁，提起下巴头回正，慢慢吐气。

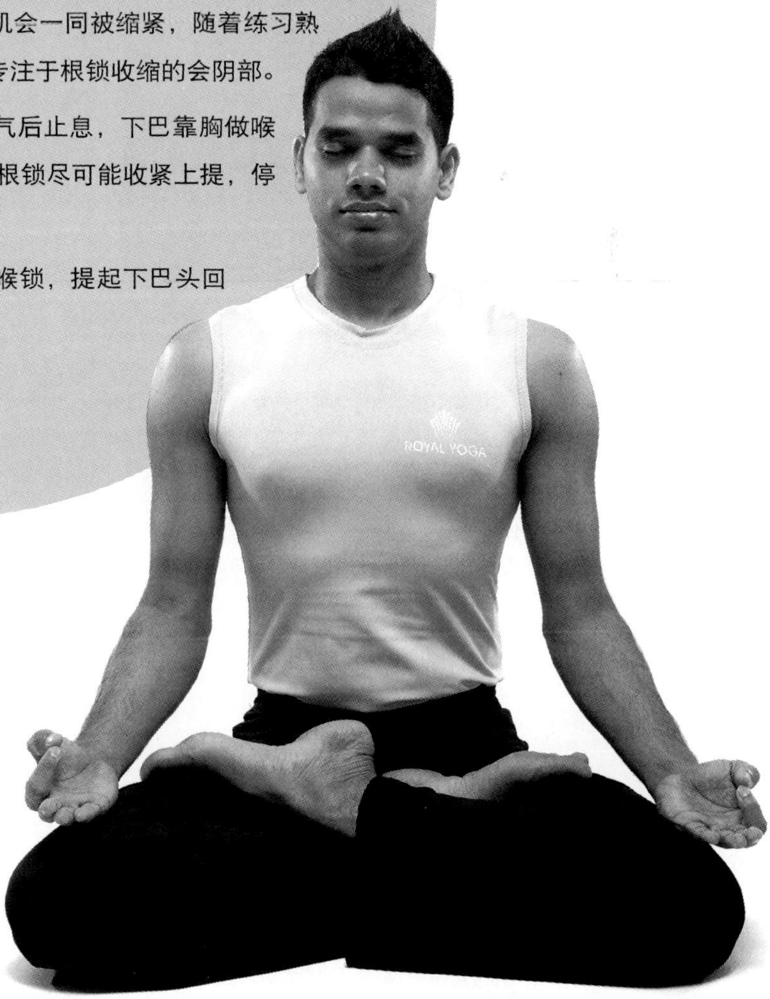

益处 Benefit

强化骨盆底肌群、生殖与排泄功能。

禁忌 Contra-indication

生理期期间不可以做根锁，本练习需在有经验的专业瑜伽教师指导下进行。

强化子宫机能

桥式 Setu Bandhasana

1. 呈躺姿（详见 P61）。
2. 双膝弯曲，使脚跟靠近臀部，脚掌外侧相互平行，手臂伸直往脚跟方向延伸，手掌脚掌稳定压住地面，吸气将大腿臀部往上提，小腿垂直地面，停留 5～8 次深呼吸，结束后，一节一节地将身体放至地板上。
3. 进阶练习——双手十指互扣，手臂往脚跟方向延伸，使胸腔尽可能扩张，停留 5～8 次深呼吸，结束后解开双手，一节一节地将身体放置于地板上 。

1

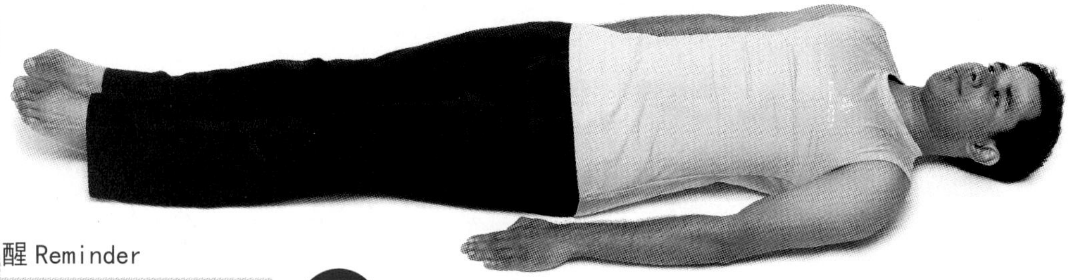

小提醒 Reminder

推起下半身时，膝盖要保持直立，不可以像青蛙腿那样向外侧打开喔。

2

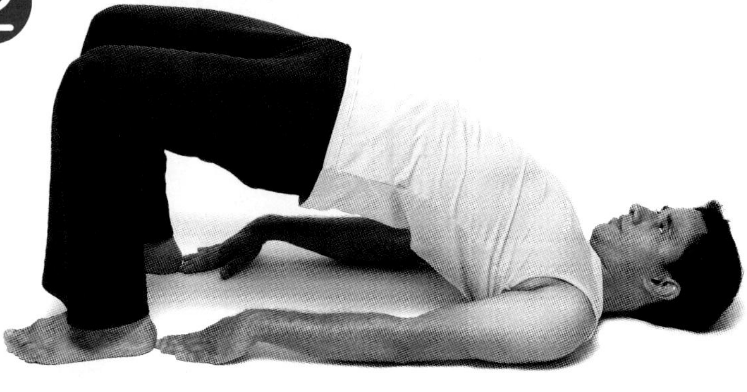

益处 Benefit

可强化背部，伸展前胸腹部，平衡血压，放松头部，改善生理期与更年期不适。

3

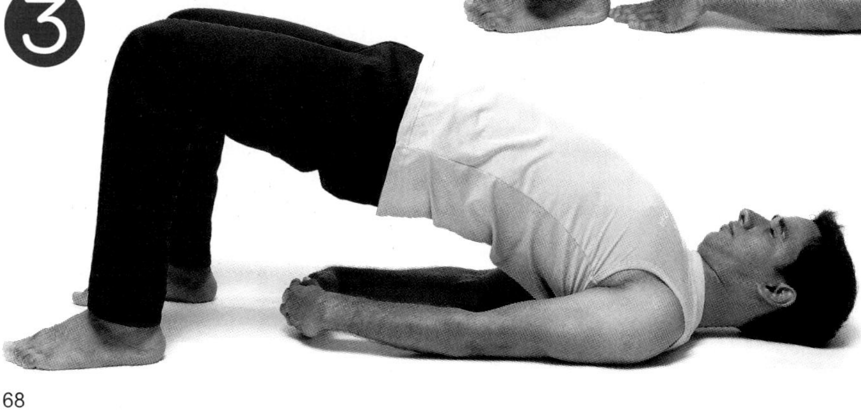

禁忌 Contra-indication

背部颈部严重受伤、椎间盘突出、高血压患者不适宜本练习。

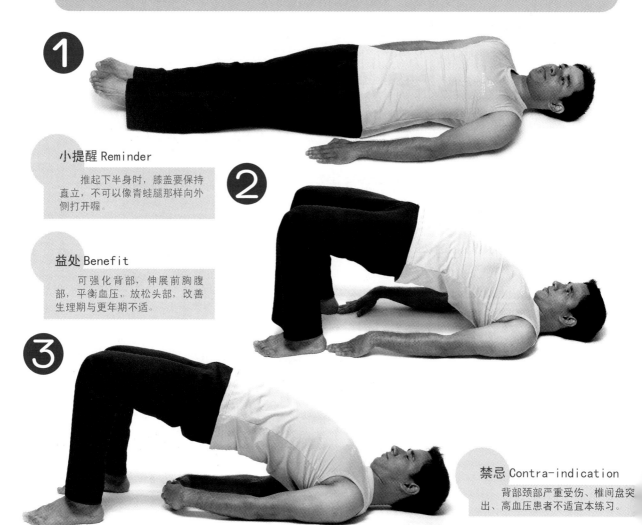

强化子宫机能

肩立式 Sarvangasana

1. 呈躺姿（详见 P61），颈部肌肉放松，脖子脊椎成一条直线，手臂在身侧，双眼睁开。
2. 吸气双手手掌压地，同时收紧腹部肌肉以抬起双腿。脊椎与臀部慢慢向上卷起，双腿并拢伸过头顶，双手掌心翻开朝上、弯曲手肘压地，手掌放在肋骨后侧支撑背部肌肉，眼睛看向胸口。
3. 向上抬起双腿，脚跟推向天花板，延长脊椎。身体的重心在肩膀，确保颈部肌肉放松。胸部贴着下巴，整个过程中不转动头部。离开动作时将双腿慢慢落回头部后侧，以双手扶着背一节一节放下，接着双手离开背部，臀部落地使双腿伸直 90 度，吐气慢慢放下双腿落地。接着可做鱼式（详见 P122）反向伸展。

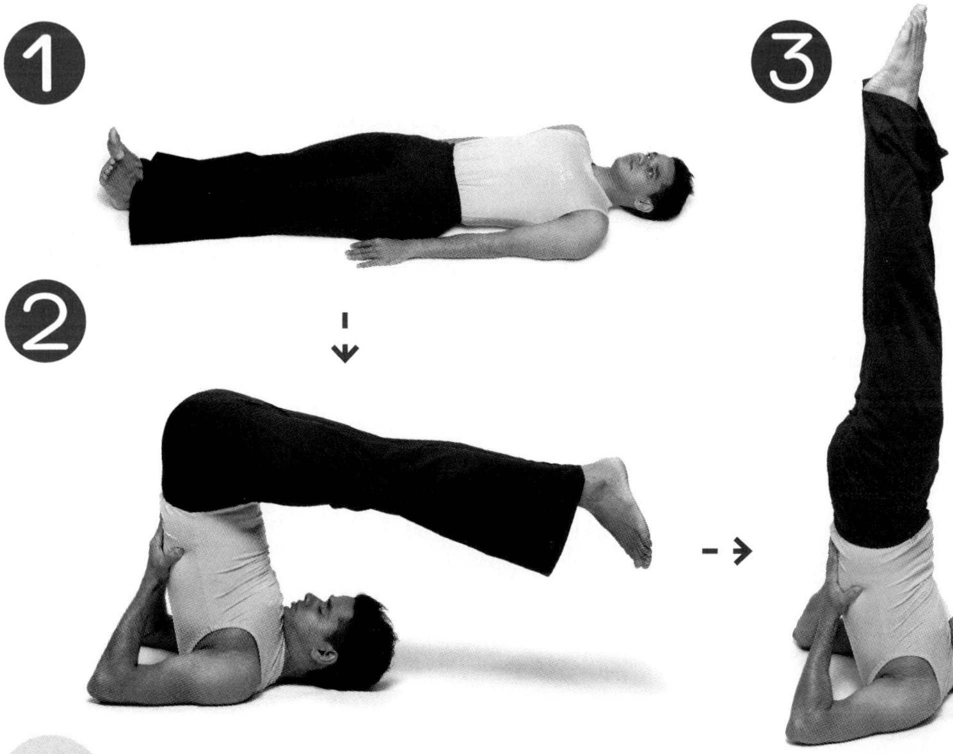

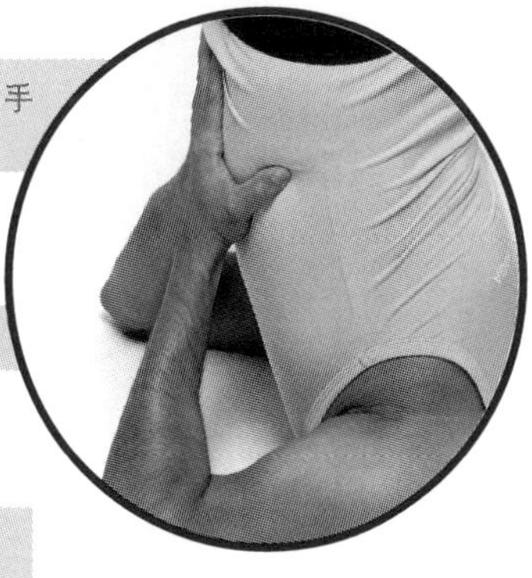

小提醒 Reminder

注意！双手不是推脊椎，而是支撑在脊椎与背部两侧，手肘互相平行，手肘之间距离不大于肩宽。

益处 Benefit

此动作可刺激甲状腺，改善呼吸、消化、生殖、神经和内分泌系统。

禁忌 Contra-indication

甲状腺肿大、肝脏、脾脏、颈椎受伤、腰椎间盘突出、高血压或其他心脏疾病患者避免此练习，颈部颈椎负伤者，可在专业瑜伽老师指导下使用辅助道具练习。

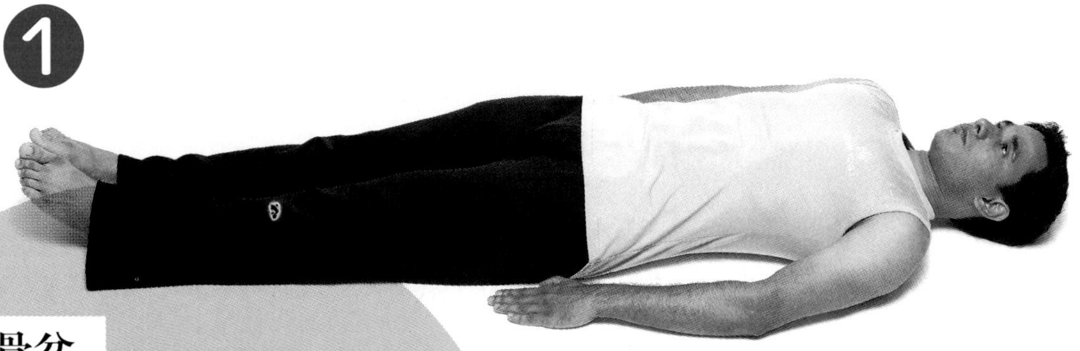

保养骨盆

腿部旋转 Leg Rotation

1. 呈躺姿（详见 P61）。
2. 保持坐骨贴地，吸气，将右腿尽量抬高。
3. 右腿顺时针方向绕圆，吸气向上转半圈，吐气向下转半圈，动作与呼吸节奏协调，重复 5~10 圈，接着反转 5~10 圈，结束后换边重复同样动作。

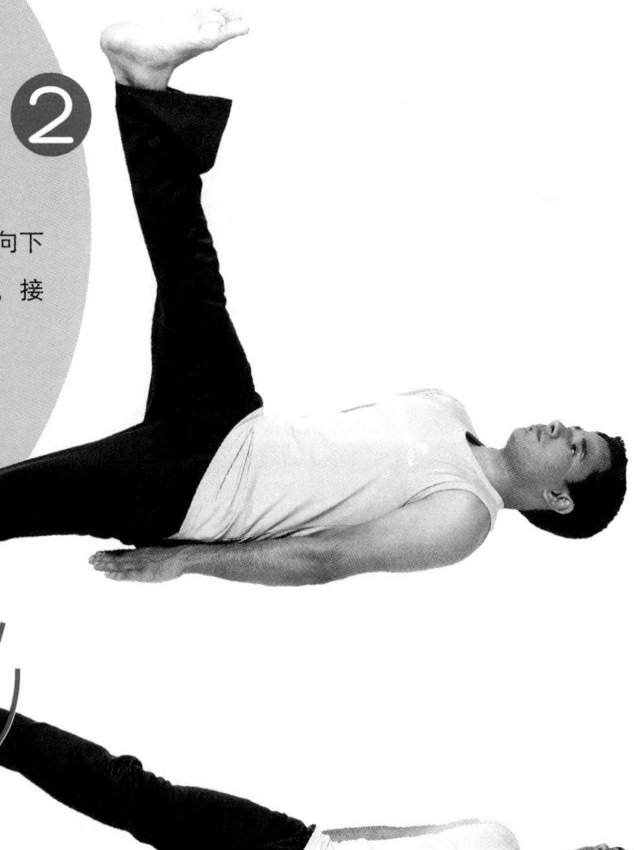

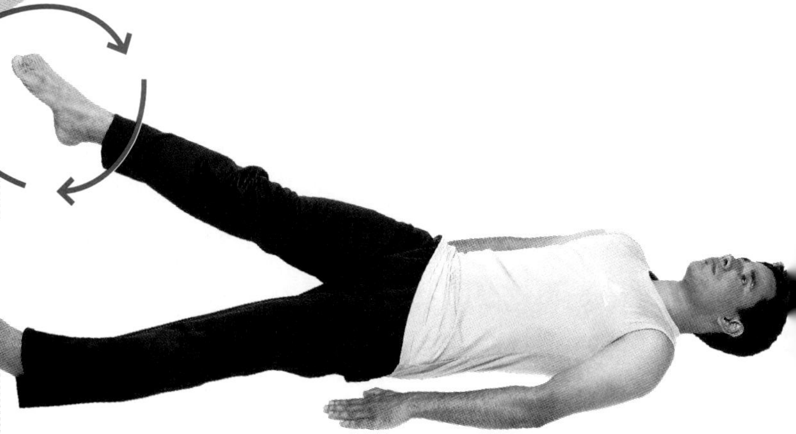

益处 Benefit

强化髋关节及腹背核心肌群、减少肥胖。

禁忌 Contra-indication

严重高血压、背部脊椎病变、坐骨神经痛、椎间盘突出患者不适宜本练习。

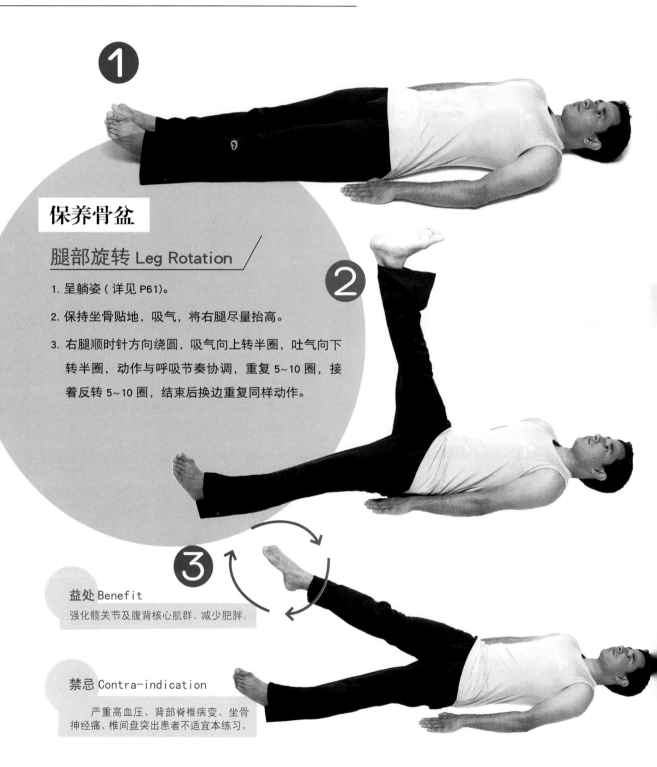

保养骨盆

动态蝴蝶式 Butterfly Variation

1. 先呈蝴蝶式（详见 P166），双手握住双脚，左右脚掌靠近鼠蹊，背脊挺直。
2. 吸气膝盖向上抬，吐气膝盖往下贴近地面，然后双手往下推膝盖，过程中使脊椎延伸舒适，停留 5 次深呼吸。结束之后再把双脚往前打直，重复步骤并配合深呼吸做 5 次后，放松回步骤 1。

❶

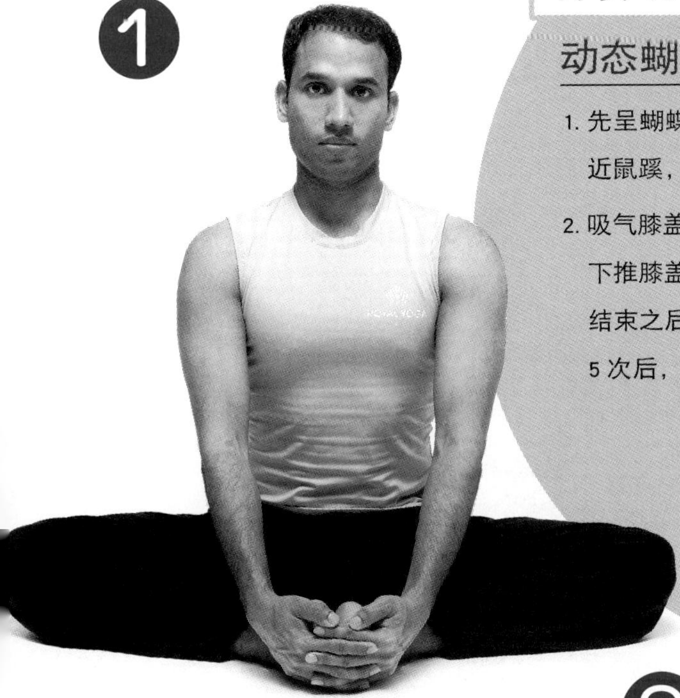

❷

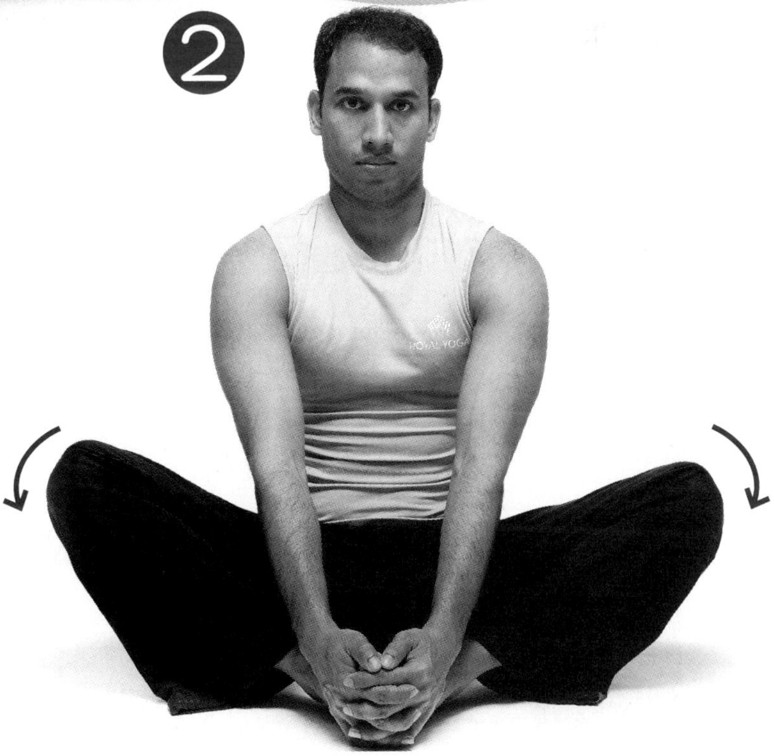

小提醒 Reminder

背部或髋关节较紧者，可以坐在瑜伽砖上进行。

益处 Benefit

1. 做此动作可以帮助进入莲花式或其他髋部的体位法。
2. 经常久站久走者，此动作能解除腿部肌肉的疲劳。
3. 习惯久坐者，大腿内侧会累积许多的压力，此动作可解除大腿内侧累积的压力。

保养骨盆

英雄Ⅱ Virabhadrasana Ⅱ

1. 呈山式站姿（详见P60）。

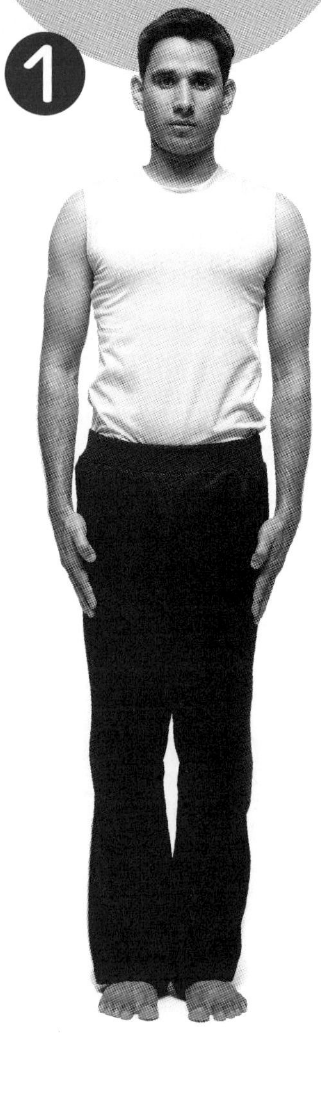

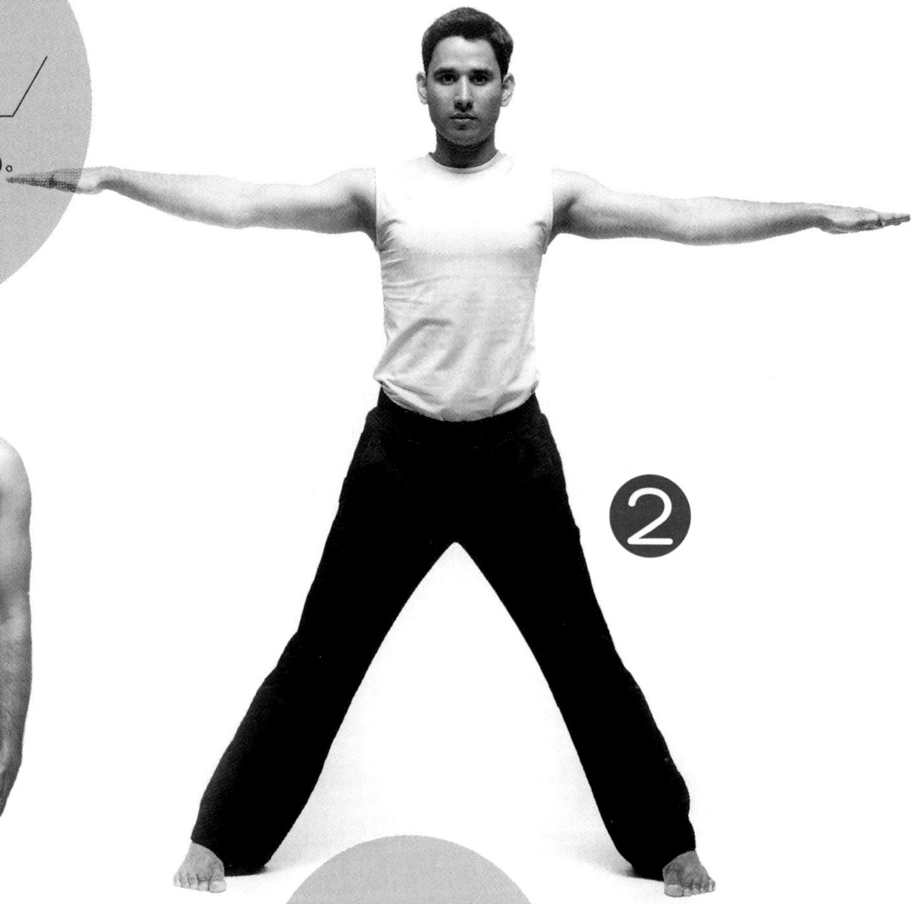

2. 从山式走或跳进入开腿站立式（详见P63）。

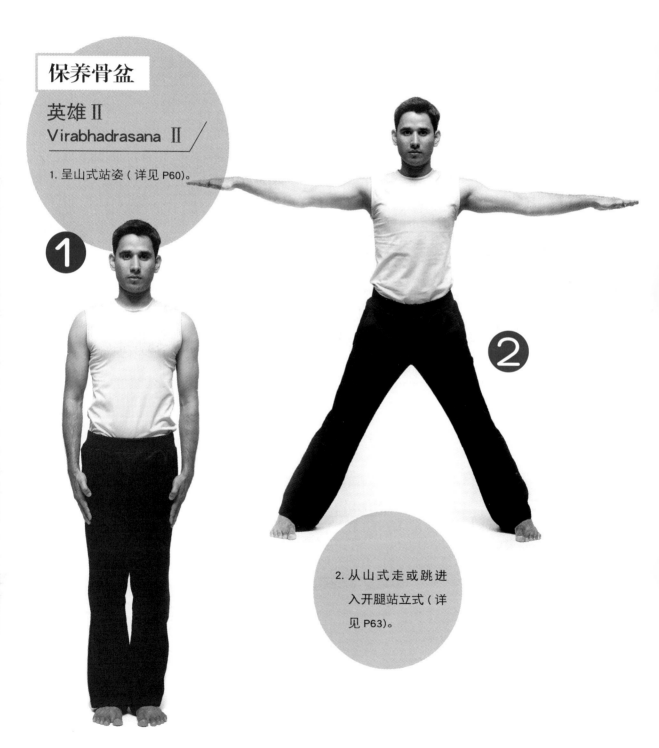

3. 左脚掌右转 15~45 度，右脚掌右转 90 度，将大腿内侧肌肉向外转，骨盆保持面向前方，左手臂向左侧延伸，过程中保持左脚掌压地，左大腿肌肉提起。深吸气，吐气右膝盖弯 90 度，眼睛看向右手，右膝与右脚跟呈一条直线，停留 5~8 次深呼吸。吸气回到步骤 2，接着换边重复同样动作。

益处 Benefit

伸展胸腔，雕塑腹部，有益心肺功能，强化下背，改善椎间盘突出。

禁忌 Contra-indication

高血压、心脏病、膝盖受伤、腹泻者不适合本练习。

③

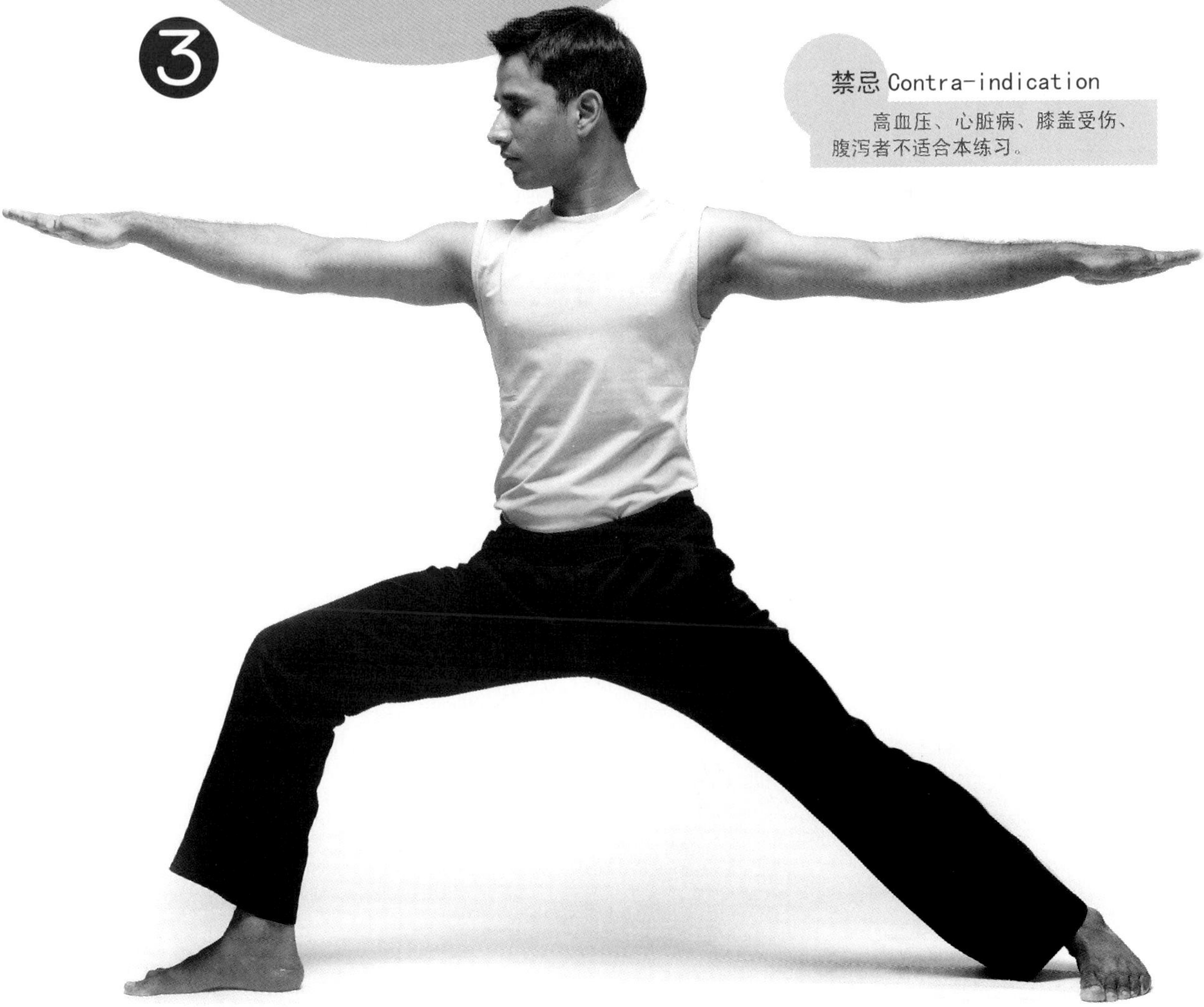

便秘

压腿排气式 Pawanmuktasana

1. 呈躺姿（详见 P61）。
2. 保持下背贴地不翘起，一脚一脚将双膝打曲靠近胸前，手臂环抱住双腿，十指互扣。
3. 深吸气，接着吐气抬头，将鼻尖带至双膝之间，停留 5 次深呼吸后，吸气放松头部回地板，回躺姿休息。

1

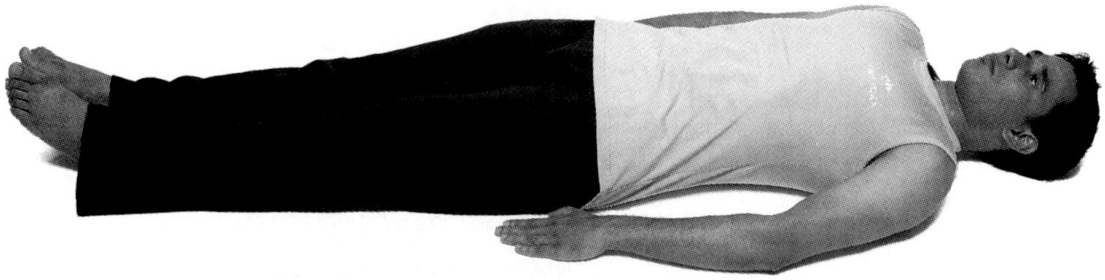

2

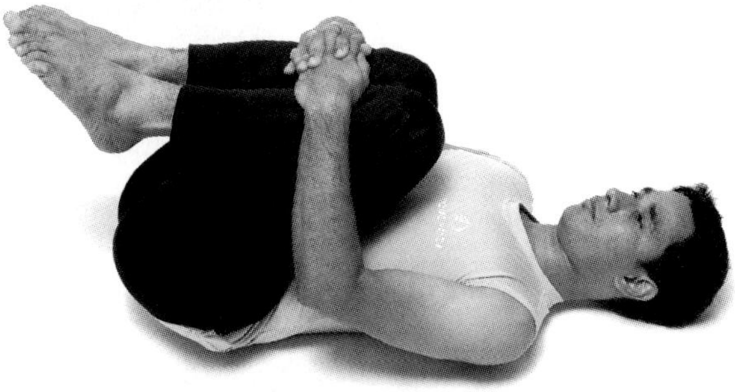

3

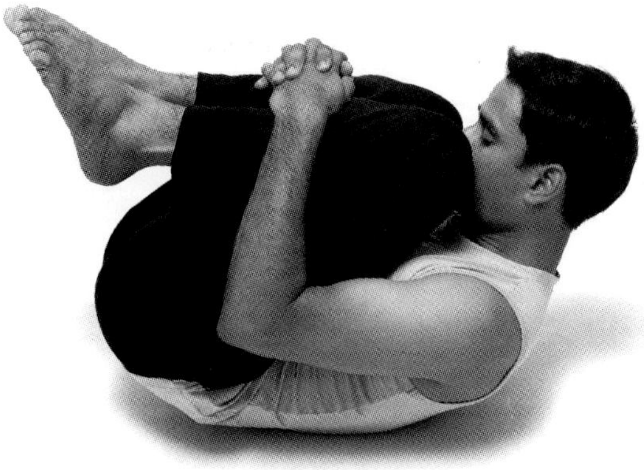

益处 Benefit

1. 能消除疲劳与紧张感。
2. 能舒缓背痛及坐骨神经痛。
3. 改善腿部抽筋的问题。

便秘

躺姿腹部扭转式
Supta Udarakarshanasana

1. 呈躺姿（详见 P61）。

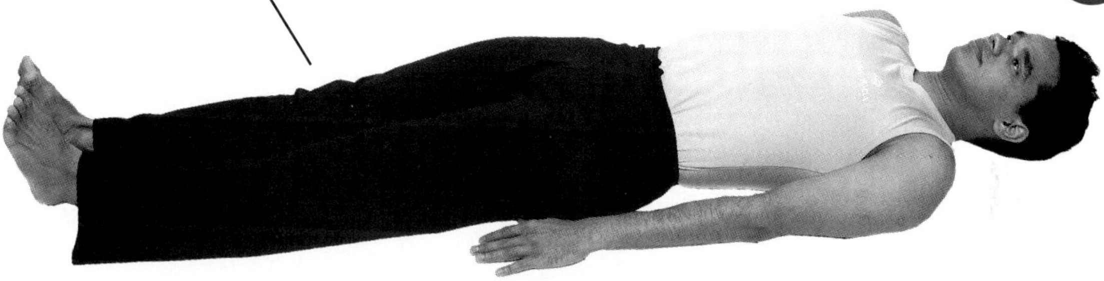

2. 双手往两侧延伸，掌心与肩同高，吸气，将双膝弯曲，让膝盖大腿并拢靠近腹部。

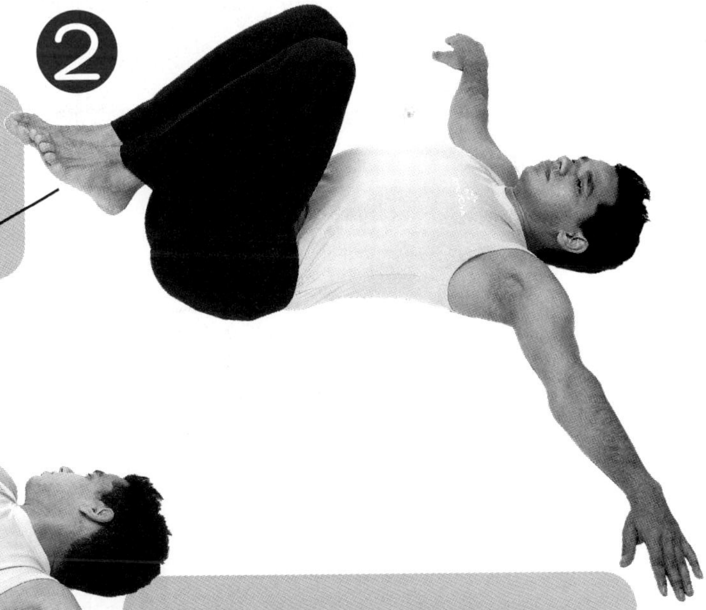

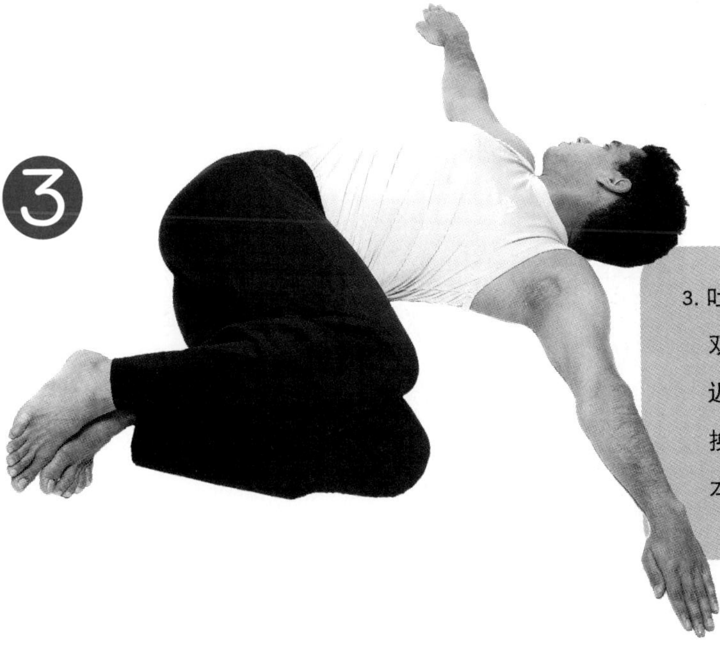

3. 吐气，保持双膝双腿并拢弯曲，让双腿落至身体左侧地板上，大腿靠近腹部，吸气回到步骤 2；吐气，换边进行扭转。此为一回合，重复本动作 5~10 回合。

Chapter 3

疗愈与放松——身体病症的瑜伽对策

体
Body

舒缓足部不适的体位练习

对于久站久坐的女性来说，小腿容易肿胀酸痛，实在是个困扰。天天伸展腿部，强化比目鱼腓肠肌和股四头肌，就能还你修长双腿，萝卜腿跑光光！

足部抽筋

脚踝伸展 Ankle Stretch

1

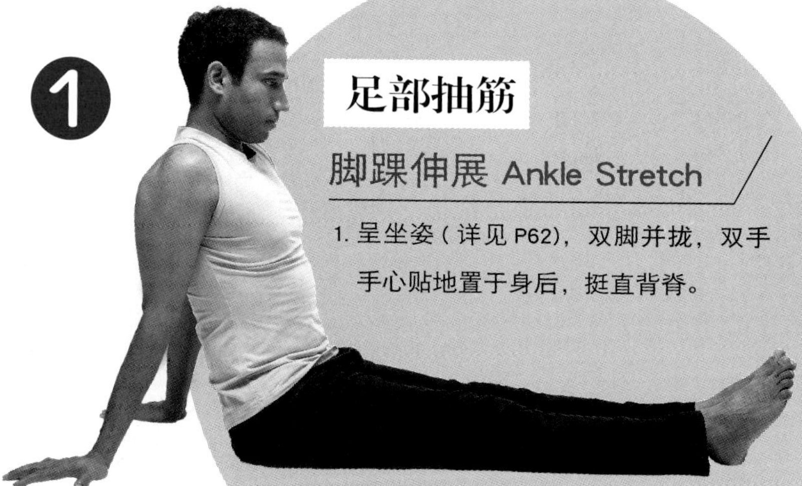

1. 呈坐姿（详见 P62），双脚并拢，双手手心贴地置于身后，挺直背脊。

2

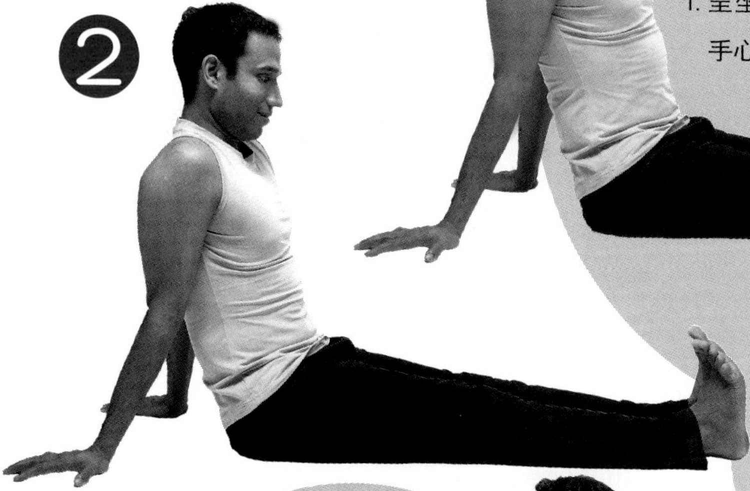

2. 吸气，脚跟向上勾，伸展小腿后侧肌肉，保持双脚并拢。

3

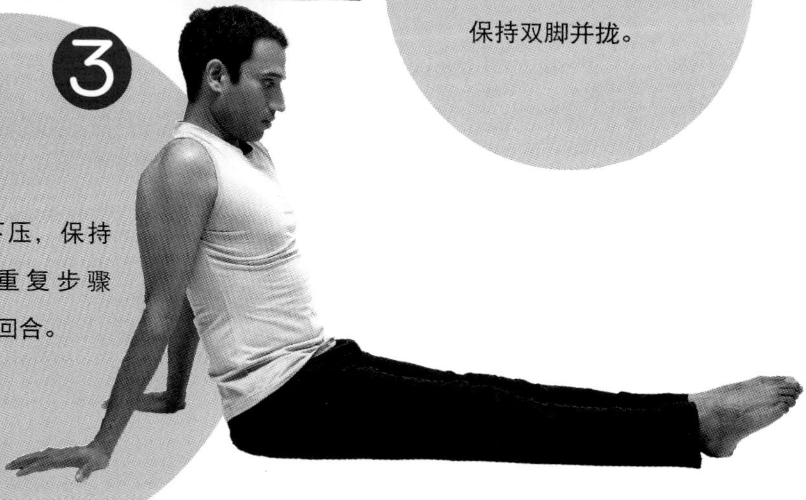

3. 吐气，脚背向下压，保持膝盖不分开，重复步骤 2~3，共做 10 个回合。

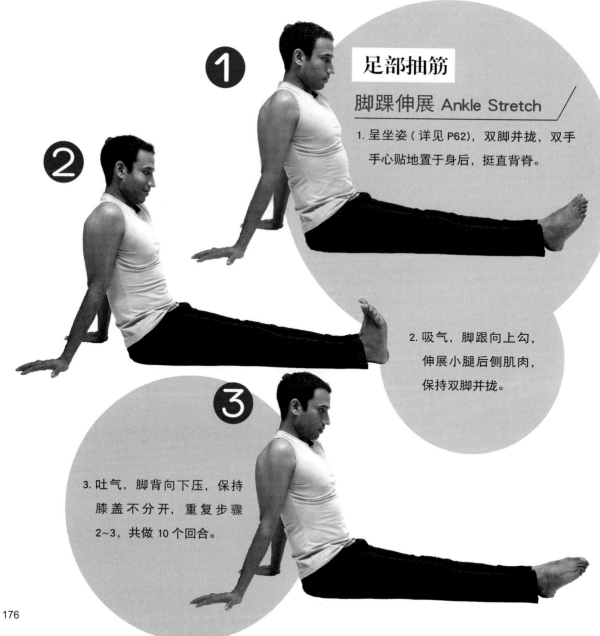

①

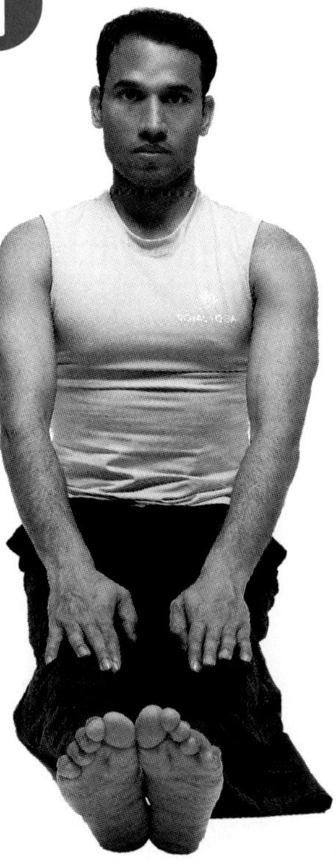

②

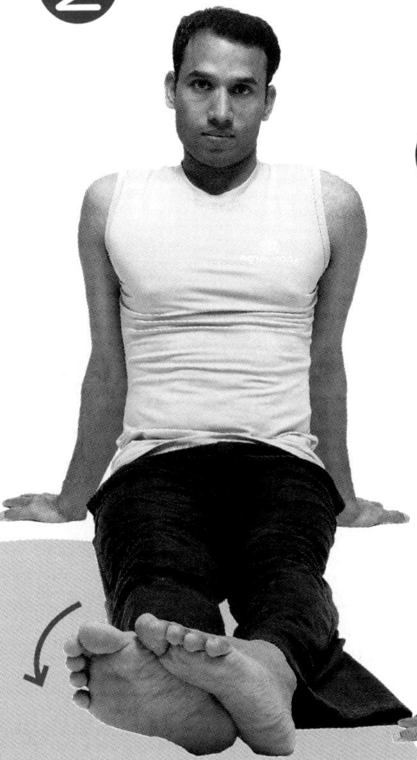

③

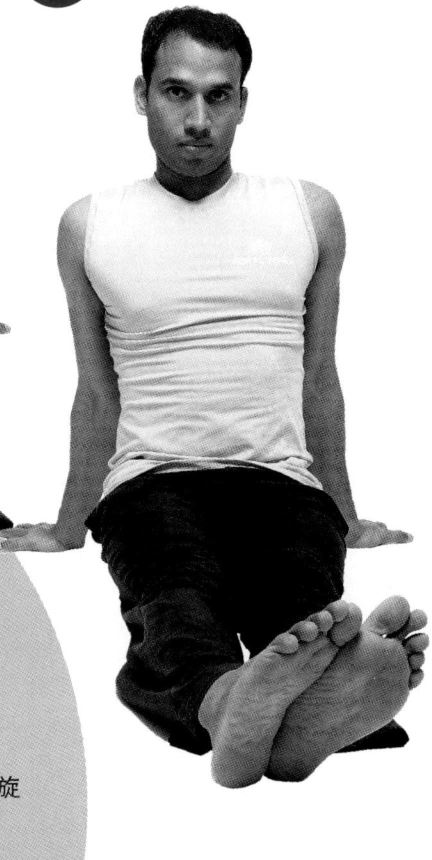

足部抽筋

脚踝旋转 Ankle Rotation

1. 呈坐姿（详见 P62），双脚并拢，双手置于膝盖上，挺直背脊。
2. 吸气，双手置于身体后侧，背打直，脚踝往右以顺时针方式旋转，吐气绕回，重复 5~10 次。
3. 接着反转，吸气脚踝往左以逆时针方式旋转，吐气绕回，重复 5~10 次。

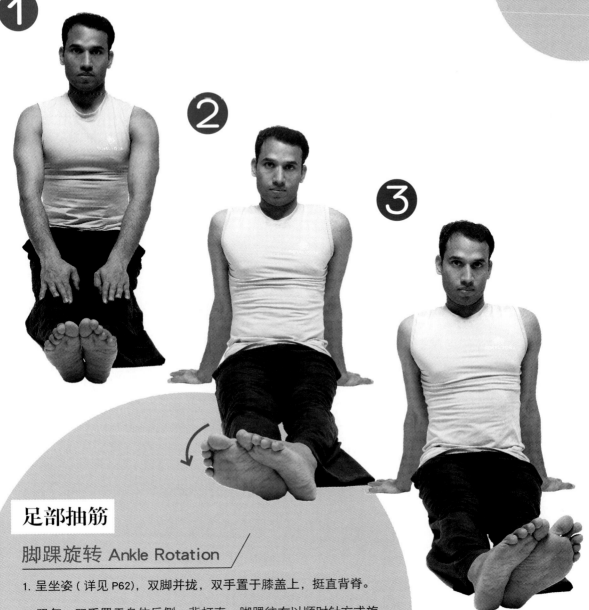

❶

膝盖痛

腿部伸展 Leg Stretch

1. 呈手杖式坐姿（详见 P62），左脚掌收起贴住右大腿内侧，全程保持背脊挺直。

❷

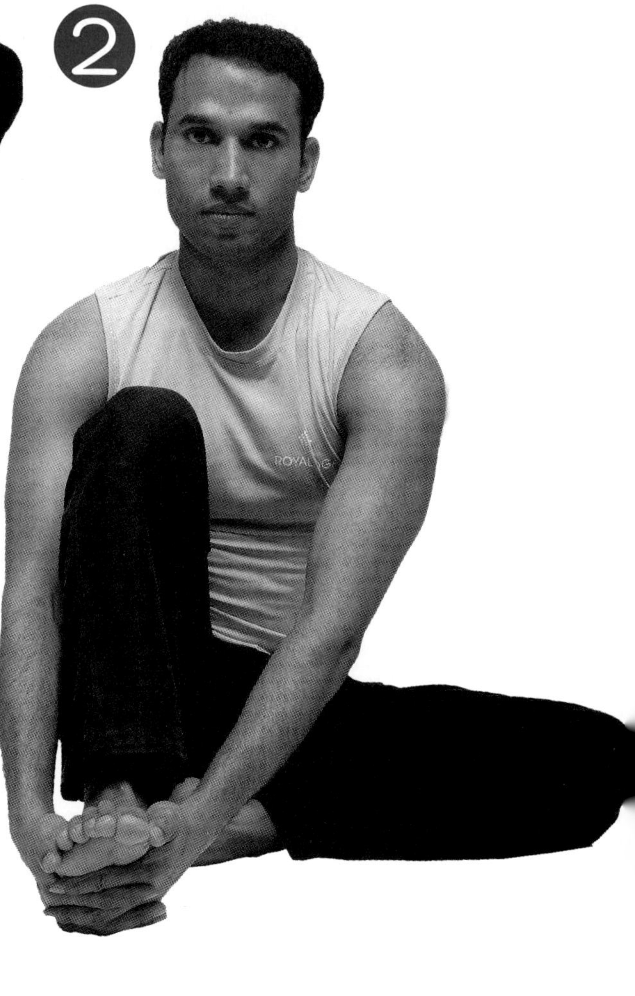

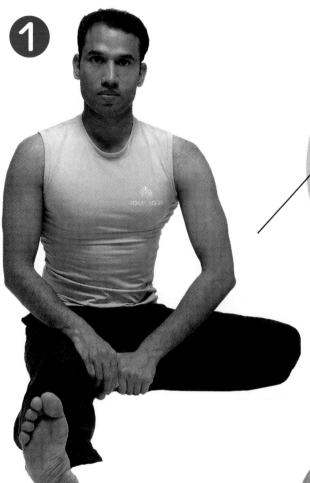

2. 右屈膝，双手手指交扣住脚底板。

③

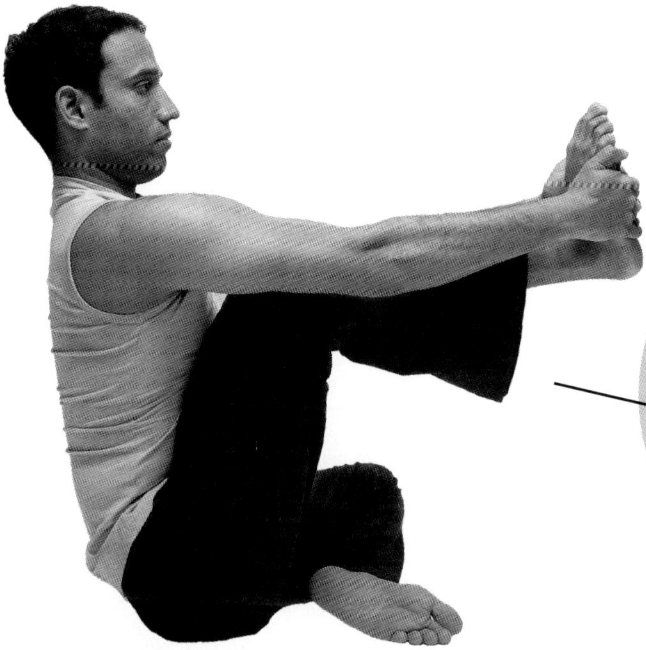

3. 吸气，双手将右小腿提起，大腿靠近腹部，保持背脊拉长伸直。

④

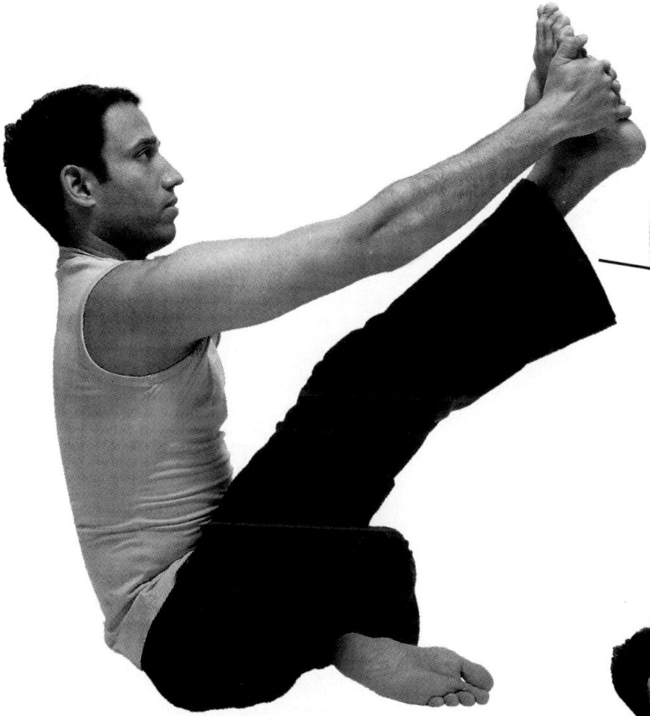

4. 吐气，将右脚伸直，右脚跟往上推，感觉腿后侧肌肉拉长，5~10 次深呼吸后放松，回步骤1，再换边进行。

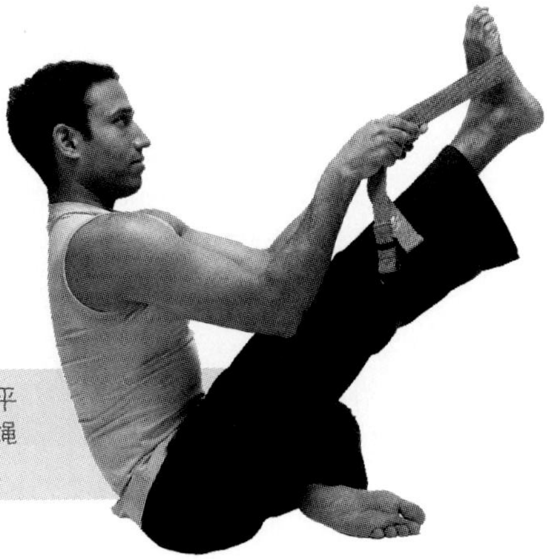

小提醒 Reminder

柔软度不佳者可以将小腿平举于平行地面处，或使用瑜伽绳减缓腿后侧压力。

膝盖痛

金刚坐姿 Vajrasana

呈跪坐姿，双脚并拢，脚背平贴地面，将臀部坐于脚跟之间，上半身保持挺直，双手置于膝上。

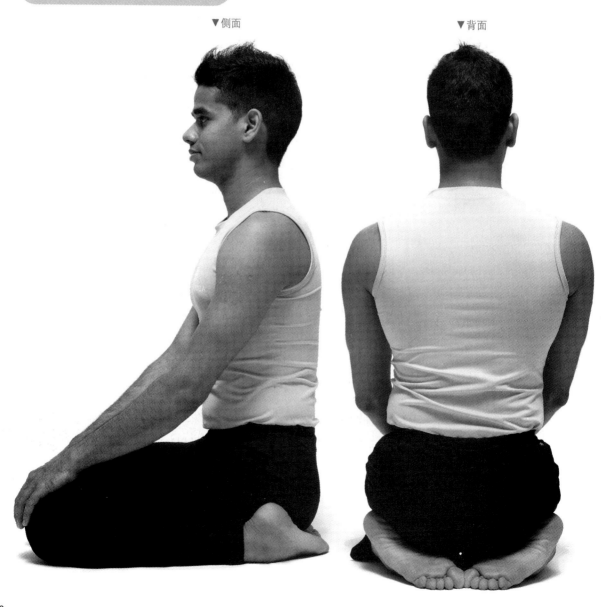

▼侧面

▼背面

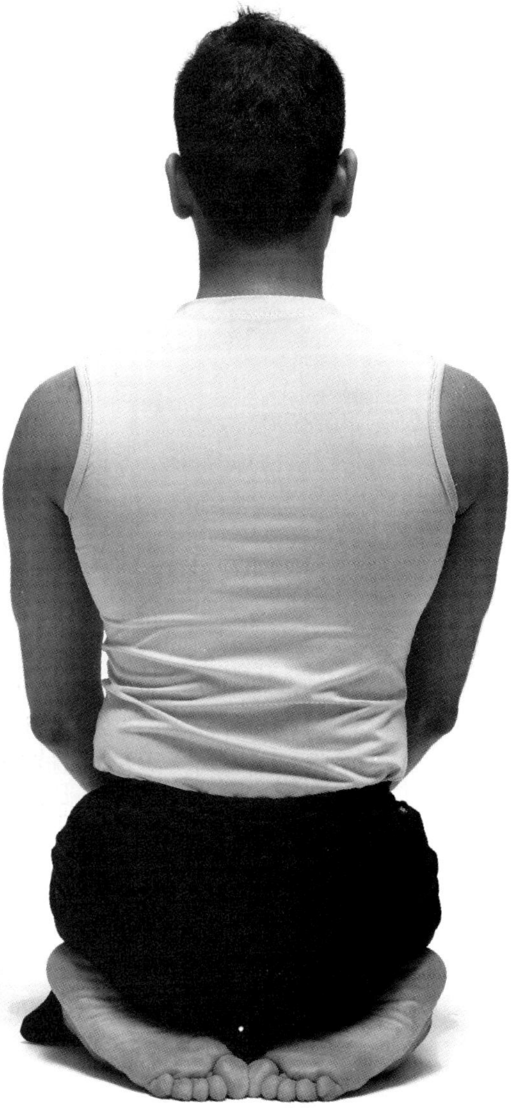

腿部酸痛

半犁式 Ardha Halasana

1. 呈躺姿（详见 P61），双腿并拢，手心贴地置于身体两侧，双眼轻闭，吐气。
2. 吸气，先抬起右腿，使腿部与地面成 90 度直角，吐气。
3. 吸气，接着将左脚抬起使双脚并拢，做 5 次深呼吸后放松回躺姿。

1

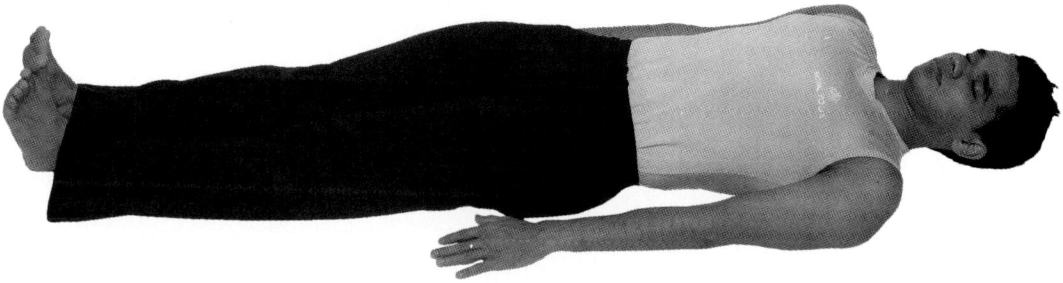

2

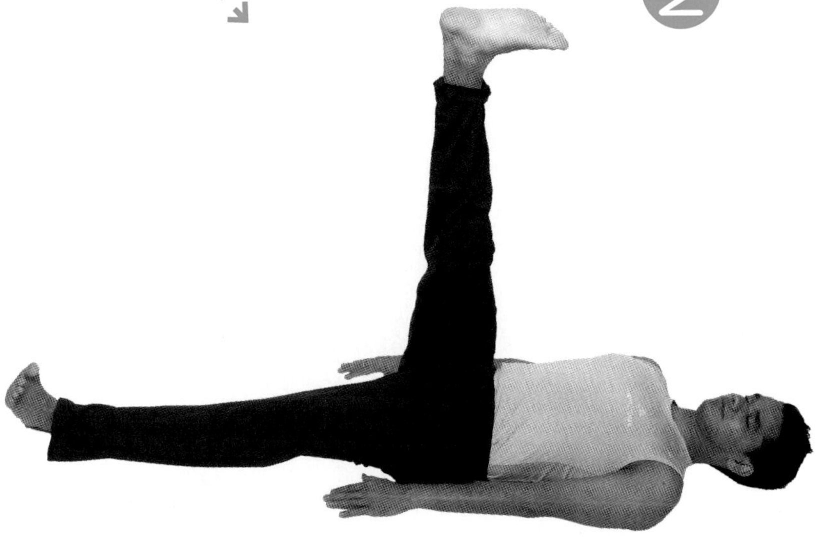

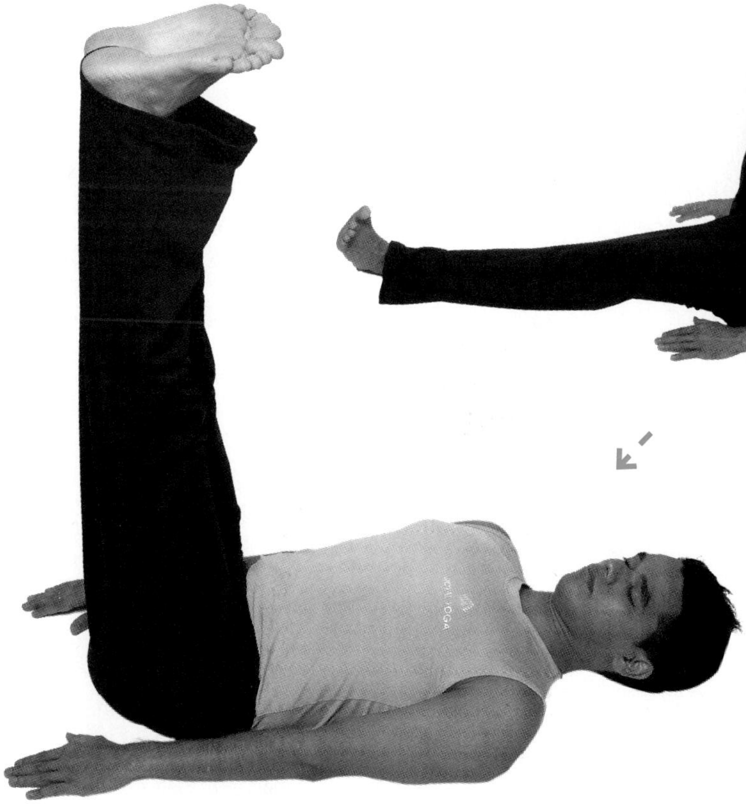

3

小提醒 Reminder

长时间练习时，可将双腿靠墙，保持 5~10 分钟。

腿部酸痛

头碰膝式 Janu Shirshasana

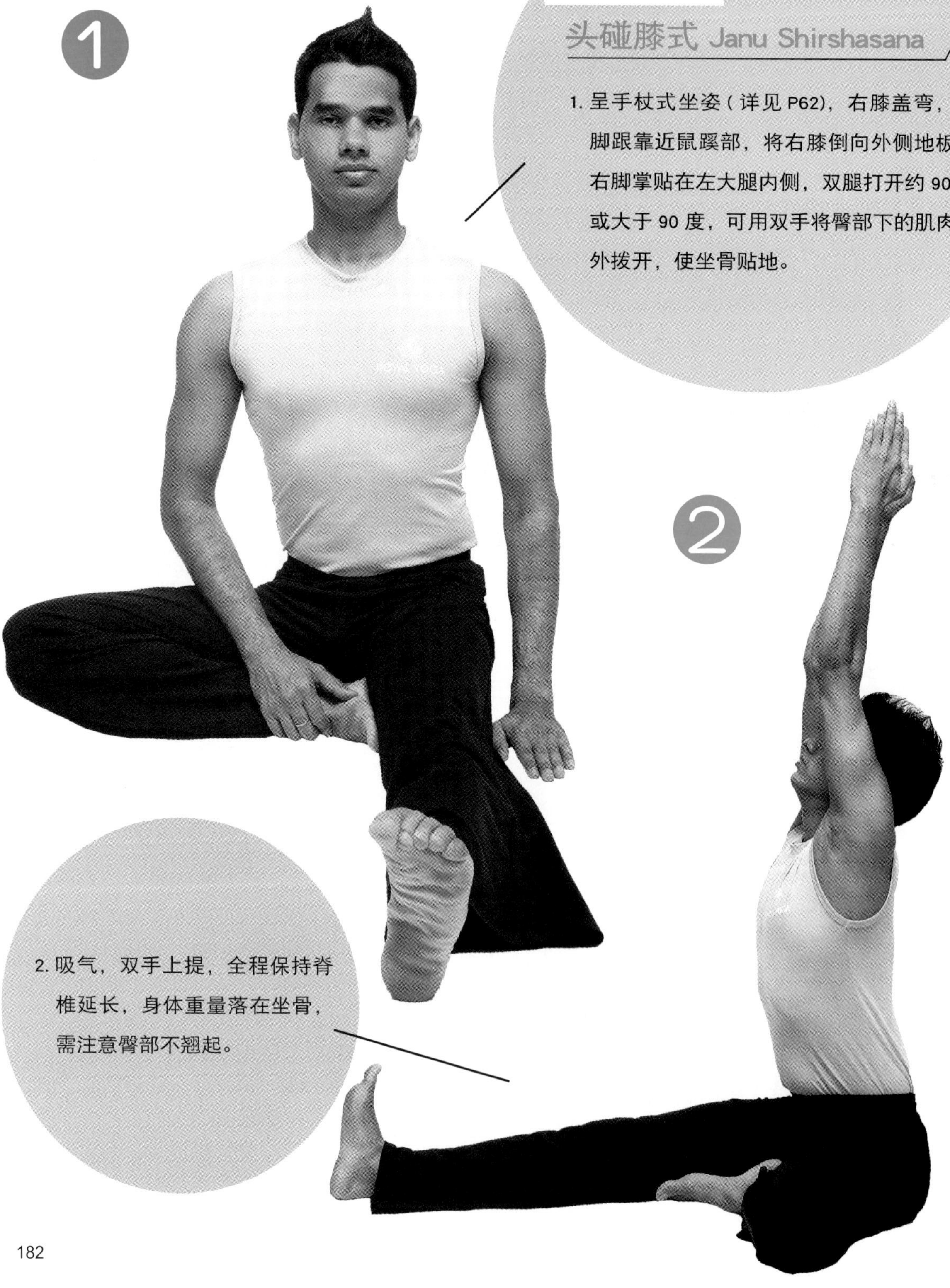

1. 呈手杖式坐姿（详见 P62），右膝盖弯，右脚跟靠近鼠蹊部，将右膝倒向外侧地板，右脚掌贴在左大腿内侧，双腿打开约 90 度或大于 90 度，可用双手将臀部下的肌肉往外拨开，使坐骨贴地。

2. 吸气，双手上提，全程保持脊椎延长，身体重量落在坐骨，需注意臀部不翘起。

3

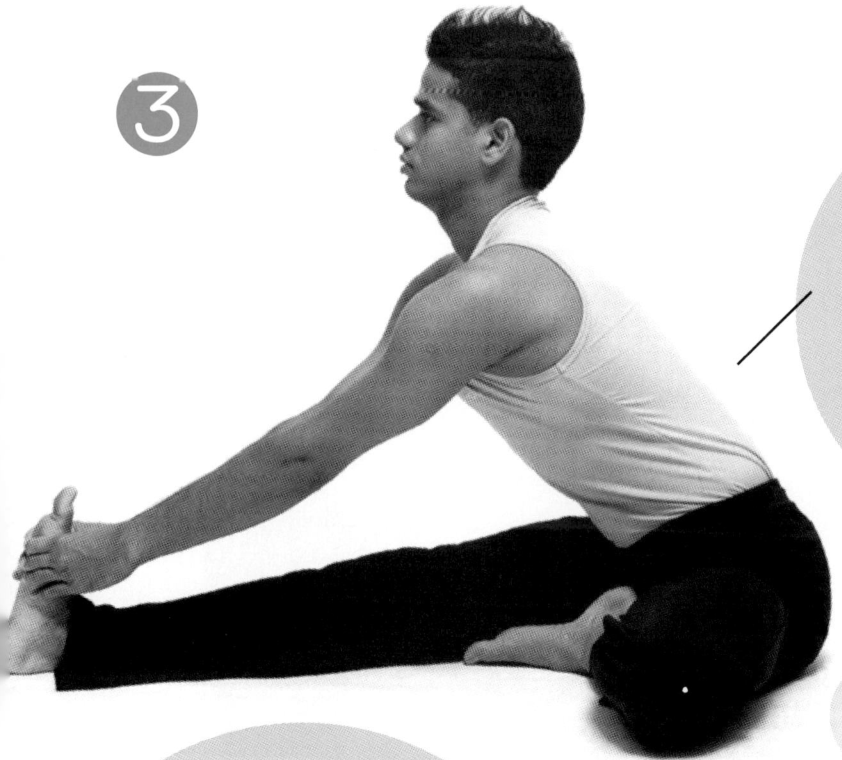

3. 吐气前弯，双手抓住右脚掌，吸气，使脊椎延伸，坐骨下沉（腰荐椎上提）胸腔展开 。

益处 Benefit

强化生殖与泌尿系统、保养前列腺、按摩脏器、伸展腿后侧、增加髋关节柔软度。

禁忌 Contra-indication

椎间盘突出、坐骨神经痛及疝气患者不适合本练习。

4. 吐气，将腹部、胸口及额头慢慢地靠近右大腿前侧，以手抓脚掌，使脊椎延伸更多。再将眼睛闭上（如额头尚未碰到右腿则眼睛睁开）动作停留 5~8 次。深呼吸，结束后，吸气回到手杖式 。

4

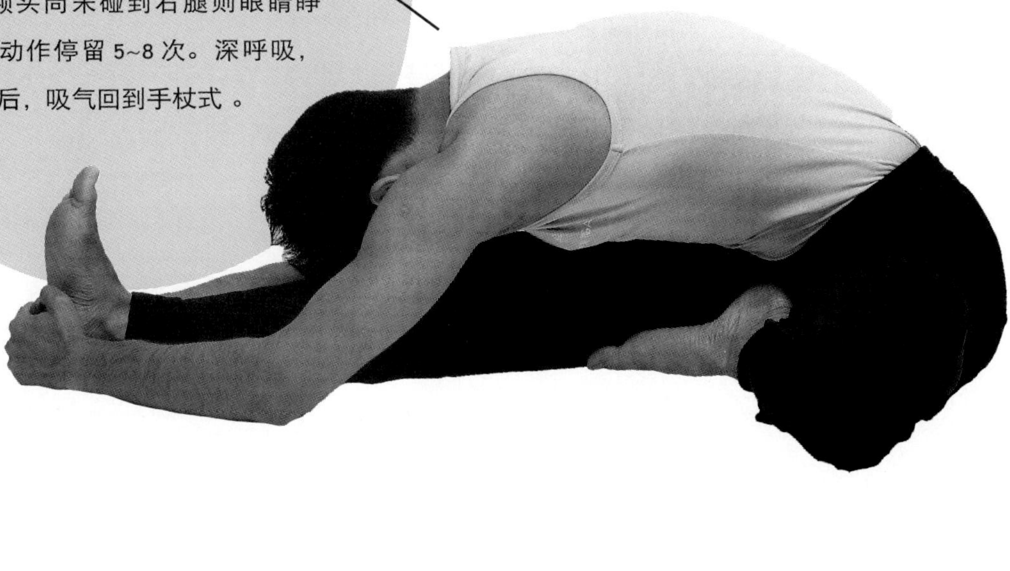

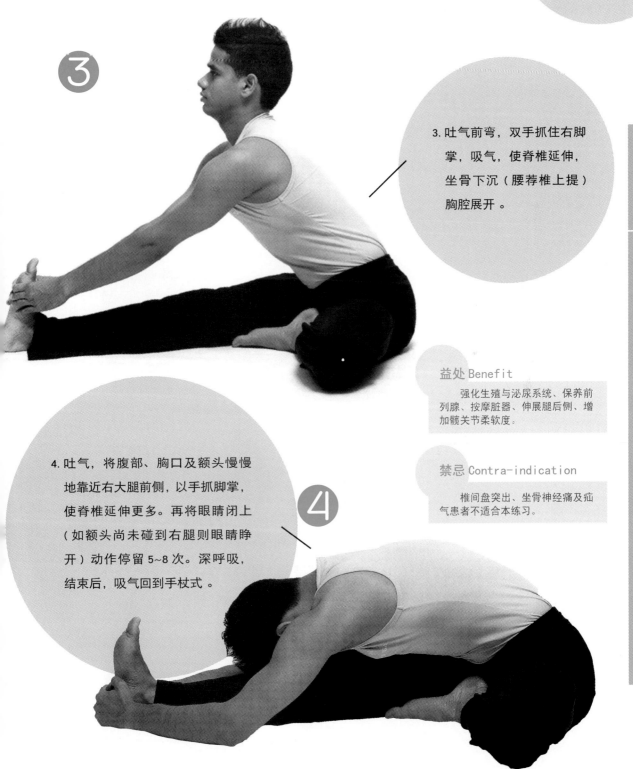

腿部酸痛

金刚坐姿 Vajrasana

呈跪坐姿，双脚并拢，脚背平贴地面，将臀部坐于脚跟之间，上半身保持挺直，双手置于膝上。

侧面　背面

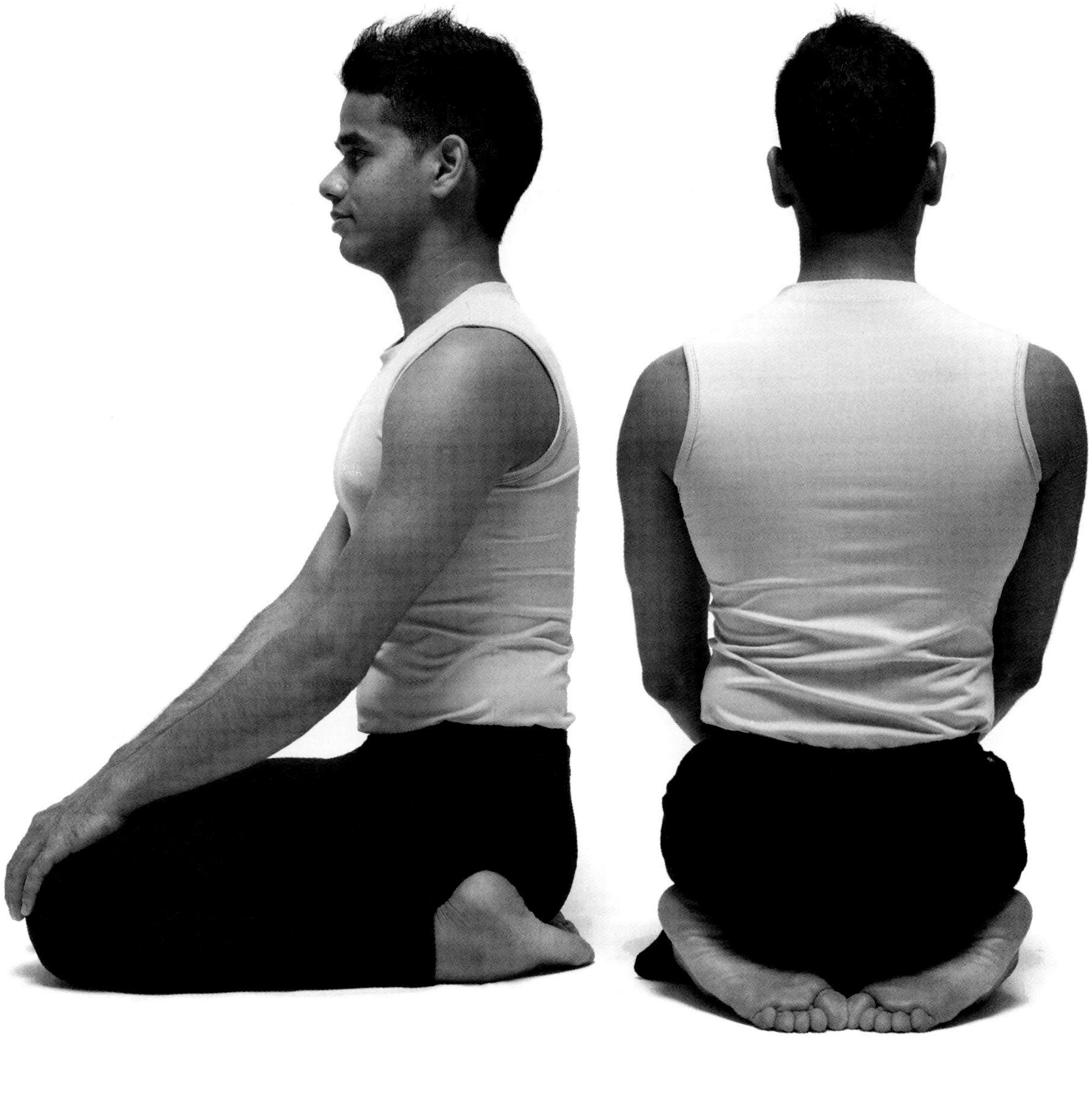

舒缓腿部水肿

肩立式 Sarvangasana

1. 呈躺姿（详见 P61），颈部肌肉放松，脖子脊椎成一条直线，手臂在身侧，双眼睁开。
2. 吸气双手手掌压地，同时收紧腹部肌肉以抬起双腿。脊椎与臀部慢慢向上卷起，双腿并拢伸过头顶，双手掌心翻开朝上、弯曲手肘压地，手掌放在肋骨后侧支撑背部肌肉，眼睛看向胸口。
3. 向上抬起双腿，脚跟推向天花板，延长脊椎。身体的重心在肩膀，确保颈部肌肉放松。胸部贴着下巴，整个过程中不转动头部。离开动作时将双腿慢慢落回头部后侧，以双手扶着背一节一节放下，接着双手离开背部，臀部落地使双腿伸直 90 度，吐气慢慢放下双腿落地。接着可做鱼式（详见 P122）反向伸展。

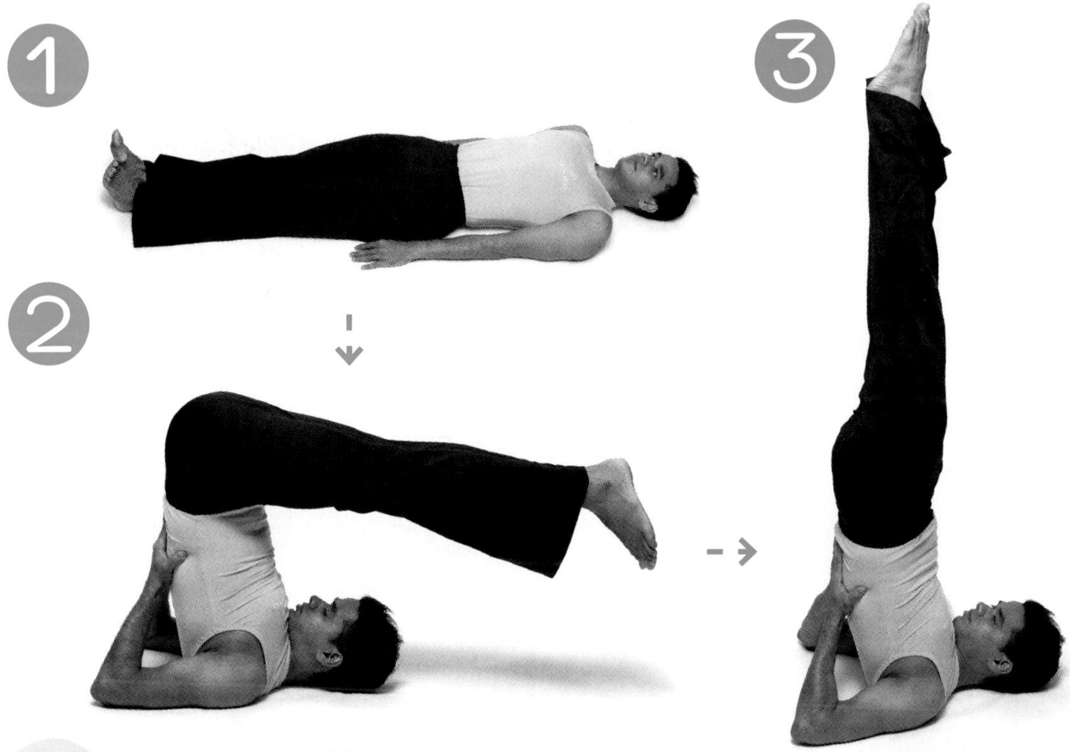

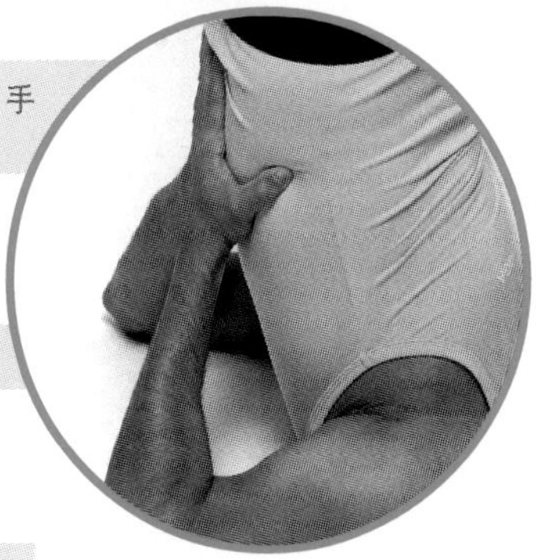

小提醒 Reminder

注意！双手不是推脊椎，而是支撑在脊椎与背部两侧，手肘互相平行，手肘之间距离不大于肩宽。

益处 Benefit

此动作可刺激甲状腺，改善呼吸、消化、生殖、神经和内分泌系统。

禁忌 Contra-indication

甲状腺肿大、肝脏、脾脏、颈椎受伤、腰椎间盘突出、高血压或其他心脏疾病患者避免此练习，颈部颈椎负伤者，可在专业瑜伽老师指导下使用辅助道具练习。

舒缓腿部水肿

金字塔式

Parsvottanasana

1

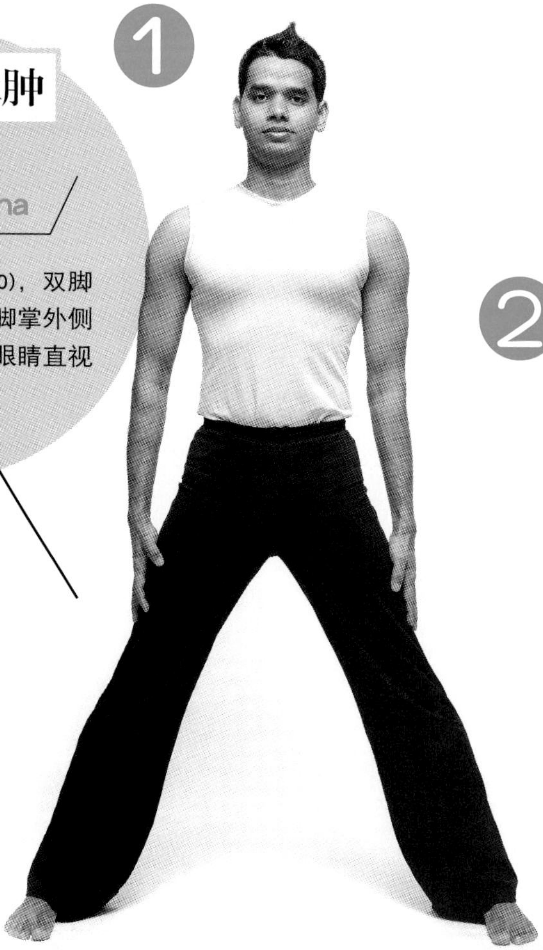

1. 呈山式（详见 P60），双脚打开约 4 步宽，脚掌外侧平行，背脊挺直眼睛直视前方。

2

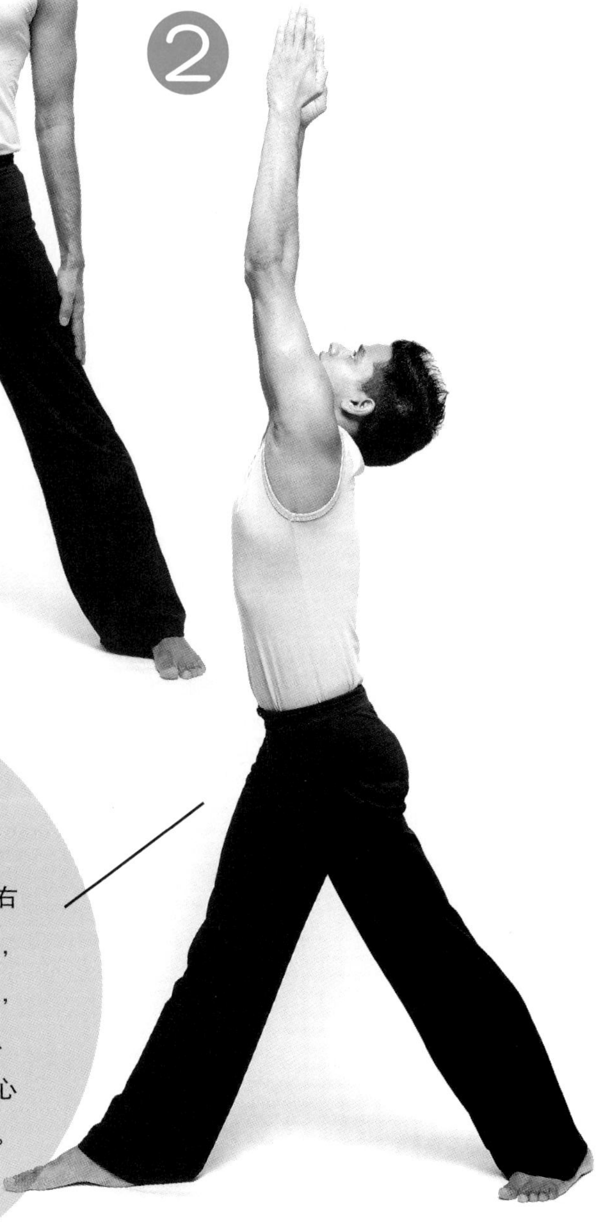

2. 脚跟往下压，使小腿后侧伸展，右脚掌右转 90 度，双脚脚跟成一直线，或右脚脚跟与左脚的足弓成一直线，左脚内转约 45 ～ 60 度角，髋关节、骨盆、肩膀摆正，吸气将双手掌心相对，手臂平行朝上提，视线朝上。

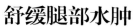

3. 吐气前弯，保持脊椎拉长，使上半身腹部、胸口、额头依序靠近右大腿，掌心触地，或抓住小腿，让头碰到膝盖，身体重量均衡地分散在两腿上，停留 5~8 个深呼吸后，吸气保持脊椎延长，将上半身带起，手放下，脚掌转正，回到步骤 1 后，再换边进行。

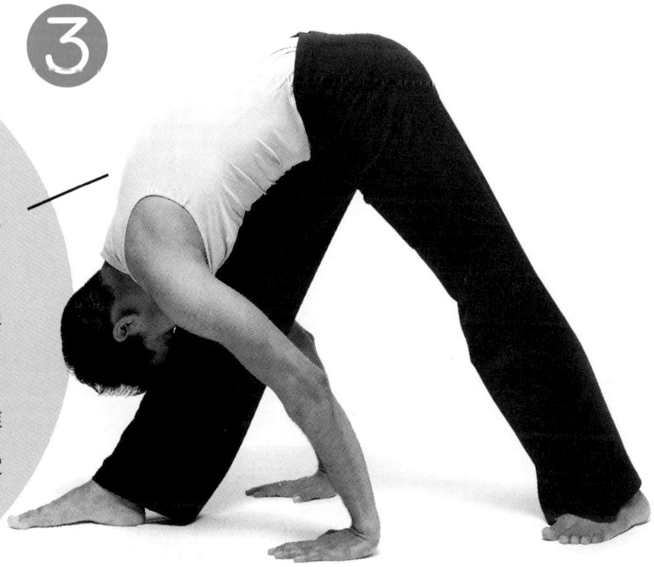

小提醒 Reminder

除了掌心贴地，还可尝试将双手交握并于背后伸直，柔软度不足者，可以停在一半，把手放在瑜伽砖上，避免过度前弯。

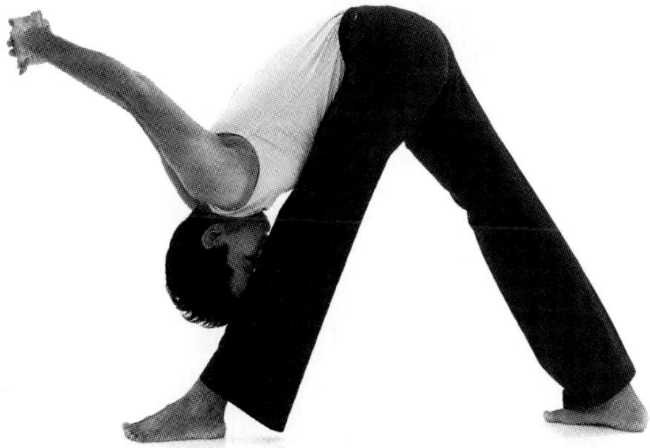

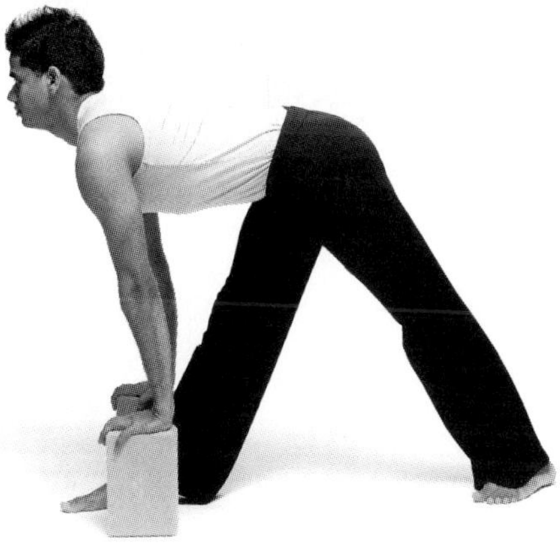

益处 Benefit

腹部贴在前脚大腿上可按摩腹部，强化消化系统。

舒缓腿部水肿

坐姿直腿前弯式 Paschimottanasana

1. 呈手杖式（详见 P62），脚跟往前推，双手压地，保持脊椎延长。
2. 深吸气，再吐气，吐气的同时，将双手沿着双腿往前滑，再深吸气时，脊椎伸展（不驼背），并将胸口打开。

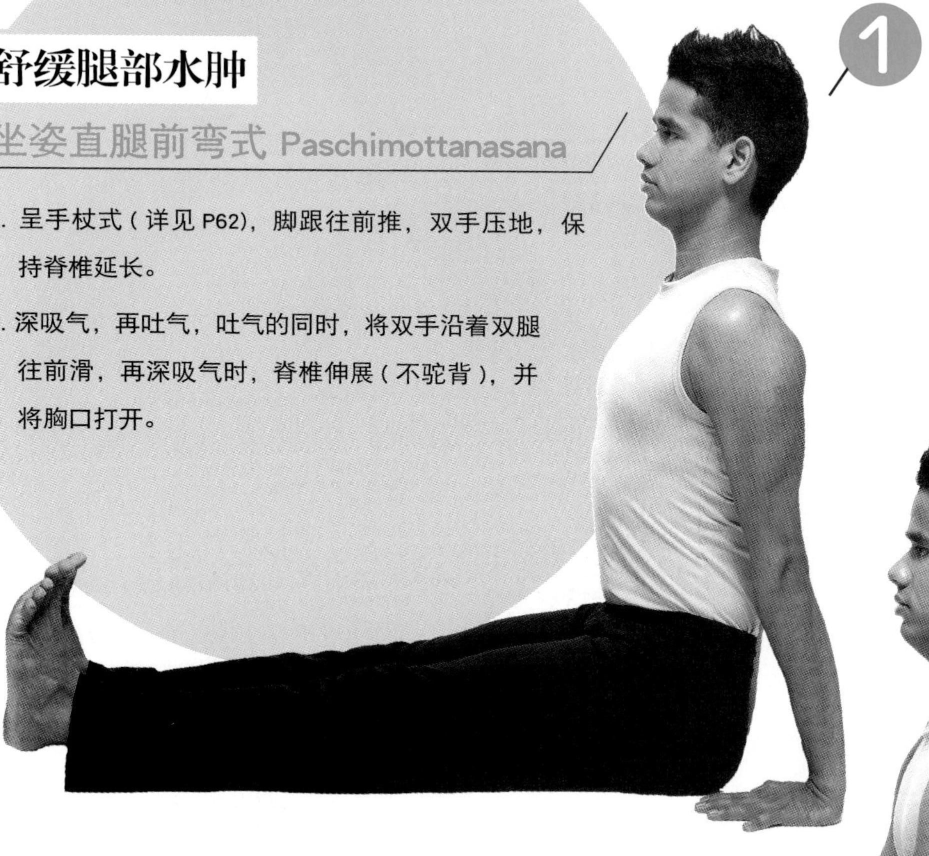

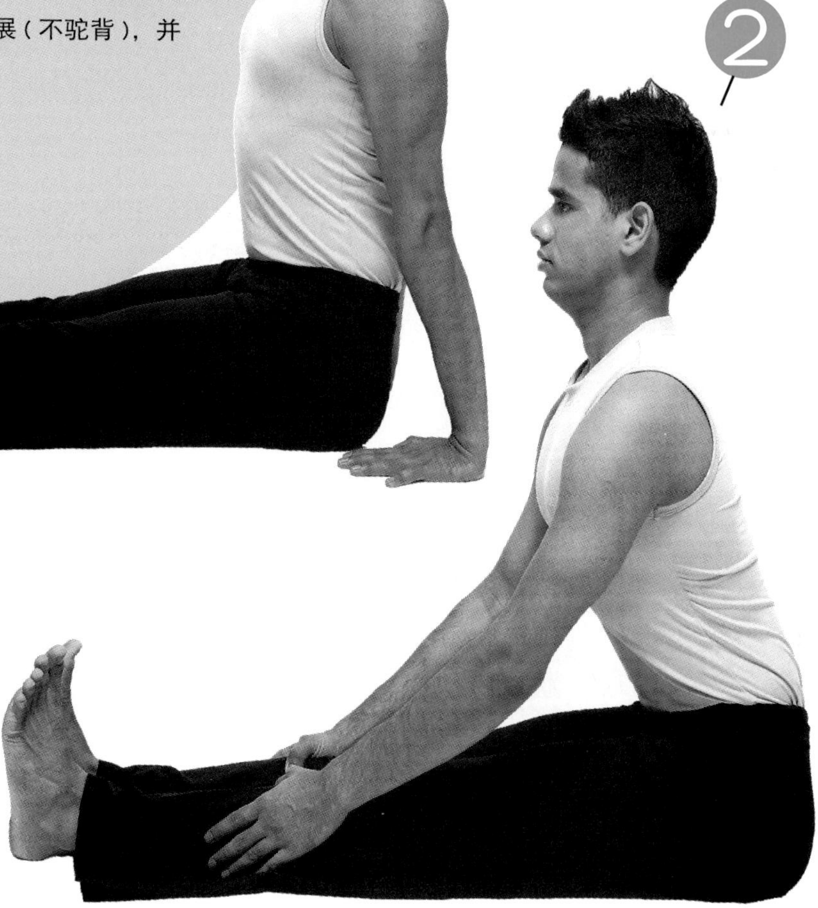

3

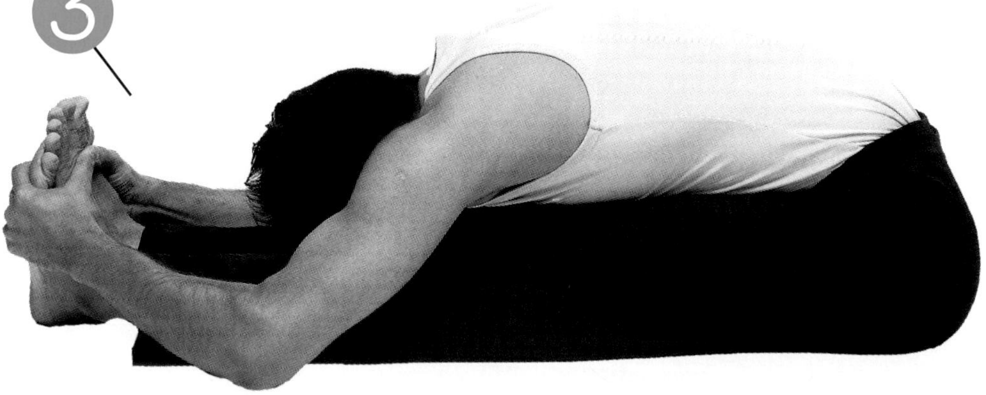

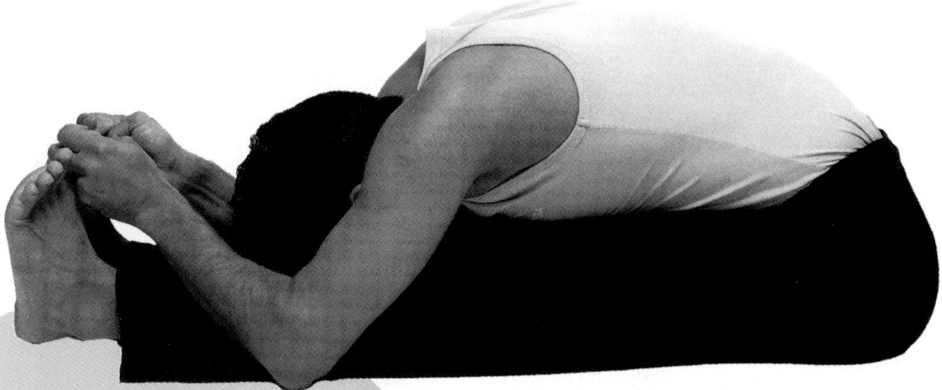

3. 缓慢地向前伸展，手掌抓住脚掌，深吸气使脊椎延伸，吐气时将腹部、胸口及额头慢慢地靠近大腿（眼睛闭上身体放松），动作停留 5~8 次深呼吸。结束后，吸气回到手杖式。 头部无法贴近大腿时，双眼保持张开。

小提醒 Reminder

用前三根手指抓住大脚趾，手将脚趾往内拉，脚趾反方向前推，两者相互对抗，此有助于加深腿后侧伸展。

益处 Benefit

强化生殖与泌尿系统、保养前列腺、按摩脏器、伸展腿后侧。

禁忌 Contra-indication

椎间盘突出、坐骨神经痛及疝气患者不适合本练习。

Chapter 3

疗愈与放松——身体病症的瑜伽对策

其他
Other

其他舒缓及疗愈

脑部血液循环不良，有可能造成掉发、发量稀疏。

多利用使用到头部的瑜伽体位，帮助你刺激头皮，让头发恢复蓬松光泽。

白发 / 掉发，改善头发问题

头立式 Sirsasana

1. 呈金刚坐姿（详见 P65）。
2. 上半身向前弯，双手手肘放在地面与肩同宽，使前臂贴着地面，双手十指交叉，在练习的过程中，身体的重量放在手臂上，手肘稳定不动，头顶放在双手中间，手掌叠在头部。

①

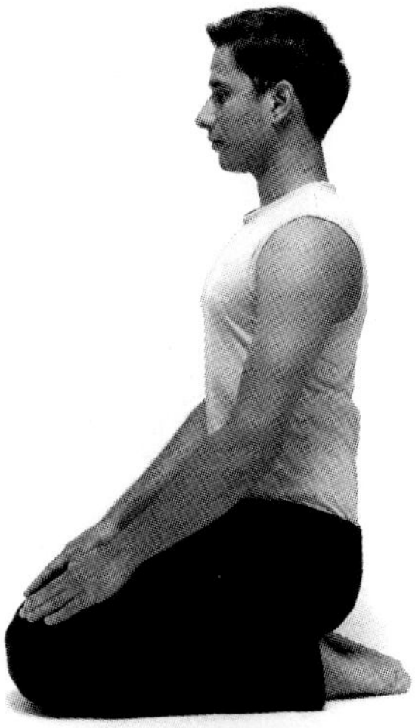

②

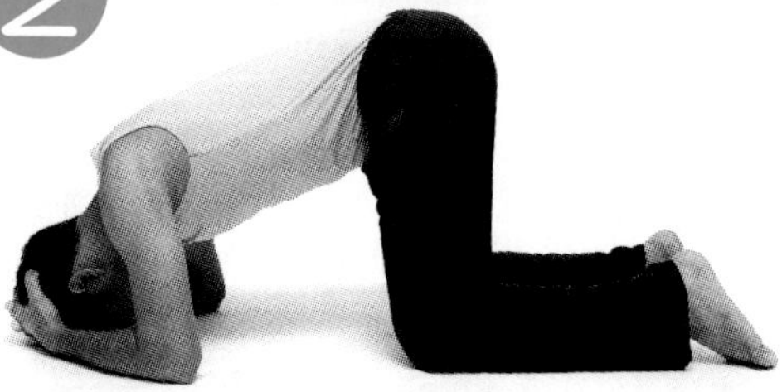

③

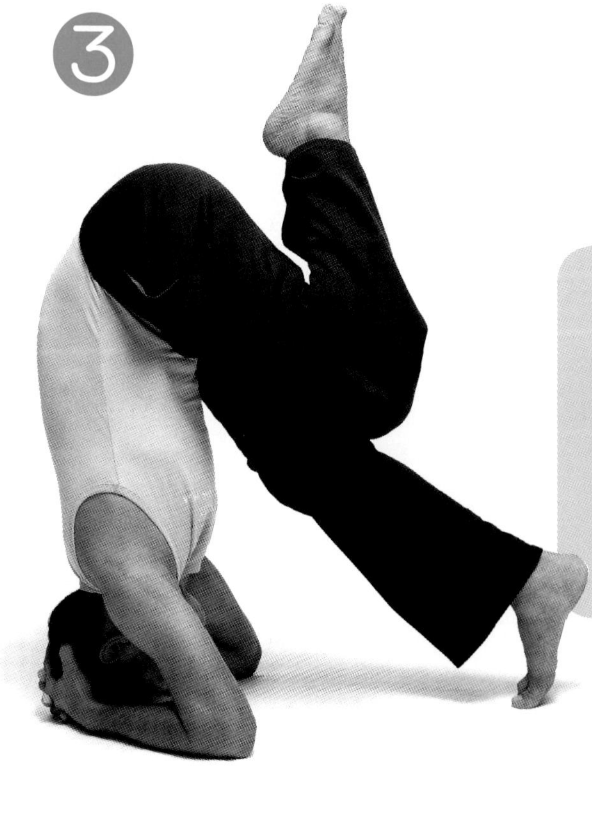

3. 慢慢地伸直膝盖，坐骨向上推，伸展脊椎，在双手可以保持稳定不离地的状况下，双脚慢慢地走近头部，左脚弯曲，左大腿叠在腹部，感觉身体的重量在双手上，慢慢地将右脚离开地板，双腿并拢，双大腿叠在腹部，停留在此，让呼吸放松，身体保持稳定，如果无法保持平衡，就停留在此处。

益处 Benefit

这个动作是属于比较强的体位法，它可以刺激你的顶轮，给身体注入崭新的活力。

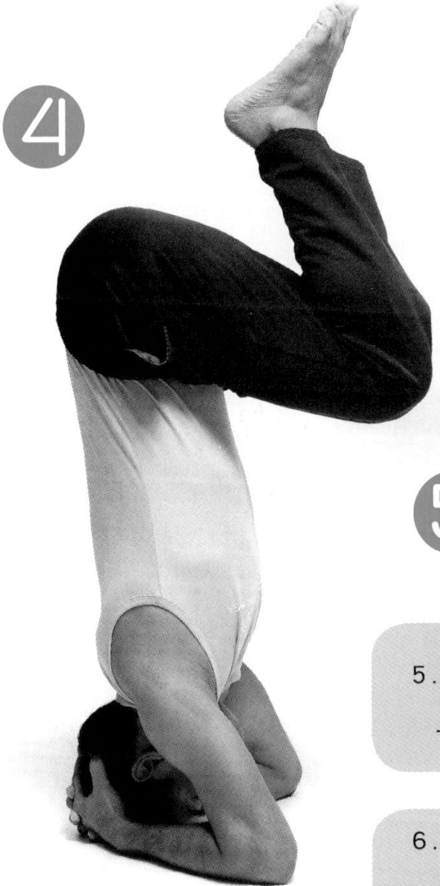

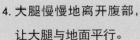

4. 大腿慢慢地离开腹部，让大腿与地面平行。

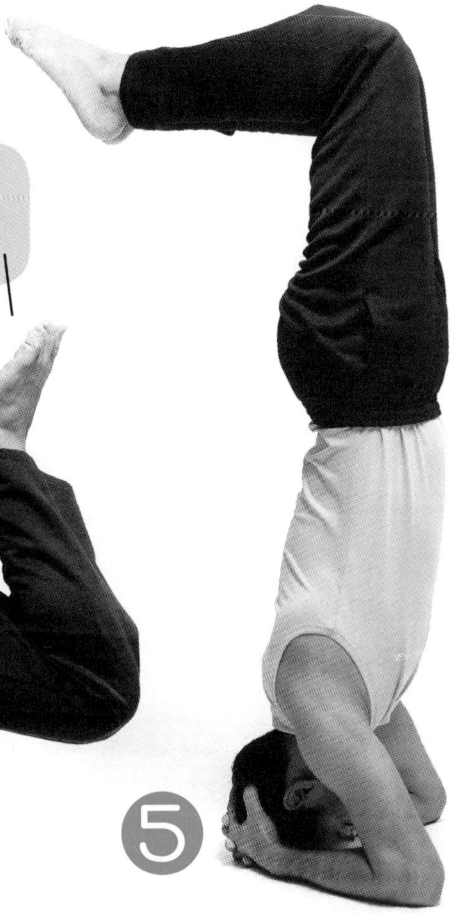

5. 感觉身体稳定后，大腿慢慢向上，与身体成一条直线。

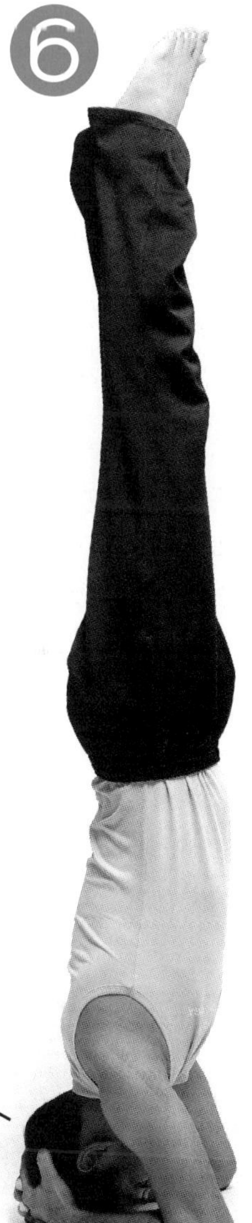

6. 小腿慢慢地向上，与大腿身体成一条直线，练习中全程保持眼睛睁开，自然呼吸。

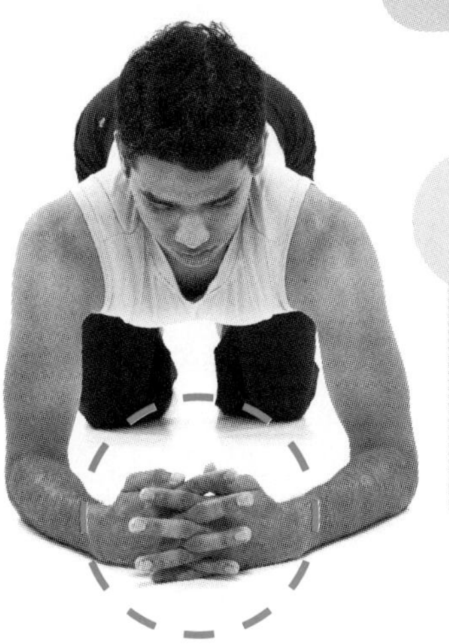

小提醒 Reminder

针对初学者，初学者要先学犁锄式、肩立式，然后头立式，但是已经熟悉的练习者，他应该是要先做头立式再来做肩立式，如果是初学者，停留 10~13 秒就好了，可以慢慢地增加停留时间，不要一下子就想要停很久。头立式建议摆在所有练习最后面，就是在大休息之前操作。颈部有受伤、头痛、偏头痛、高血压、心脏病、静脉曲张、慢性便秘、肾脏有问题、严重近视、眼部有问题、中耳发炎、生理期、怀孕人士不适宜头立式。

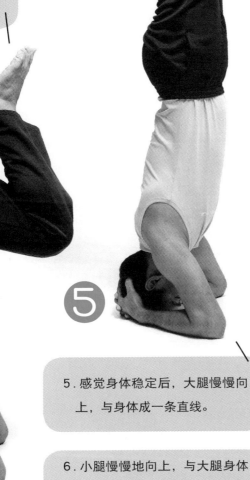

白发 / 掉发，改善头发问题

下犬式
Adho Mukha Svanasana

①

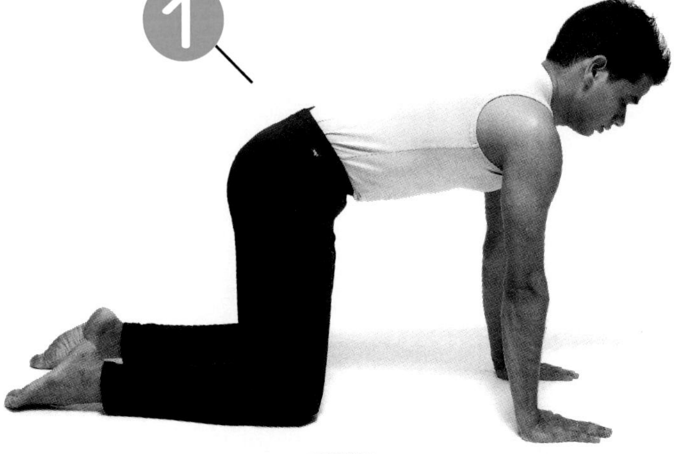

1. 呈猫式（详见 P151），双手手掌平行稳定贴地，中指朝前，颈部放松。

②

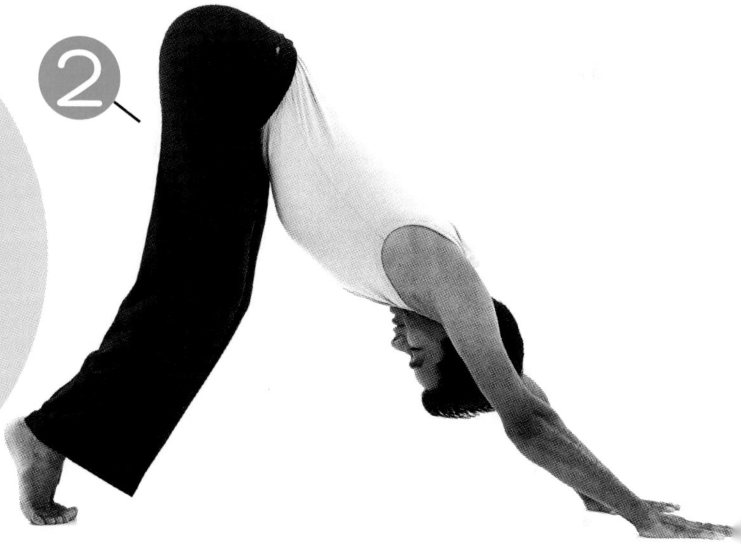

2. 脚趾点地，膝盖离地一点点，此时会感觉身体重量往前送至手臂。吐气，同时将腹部推向大腿，坐骨往上提，脊椎延伸，眼睛看向膝盖，耳朵则垂直地面。

③

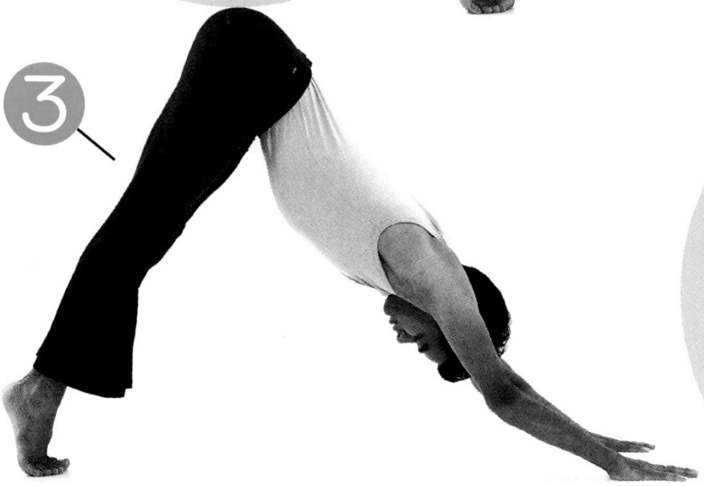

3. 如背部得以保持延伸不会驼背的话，可在此慢慢将膝盖打直；否则继续停留于步骤 2。

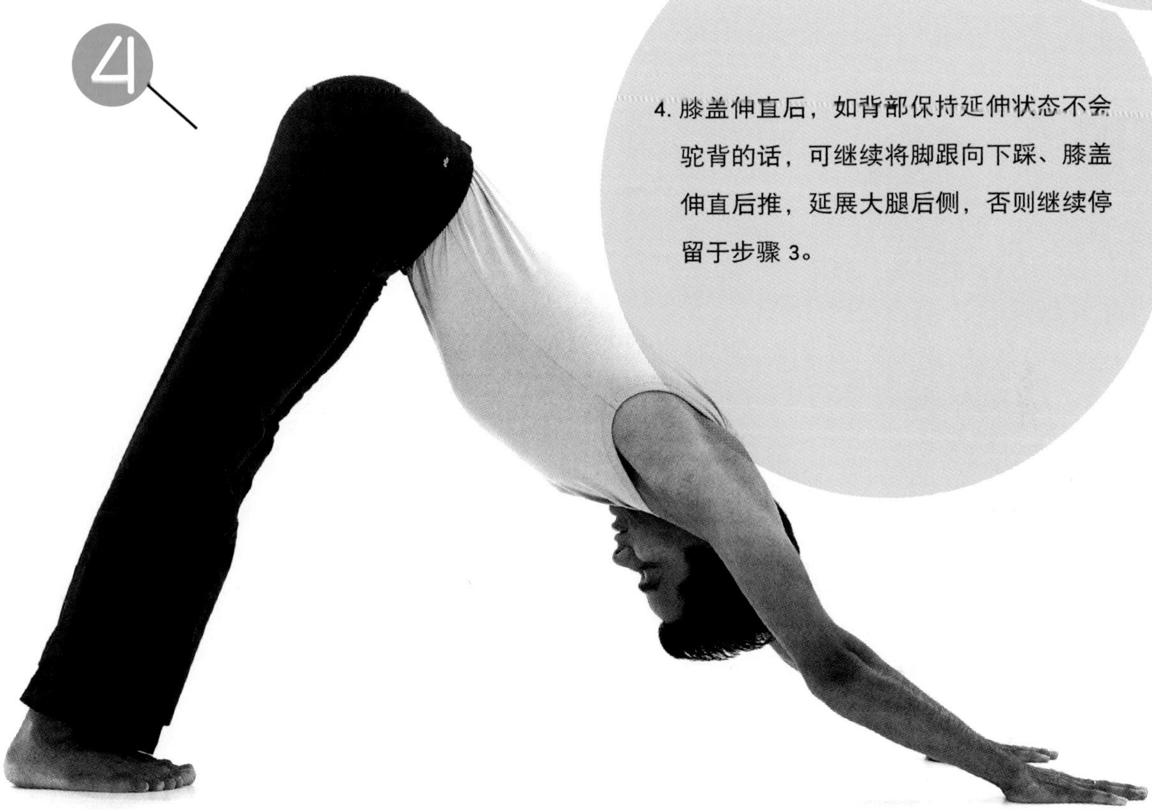

4. 膝盖伸直后，如背部保持延伸状态不会驼背的话，可继续将脚跟向下踩、膝盖伸直后推，延展大腿后侧，否则继续停留于步骤 3。

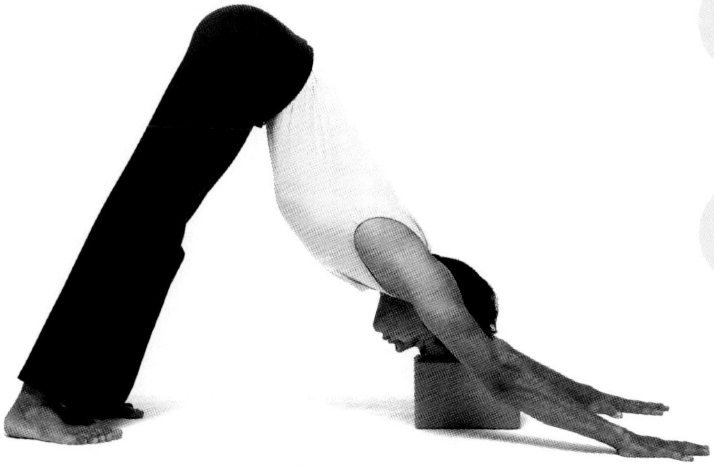

小提醒 Reminder

高血压或其他心血管疾病患者，可将头放在瑜伽砖或其他辅具上练习，生理期期间人士可使用辅具进行练习。

益处 Benefit

可增加活力，并改善关节炎，强化腹部、放松心脏、活化大脑及平衡血压，可作为头立式的替代式 。

白发 / 掉发，改善头发问题

兔子式 Shashankasana

1. 呈金刚坐姿（详见 P65），脚背平放于地面。
2. 双手握住脚跟深吸气，吐气往前弯，下巴贴近胸口，使额头靠近膝盖。
3. 将臀部抬起，直到大腿、小腿成 90 度，并用头顶点地面，颈部垂直地板，毋转头，停留 5 次呼吸后，吸气将臀部坐回脚跟之间，额头贴地呈婴儿式（详见 P104）放松，5 次深呼吸，待脑部不再有压力后以手扶地返回到金刚坐姿。

1

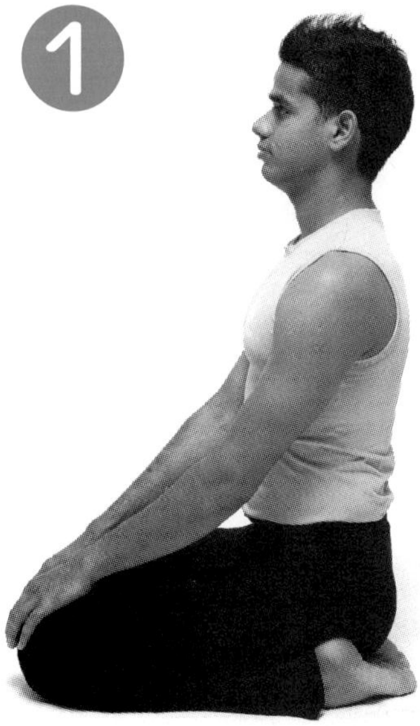

2

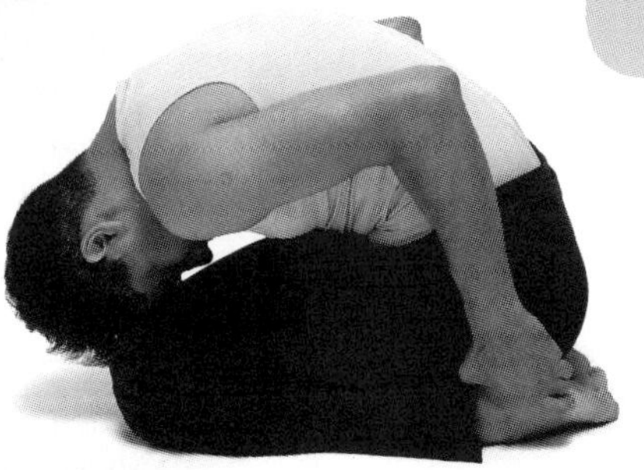

3

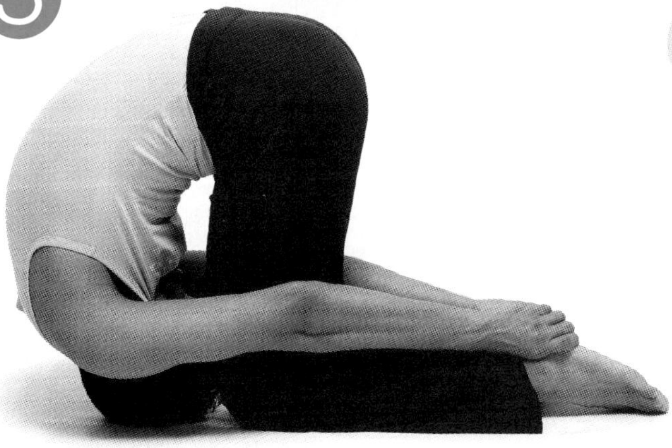

小提醒 Reminder

若是臀部无法抬起至 90 度者，可以将臀部抬至自己可以接受的程度，并将双手置于两侧进行。

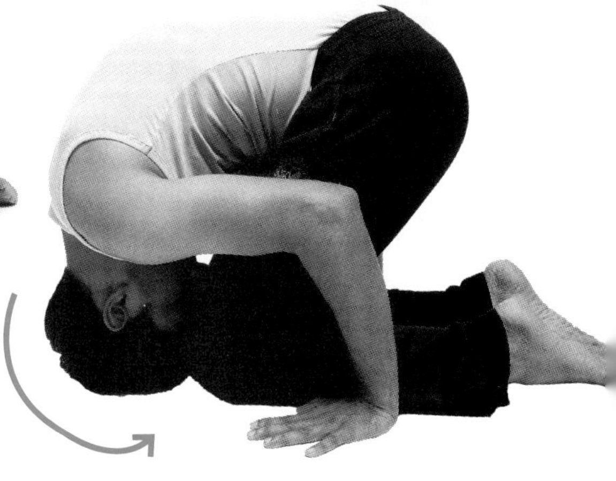

禁忌 Contra-indication

颈部受伤、高血压患者请勿做此练习。

白发 / 掉发，改善头发问题

肩立式 Sarvangasana

1. 呈躺姿（详见 P61），颈部肌肉放松，脖子脊椎成一条直线，手臂在身侧，双眼睁开。
2. 吸气双手手掌压地，同时收紧腹部肌肉以抬起双腿。脊椎与臀部慢慢向上卷起，双腿并拢伸过头顶，双手掌心翻开朝上、弯曲手肘压地，手掌放在肋骨后侧支撑背部肌肉，眼睛看向胸口。
3. 向上抬起双腿，脚跟推向天花板，延长脊椎。身体的重心在肩膀，确保颈部肌肉放松。胸部贴着下巴，整个过程中不转动头部。离开动作时将双腿慢慢落回头部后侧，以双手扶着背一节一节放下，接着双手离开背部，臀部落地使双腿伸直 90 度，吐气慢慢放下双腿落地。接着可做鱼式（详见 P122）反向伸展。

①

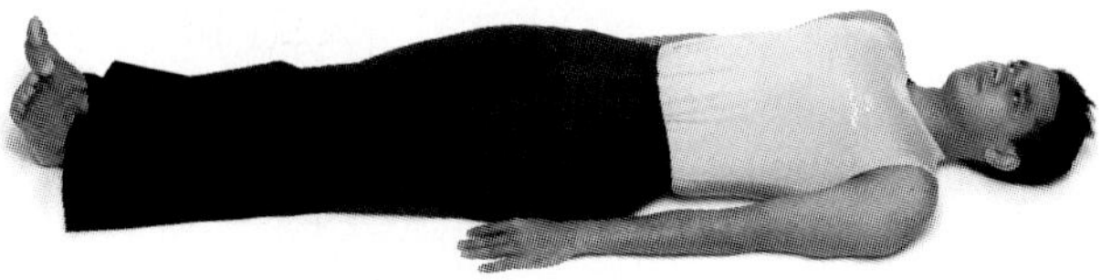

②

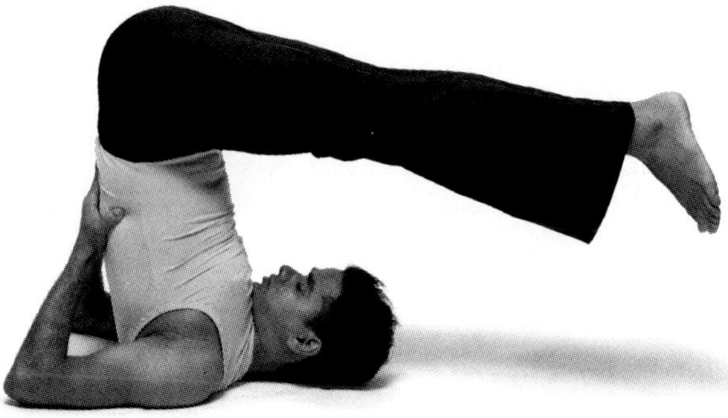

③

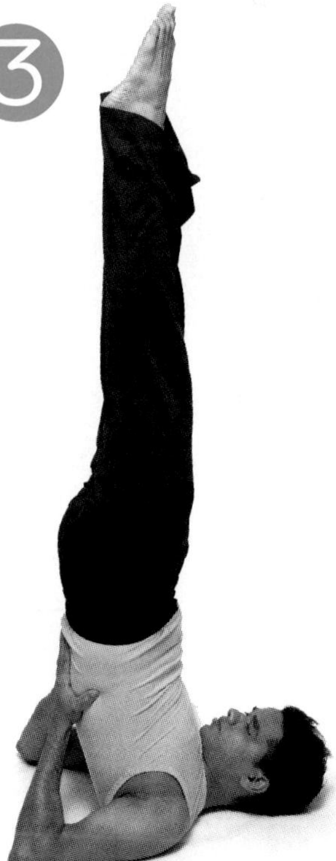

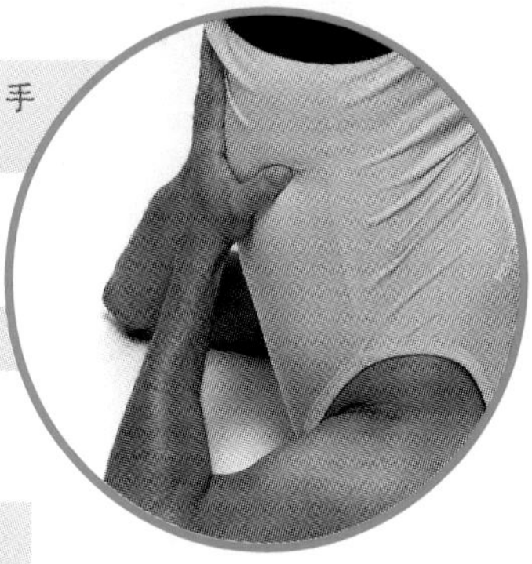

小提醒 Reminder

注意！双手不是推脊椎，而是支撑在脊椎与背部两侧，手肘互相平行，手肘之间距离不大于肩宽。

益处 Benefit

此动作可刺激甲状腺，改善呼吸、消化、生殖、神经和内分泌系统。

禁忌 Contra-indication

甲状腺肿大、肝脏、脾脏、颈椎受伤、腰椎间盘突出、高血压或其他心脏疾病患者避免此练习，颈部颈椎负伤者，可在专业瑜伽老师指导下使用辅助道具练习。

提升代谢力

脐锁 Uddiyana Bandha

山式站姿，双脚打开大于肩宽，自腰部将上半身略向前弯，脊椎延长，膝盖微曲，双手手臂伸直，掌心在大腿上靠近膝盖处，头部略为前倾但下巴不贴胸，使胸腔扩张，用鼻子吸气，然后完全吐气，将腹部向内缩，然后再将肺部的空气吐尽停留 15 秒，维持止息状态停留至需要吸气为止。

再吸气，如果身体状况可以，再练习 3~15 次，结束后回到起始位置，双膝伸直，放掉腹部的脐锁，轻吐气使胸口放松，接着深吸气，维持直立站姿自然呼吸，待呼吸心跳状态恢复原状方可开始下一回合练习。

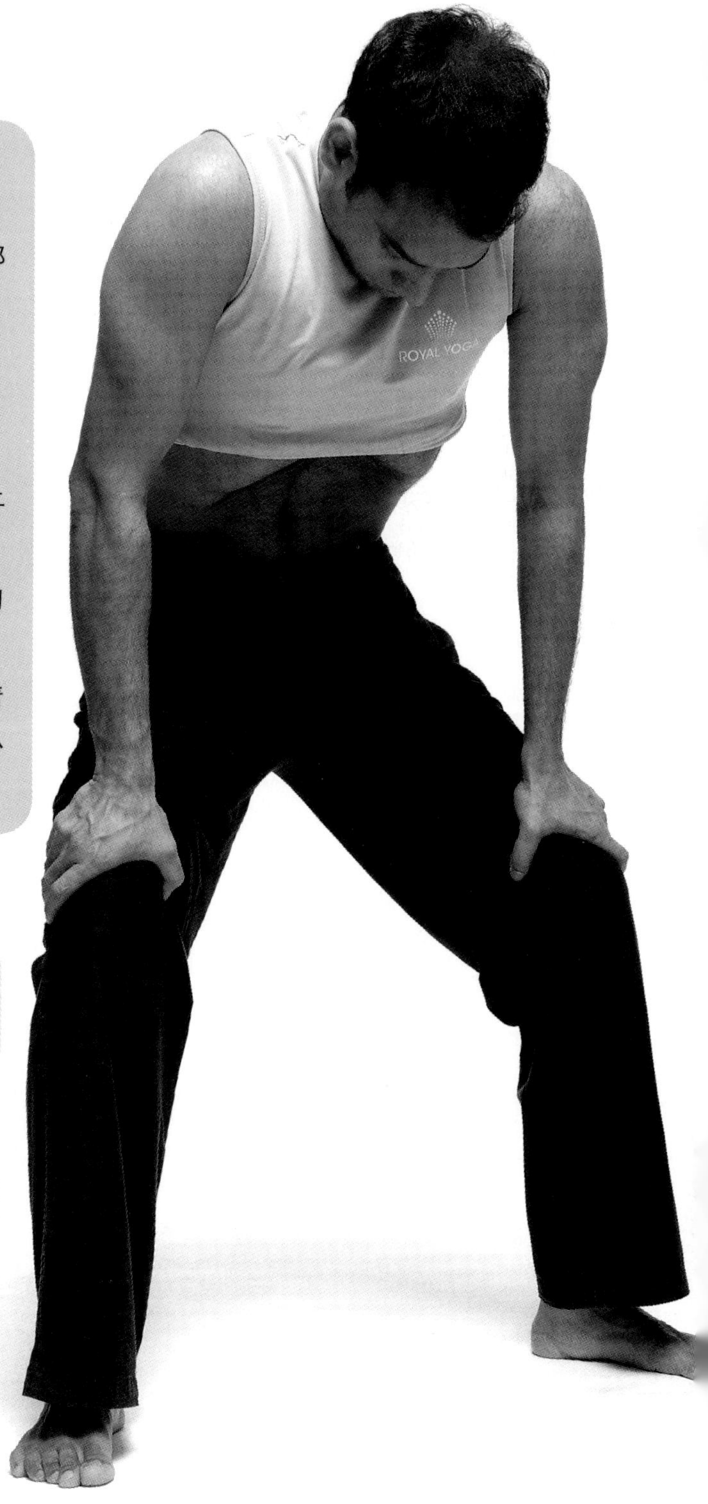

益处 Benefit

强化腹部肌肉、横膈膜，按摩内脏，增进消化功能。

禁忌 Contra-indication

生理期、怀孕期间、结肠炎、胃溃疡、十二指肠溃疡、高血压、心脏病、青光眼人士不适宜进行本练习。

提升代谢力

火呼吸法 Agnisara Kriya

1. 采任何舒适坐姿［基本盘腿坐姿或莲花坐姿（详见 P66）］，全身放松，双手置于膝盖上。
2. 深吸一口气，吐气吐尽后收缩下腹部，下巴内缩。
3. 保持腹部肌肉向内收缩并持续闭气，使腹部肌肉快速缩放，直到需要吸气时再放松，下巴慢慢抬起，待呼吸心跳状态恢复自然后，方可开始下一回合练习。

①

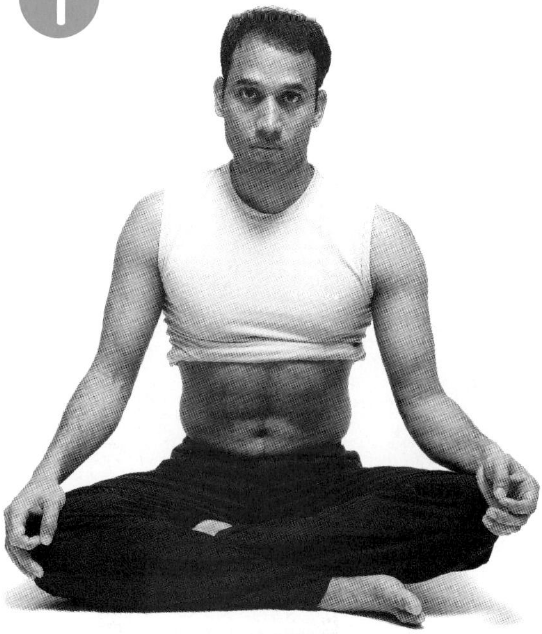

益处 Benefit

强化腹部肌肉，按摩内脏，增进消化功能，增加身体热能，强化代谢机能。

禁忌 Contra-indication

生理期、怀孕期间、结肠炎、胃溃疡、十二指肠溃疡、高血压、心脏病、青光眼人士不适宜进行本练习。

②

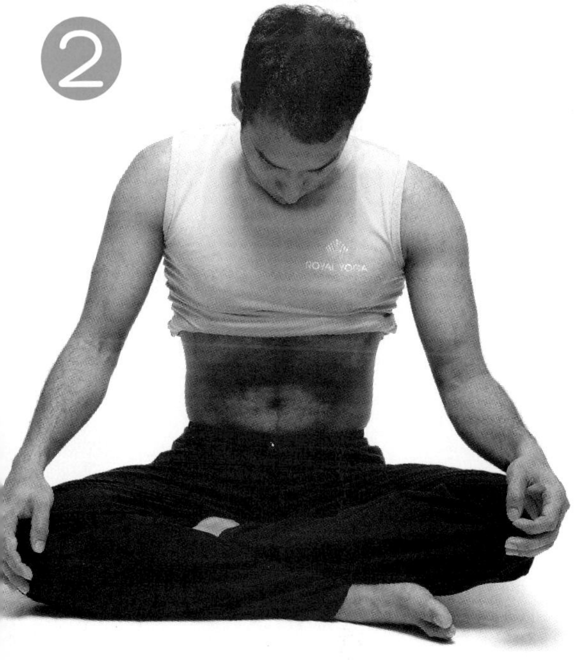

③

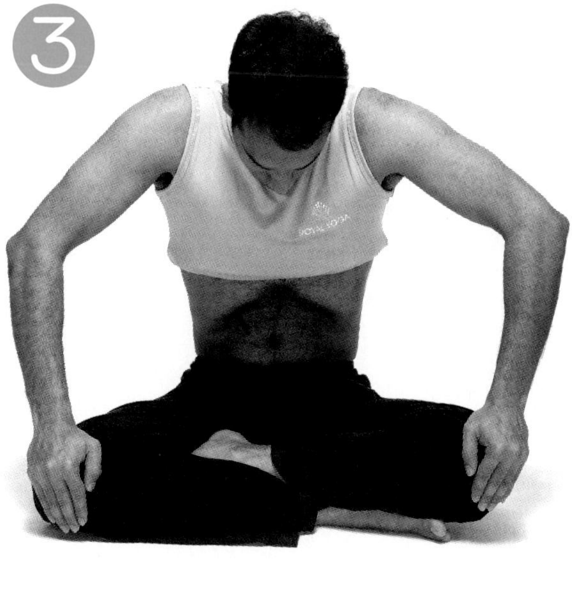

逆龄身体回春

风箱式呼吸
Bhastrika Pranayama

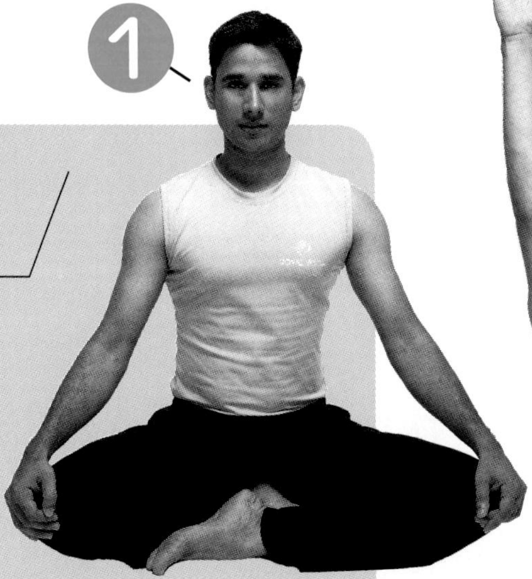

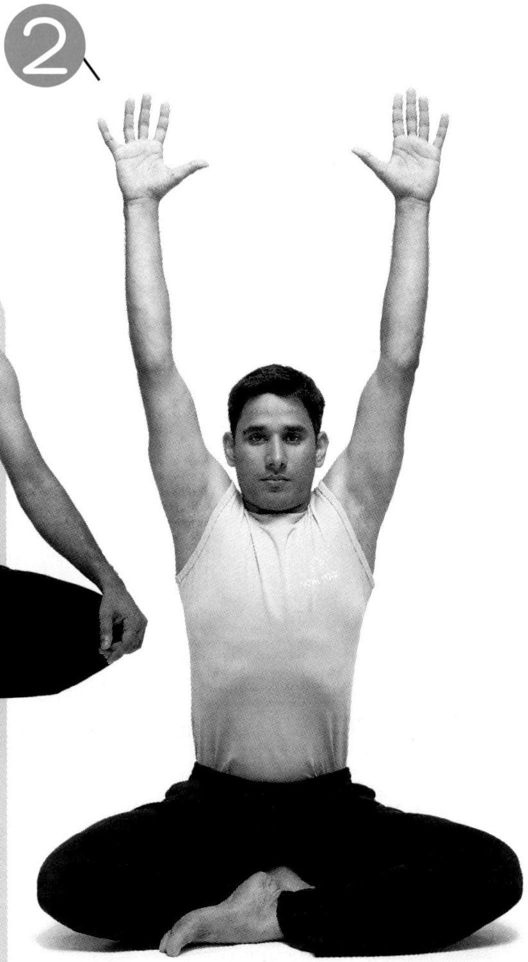

1. 呈任何舒适的冥想坐姿，双手置于膝盖上，全程保持脊椎延长伸直，全身放松。
2. 深深地吸气，双手往上延伸，十指张开。
3. 快速地完全吐气，双手握拳并将手肘往下拉，重复步骤2与3约10次，结束后，进行一次深呼吸，此为一回合的风箱式呼吸，共进行5回合。初学者进行的速度无需太快，也可在每回合之间多停留几次的呼吸，熟练了以后可慢慢加快练习节奏，注意吸气吐气的气量及力道均等。

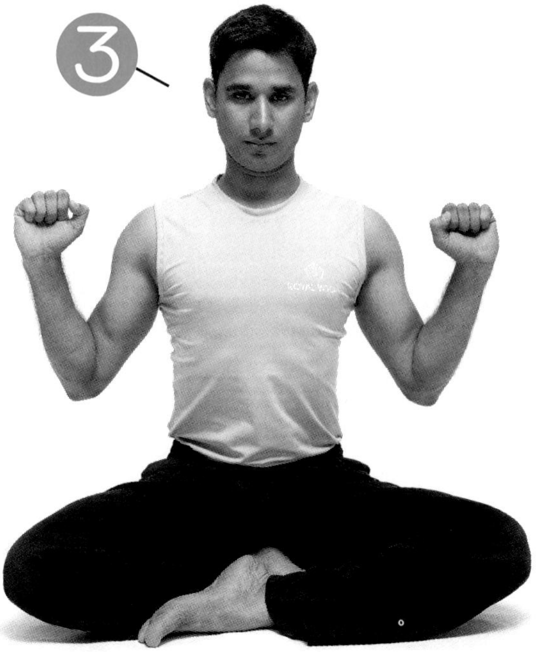

禁忌 Contra-indication

患有高血压或其他心血管疾病、疝气、溃疡、中风、癫痫、青光眼；年长者若患有呼吸道疾病，如慢性支气管炎、气喘、肺结核，孕妇前3个月皆不适合本练习。

逆龄身体回春

肩立式 Sarvangasana

1. 呈躺姿（详见 P61），颈部肌肉放松，脖子脊椎成一条直线，手臂在身侧，双眼睁开。
2. 吸气双手手掌压地，同时收紧腹部肌肉以抬起双腿。脊椎与臀部慢慢向上卷起，双腿并拢伸过头顶，双手掌心翻开朝上、弯曲手肘压地，手掌放在肋骨后侧支撑背部肌肉，眼睛看向胸口。
3. 向上抬起双腿，脚跟推向天花板，延长脊椎。身体的重心在肩膀，确保颈部肌肉放松。胸部贴着下巴，整个过程中不转动头部。离开动作时将双腿慢慢落回头部后侧，以双手扶着背一节一节放下，接着双手离开背部，臀部落地使双腿伸直 90 度，吐气慢慢放下双腿落地。接着可做鱼式（详见 P122）反向伸展。

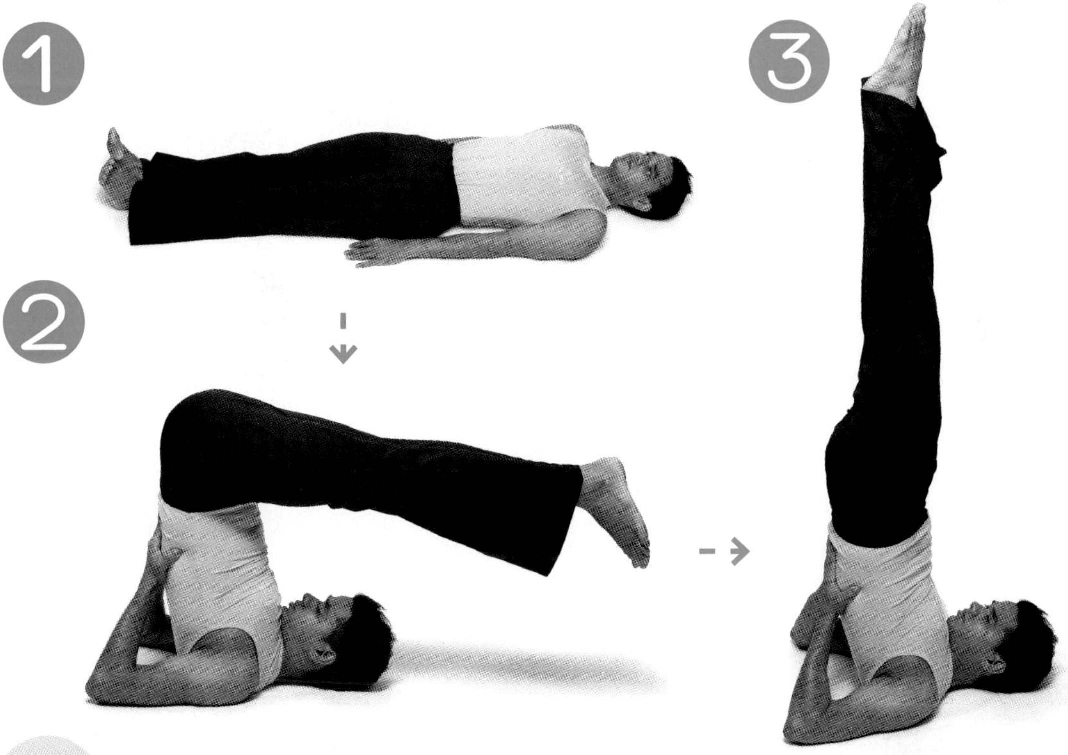

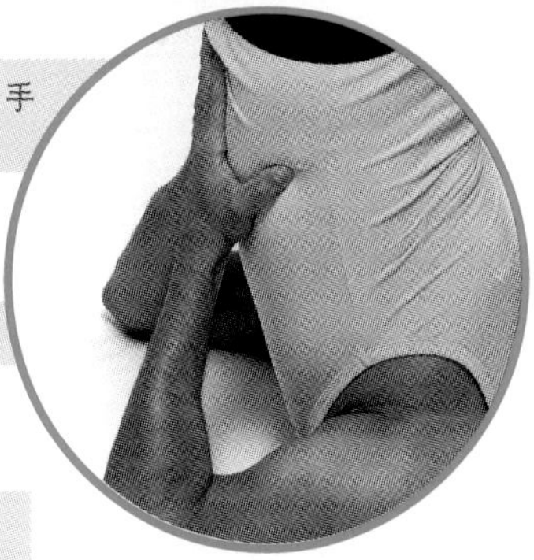

小提醒 Reminder

注意！双手不是推脊椎，而是支撑在脊椎与背部两侧，手肘互相平行，手肘之间距离不大于肩宽。

益处 Benefit

此动作可刺激甲状腺，改善呼吸、消化、生殖、神经和内分泌系统。

禁忌 Contra-indication

甲状腺肿大、肝脏、脾脏、颈椎受伤、腰椎间盘突出、高血压或其他心脏疾病患者避免此练习，颈部颈椎负伤者，可在专业瑜伽老师指导下使用辅助道具练习。

逆龄身体回春

头立式 Sirsasana

1. 呈金刚坐姿（详见 P65）。
2. 上半身向前弯，双手手肘放在地面与肩同宽，使前臂贴着地面，双手十指交叉，在练习的过程中，身体的重量放在手臂上，手肘稳定不动，头顶放在双手中间，手掌叠在头部。

1

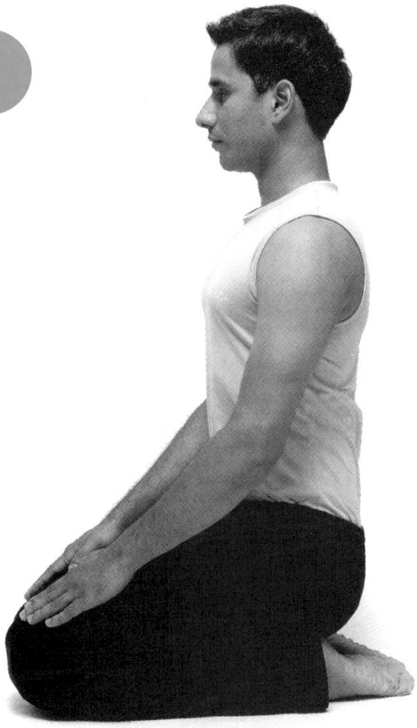

2

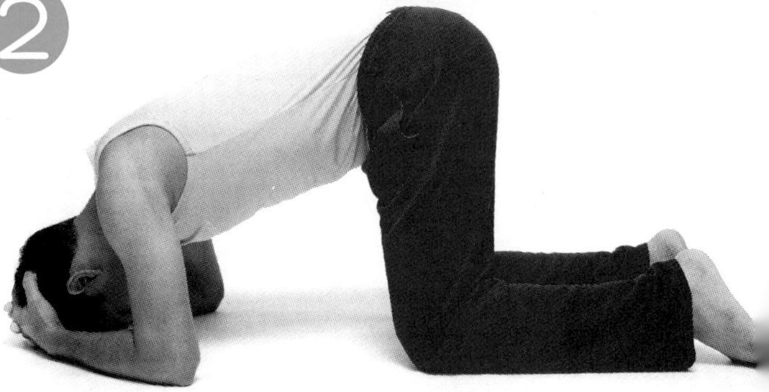

3

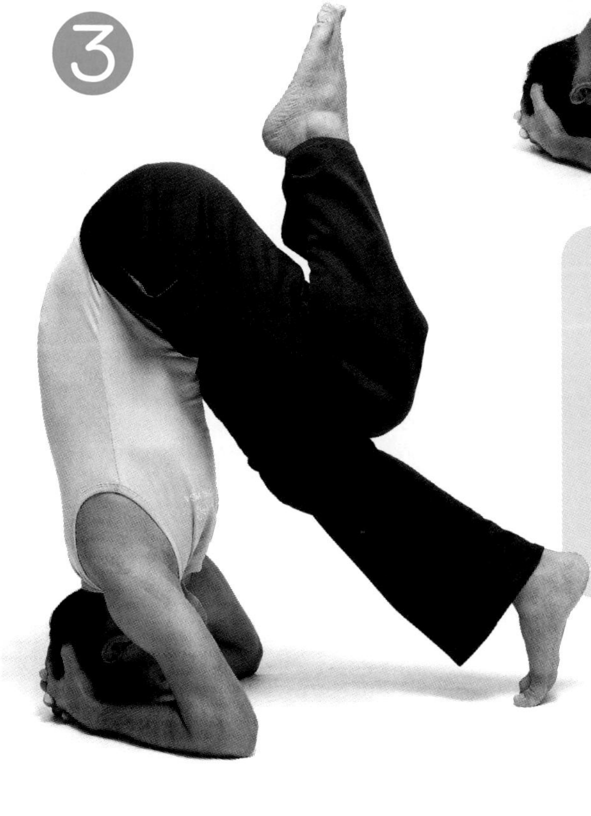

3. 膝盖慢慢地伸直，坐骨向上推，伸展脊椎，在双手可以保持稳定不离地的状况下，双脚慢慢地走近头部，左脚弯曲，左大腿叠在腹部，感觉身体的重量在双手上，慢慢地将右脚离开地板，双腿并拢，双大腿叠在腹部，停留在此，让呼吸放松，身体保持稳定，如果无法保持平衡，就停留在此处。

益处 Benefit

这个动作是属于比较强的体位法，它可以刺激你的顶轮，给身体注入崭新的活力。

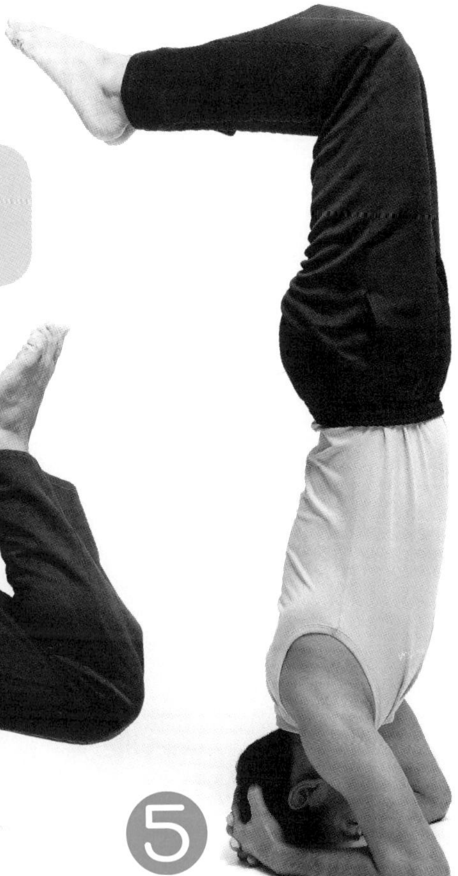

4. 大腿慢慢地离开腹部，让大腿与地面平行。

4

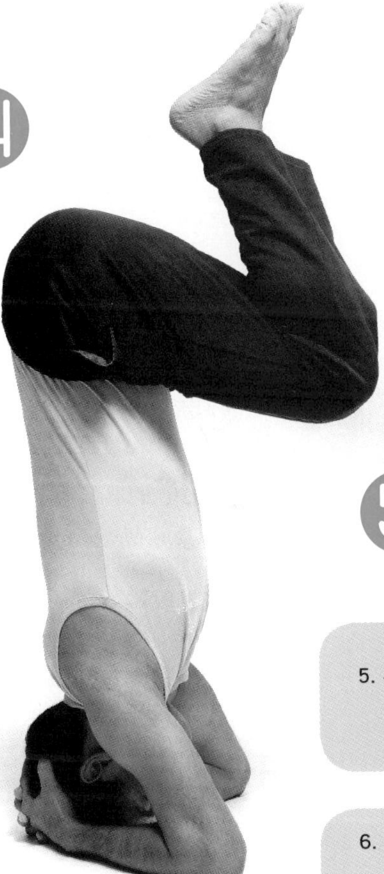

5

5. 感觉身体稳定后，大腿慢慢向上，与身体成一条直线。

6. 小腿慢慢地向上，与大腿身体成一条直线，练习中全程保持眼睛睁开，自然呼吸。

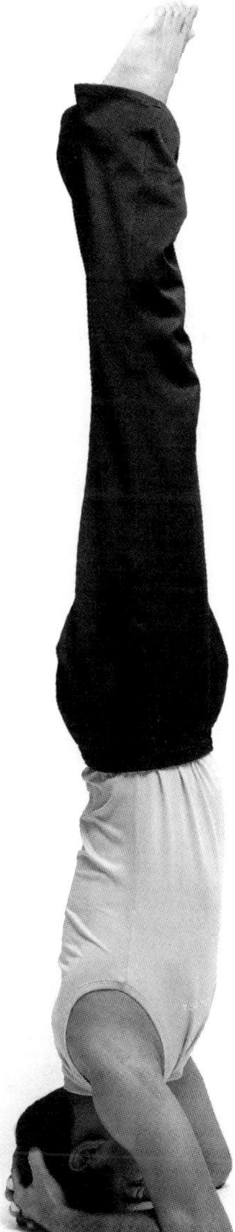

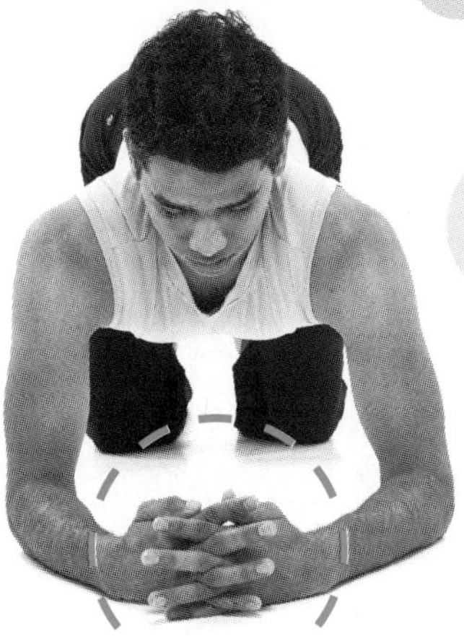

小提醒 Reminder

针对初学者，初学者要先学犁锄式、肩立式，然后头立式，但是已经熟悉的练习者，他应该是要先做头立式再来做肩立式，如果是初学者，停留 10~13 秒就好了，可以慢慢地增加停留时间，不要一下子就想要停很久。头立式建议摆在所有练习最后面，就是在大休息之前操作。颈部有受伤、头痛、偏头痛、高血压、心脏病、静脉曲张，慢性便秘、肾脏有问题、严重近视、眼部有问题、中耳发炎、生理期、怀孕人士不适宜头立式。

逆龄身体回春

站姿直腿前弯 Pada Hastasana

1. 呈山式站姿（详见 P60）。
2. 双脚打开肩宽，吸气，双手平行由前往上提起，脚跟下踩，使身体向上延伸。

1

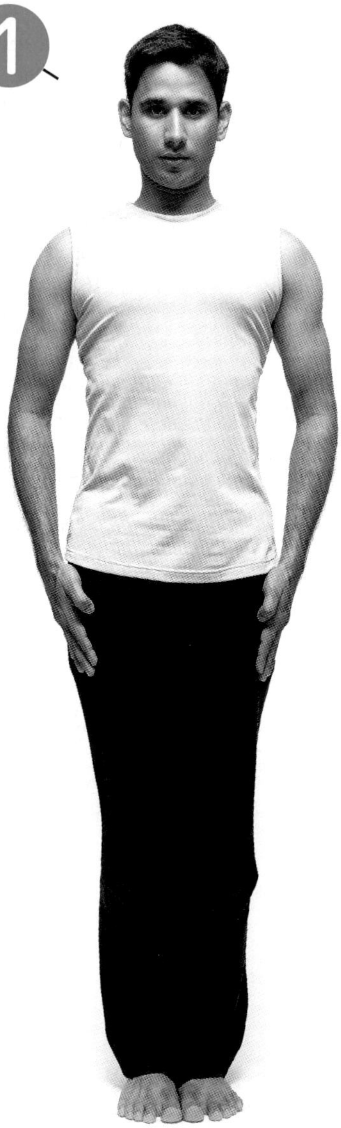

2

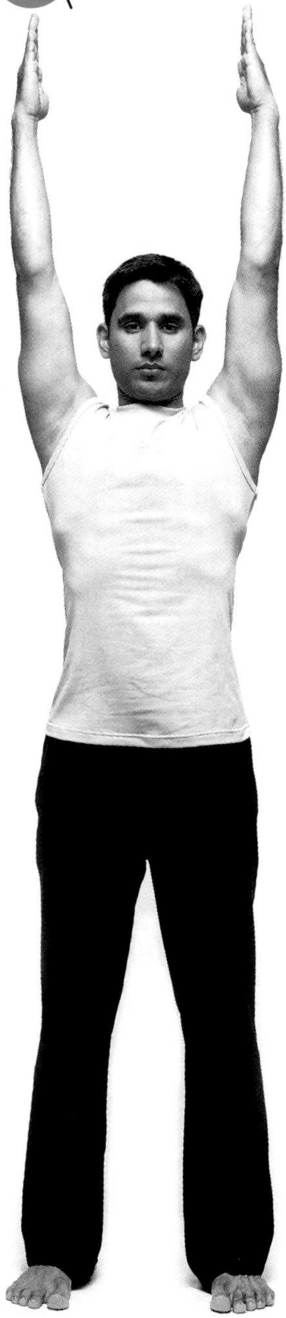

3. 将膝盖微曲，腹部微收，吐气后身体前弯，然后将双手置于脚掌旁下压，颈椎肩膀放松，使脊椎能自然伸展。

4. 双手拉着脚踝，吸气背部延长，吐气前弯的同时以下手臂贴着小腿后侧，停留 5~8 次深呼吸。

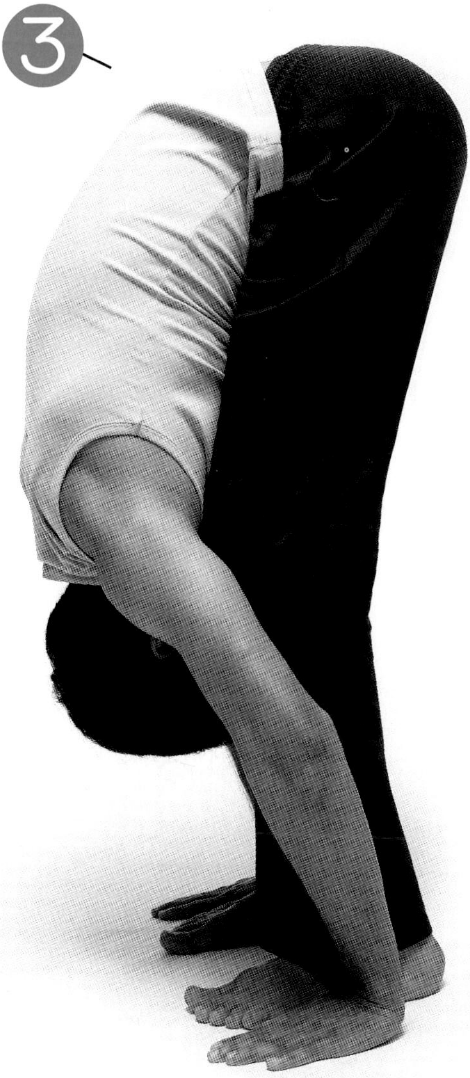

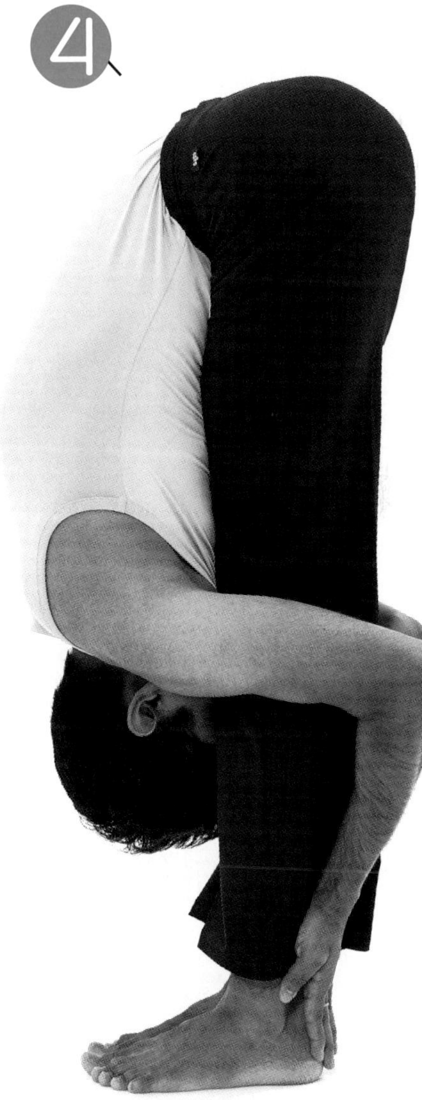

益处 Benefit

按摩并强化脏器、增强消化系统、改善便秘及消化不良。

禁忌 Contra-indication

脊椎或背部严重受伤、心血管疾病患者应避免本练习。

改善性功能障碍

根锁 Moola Bandha

1. 呈任何舒适坐姿或莲花坐姿（详见 P66）。

2-1. 双眼闭上，全身放松，专注于自然的呼吸上。意识集中于阴部，配合呼吸节奏规律地收放骨盆底肌群。

2-2. 持续自然地呼吸，慢慢地收缩阴部肌肉，意识集中于内在感受，再一次将阴部肌肉收缩上提，身体其他部位放松，刚开始练习时，肛门与括约肌会一同被缩紧，随着练习熟练度增加后，练习者会慢慢专注于根锁收缩的会阴部。

2-3. 闭上双眼，全身放松，深吸气后止息，下巴靠胸做喉锁（Jalandhar Bandha），接着将根锁尽可能收紧上提，停留至需要吐气为止。

2-4. 回来时，先松根锁，接着松喉锁，提起下巴头回正，慢慢吐气。

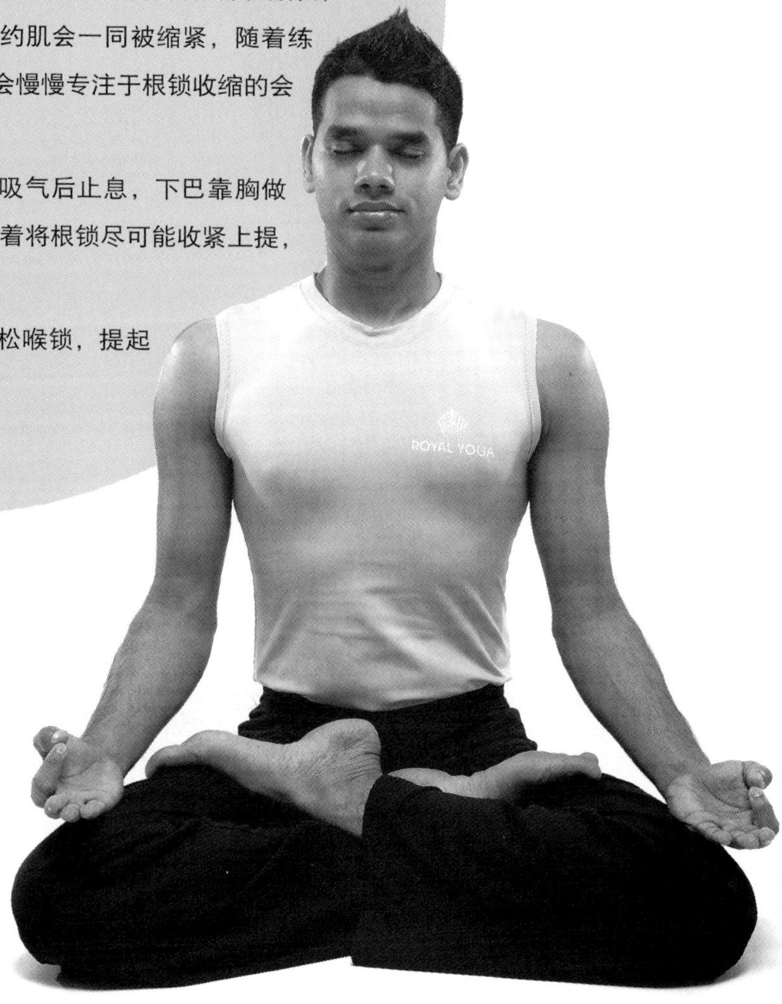

益处 Benefit

强化骨盆底肌群、生殖与排泄功能。

禁忌 Contra-indication

生理期期间不可以做根锁，本练习需在有经验的专业瑜伽教师指导下进行。

1
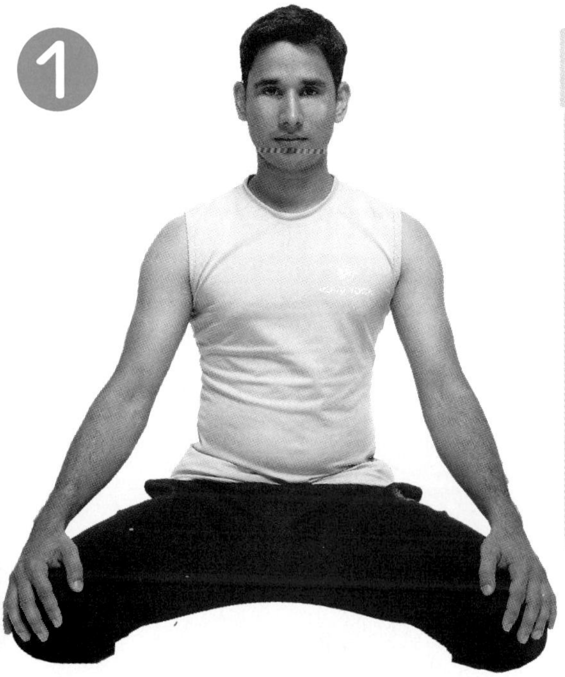

改善性功能障碍

青蛙式 Mandukasana

1. 呈金刚坐姿（详见 P65），膝盖打开至最宽。
2. 双手往前延伸，使臀部离开后脚跟至大腿垂直地面为止，接着将小腿平行打开。
3. 手肘弯使上臂垂直地面，收紧腹部，背部延伸平行地面，膝盖小腿平行打开至舒适宽度，停留 5~8 次深呼吸。

2
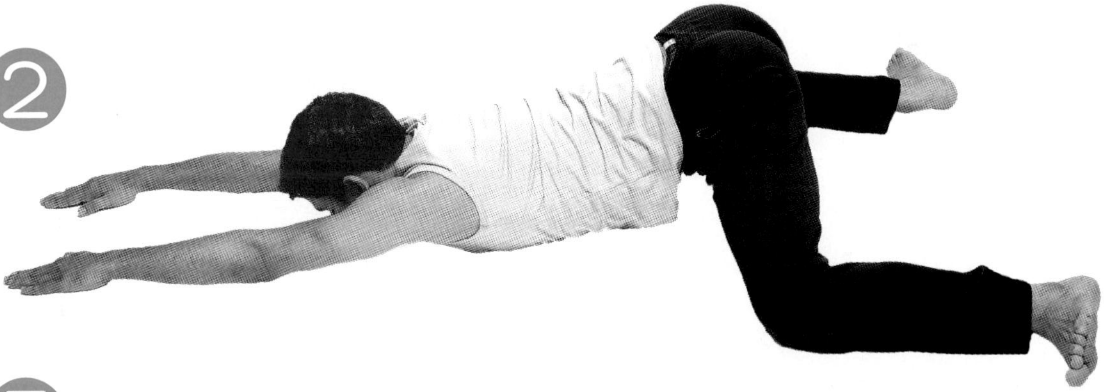

3
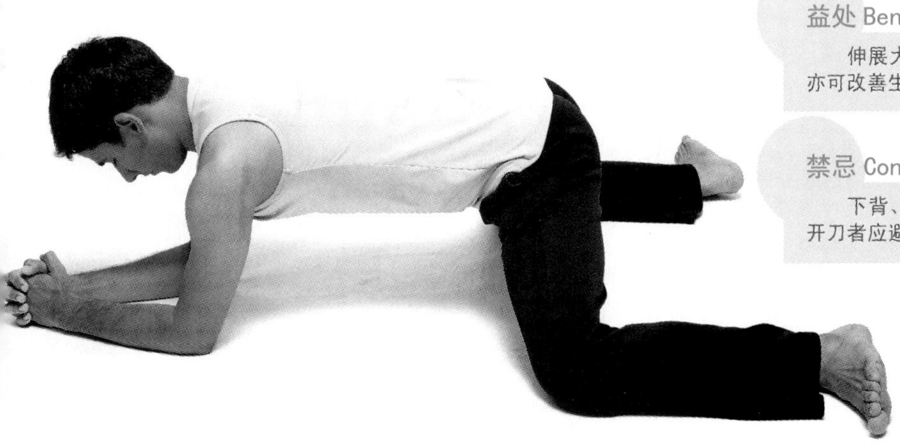

益处 Benefit

伸展大腿内侧、胸腔、肩膀、髋关节，亦可改善生理期不适，可纾压及缓和情绪。

禁忌 Contra-indication

下背、膝盖受伤，疝气，溃疡，腹部曾开刀者应避免此练习。

改善性功能障碍

鱼式 Matsyasana

1. 呈莲花坐姿（详见 P66）。
2. 以下手臂与手肘撑地，吸气，上半身缓缓向后仰，提起胸部与背部呈圆弧状向上推高，头部后仰，下巴自然向上，让喉咙充分伸展 。

①

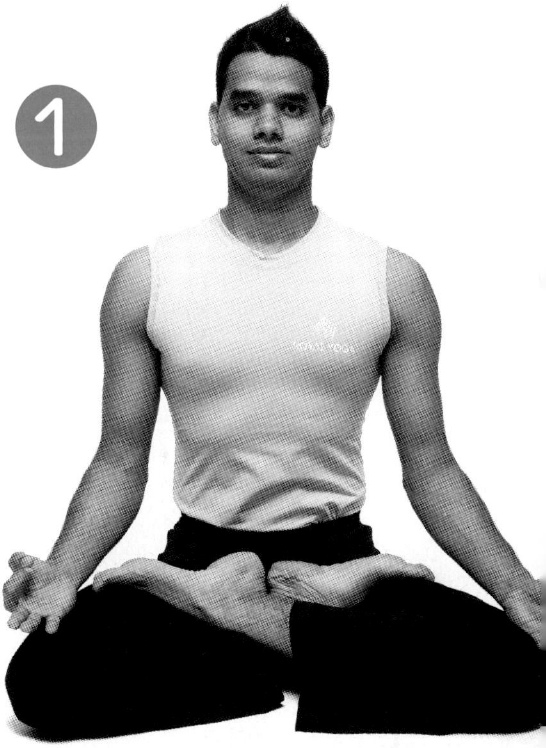

②

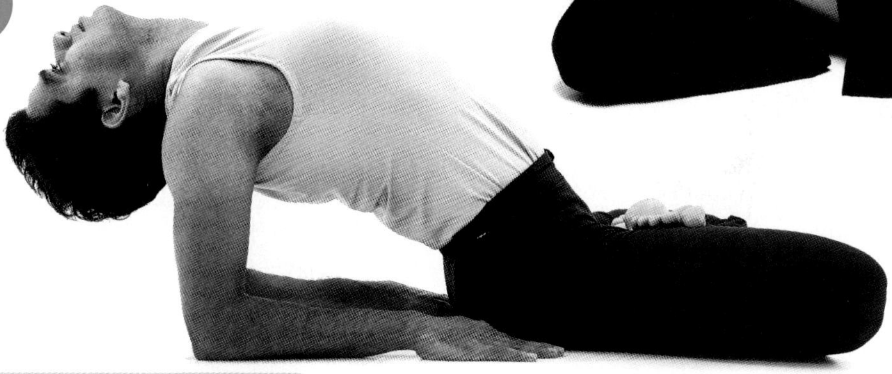

3. 吐气时头部放到地上，吸气，胸部再向上延展。再吐气，头顶着地，以双手前三根手指扣住双脚大拇指，让身体重量交给后脑、手臂、臀部与膝盖，感觉喉咙舒展，而颈部不过度压迫。停留 5 ～ 8 次深呼吸后，同样以手肘撑地，放松颈部与后脑勺回到地面，解开双腿打直延伸，于躺姿放松。

③

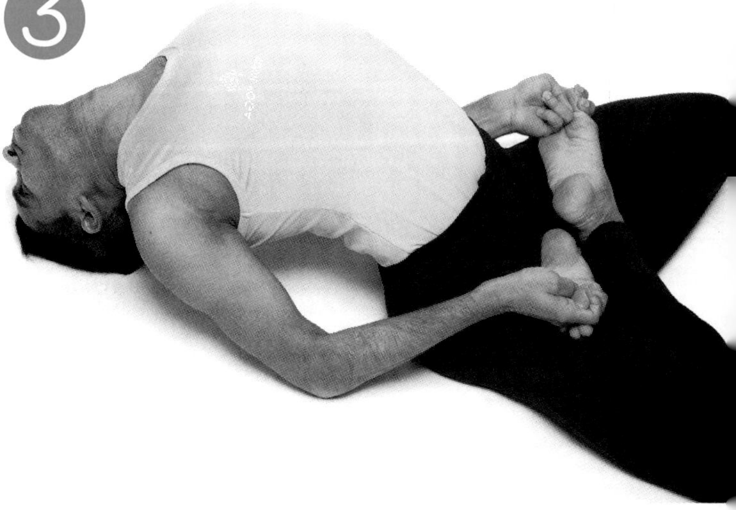

改善不孕症

坐姿扭转式
Ardha Matsyendrasana

①

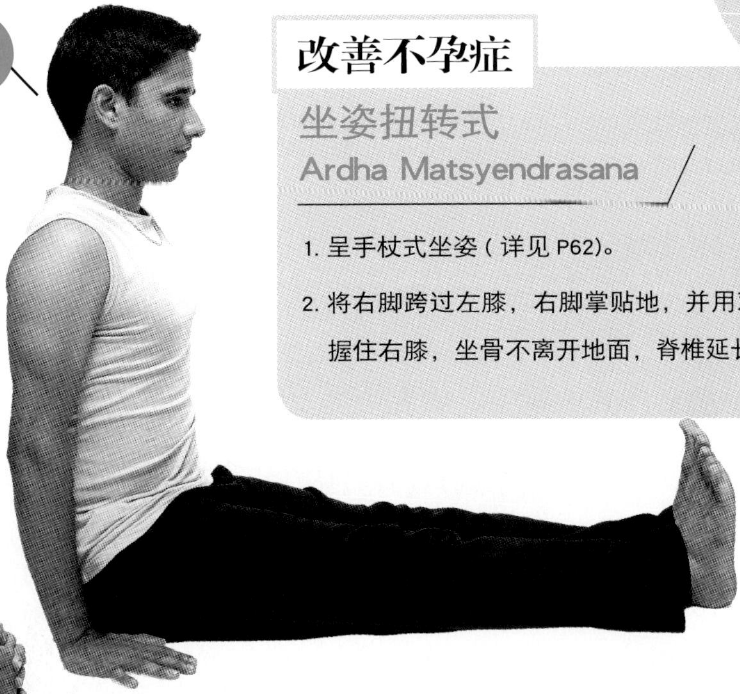

1. 呈手杖式坐姿（详见 P62）。
2. 将右脚跨过左膝，右脚掌贴地，并用双手握住右膝，坐骨不离开地面，脊椎延长。

②

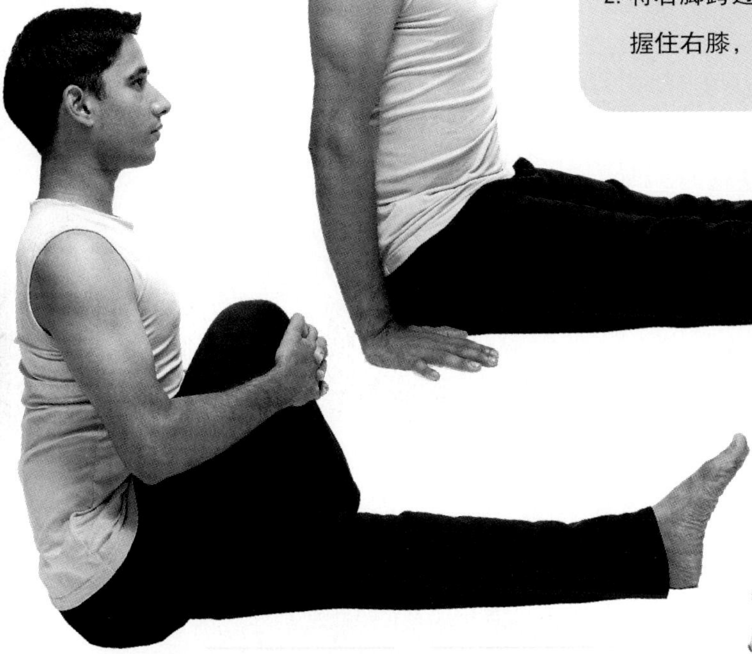

③

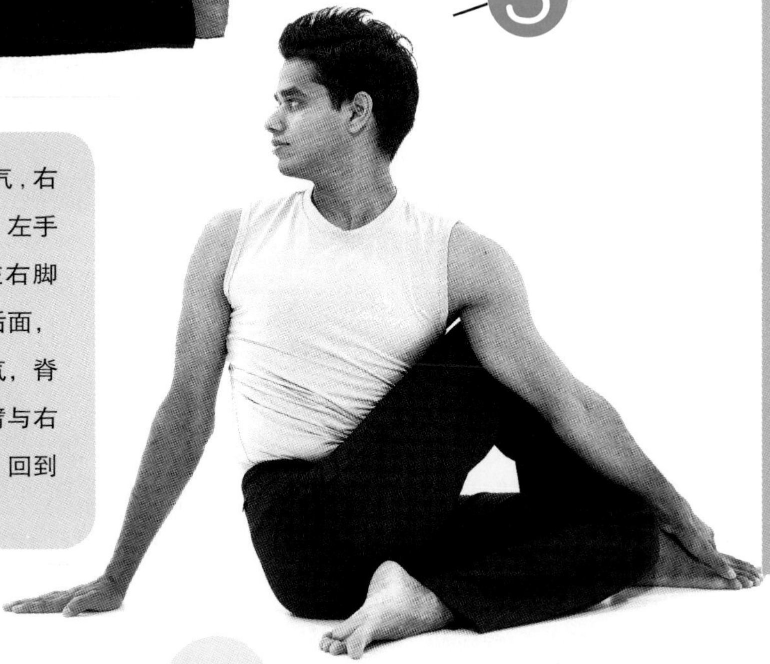

3. 左脚弯曲，左脚跟轻点右臀部，吸气，右手掌于身后撑地使脊椎延长，吐气，左手与手臂绕到右膝外侧，左手掌抓住右脚弓，颈椎向右转，视线看向右肩膀后面，脊椎颈椎成一直线，双肩等高，吸气，脊椎再拉长，吐气，加深扭转，左手臂与右腿互推，停留 5~8 次深呼吸，吸气，回到手杖式，接着换边进行。

益处 Benefit

1. 改善背痛、膝盖痛。
2. 扭转动作可促进背部组织循环，增加背部弹性及柔软度。
3. 强化消化系统，按摩脏器，刺激及平衡肾上腺素分泌。

禁忌 Contra-indication

1. 怀孕期间不能做这个练习。
2. 背部严重受伤、疝气或溃疡的练习者，应该在有指导老师的情况下做练习。

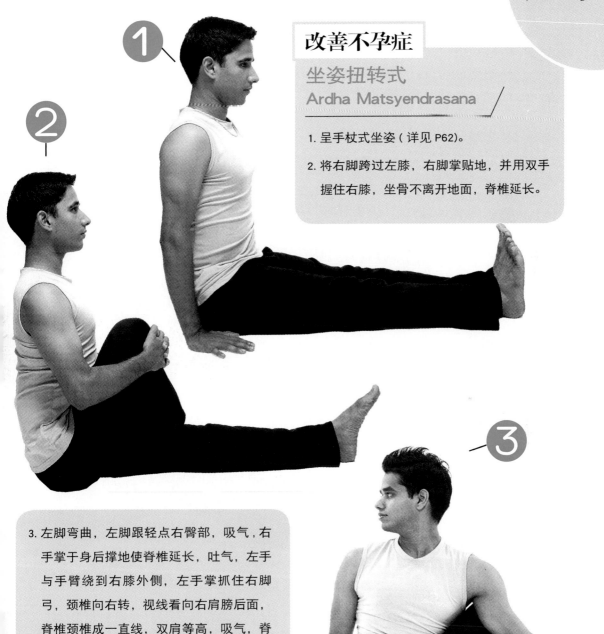

改善不孕症

直腿前弯式变化
Paschimottanasana Variation

1. 呈手杖式（详见 P62）。

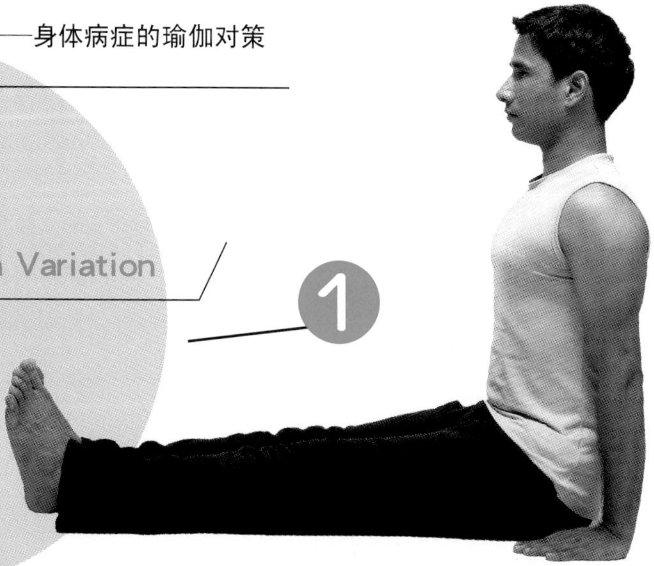

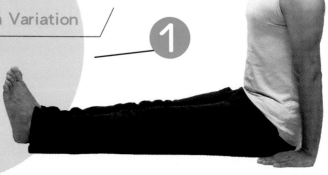

2. 先将膝盖弯曲，然后脚跟往前推，深吸气后将双手向上提起。

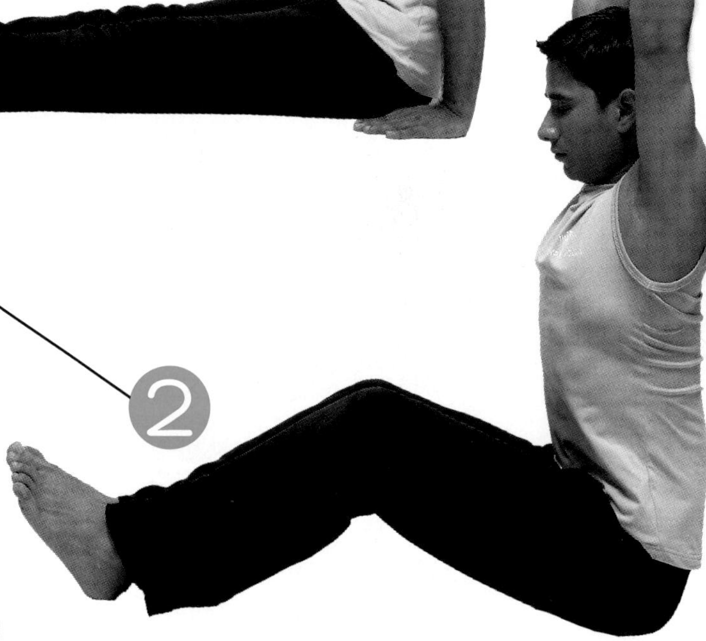

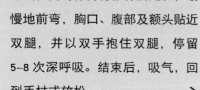

3. 吐气，同时保持脊椎伸展延长，缓慢地前弯，胸口、腹部及额头贴近双腿，并以双手抱住双腿，停留 5~8 次深呼吸。结束后，吸气，回到手杖式放松。

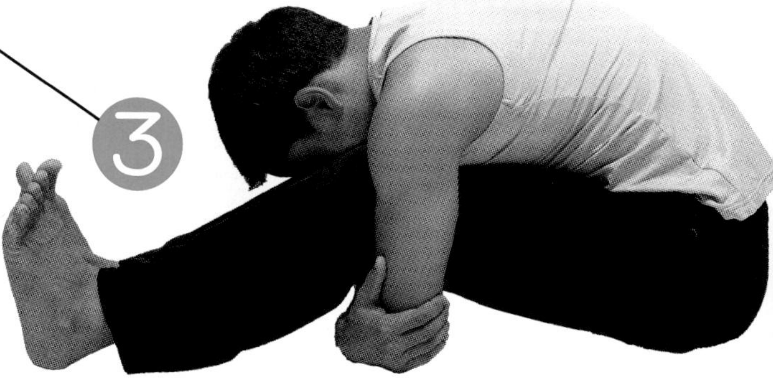

益处 Benefit

强化生殖与泌尿系统、保养前列腺、按摩内脏、伸展腿后侧、增加髋关节柔软度。

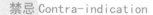

禁忌 Contra-indication

椎间盘突出、坐骨神经痛及疝气患者应避免本练习。

改善不孕症

英雄式变化 Adho Mukha Virasana

1. 呈猫式（详见 P151）。
2. 上半身前倾让额头贴地，将双手放在小腿肚上，指尖深埋进膝窝处，手指将小腿肚肌肉顺着往后拨向脚踝，并往外拨开，接着缓慢往后坐在脚跟之间 ，双手放到膝盖上。

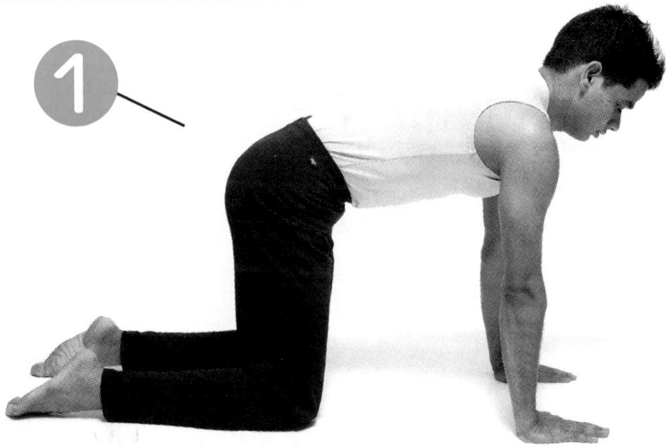

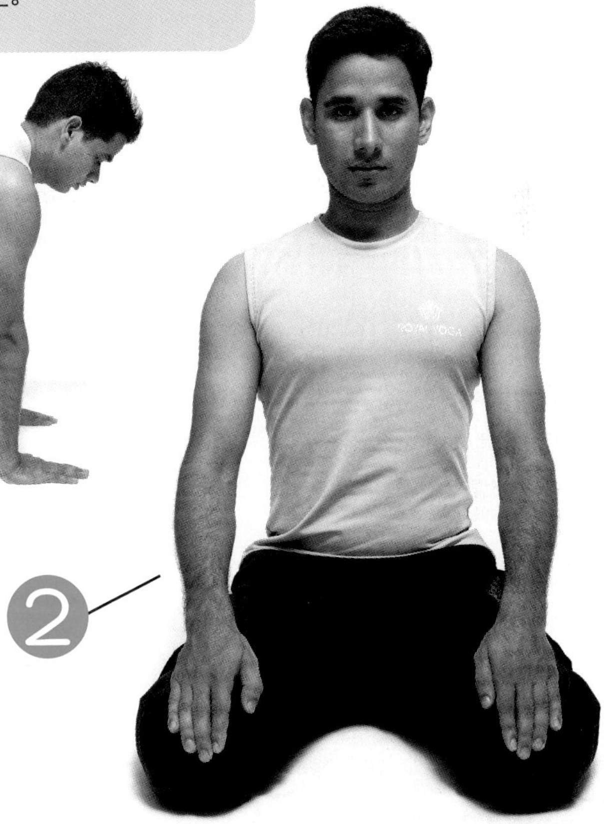

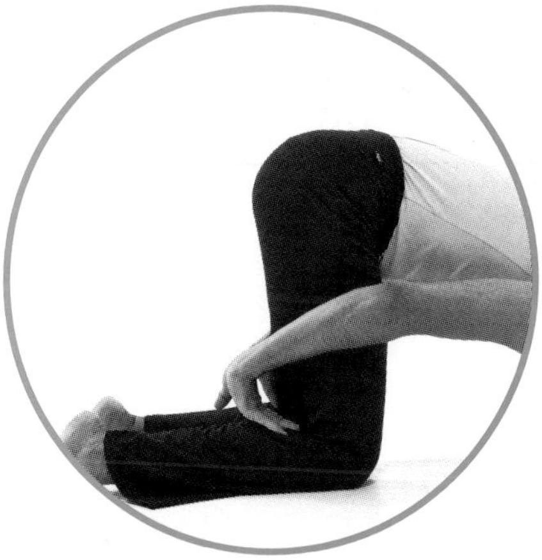

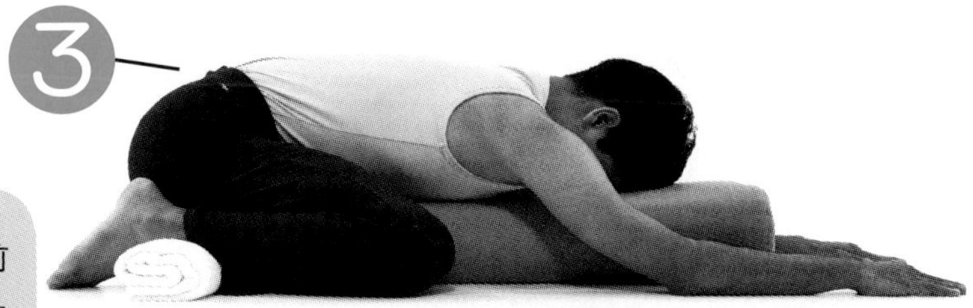

3. 将瑜伽抱枕置于大腿之间，双手往前延伸使脊椎延长，坐骨不翘起，缓慢把身体贴在抱枕上，放松肩膀手臂，到位后眼睛闭上，舒适地在此停留5~10 分钟。其后以相反顺序离开本动作，在手杖式放松 1~2 分钟。

小提醒 Reminder

膝盖、脚踝受伤者可以通过辅具协助进入动作。

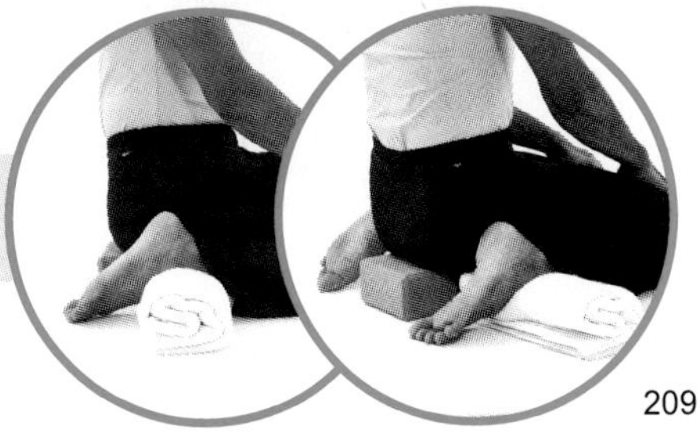

想要睡得好，唯一的方式就是释放掉自己全部的压力，放松全身，就能轻松入眠，给你睡眠好品质。

改善睡眠品质

下犬式

Adho Mukha Svanasana

1

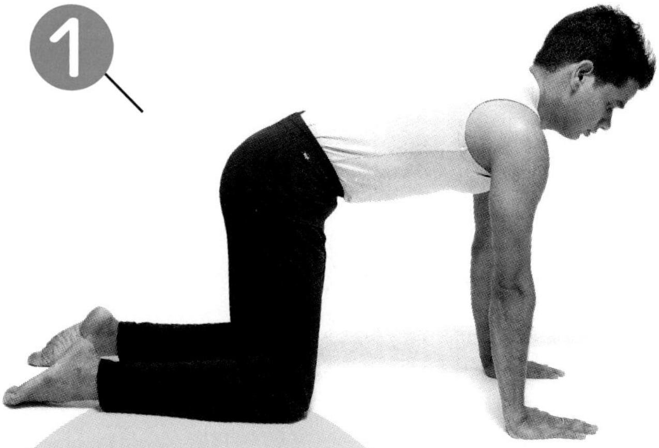

1. 呈猫式（详见 P151)，双手手掌平行稳定贴地，中指朝前，颈部放松。

2

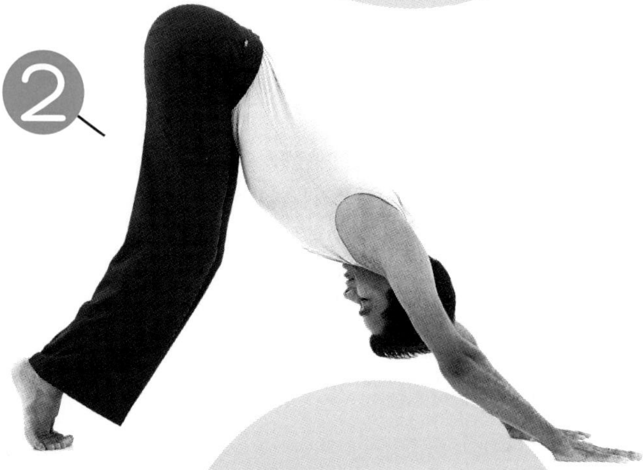

2. 脚趾点地，膝盖离地一点点，此时会感觉身体重量往前送至手臂。吐气，同时将腹部推向大腿，坐骨往上提，脊椎延伸，眼睛看向膝盖，耳朵则垂直地面。

3

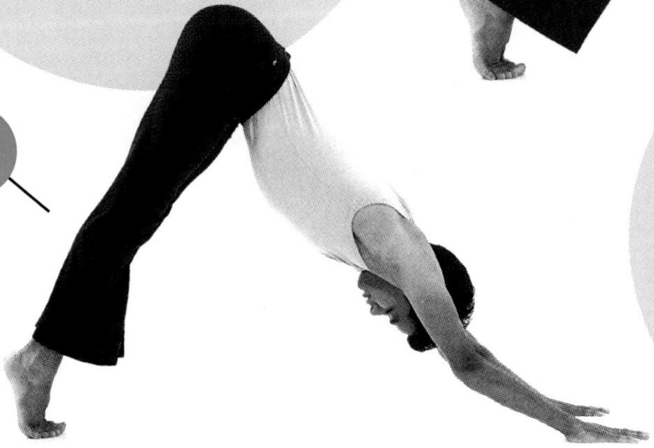

3. 如背部得以保持延伸不会驼背的话，可在此慢慢将膝盖打直；否则继续停留于步骤 2。

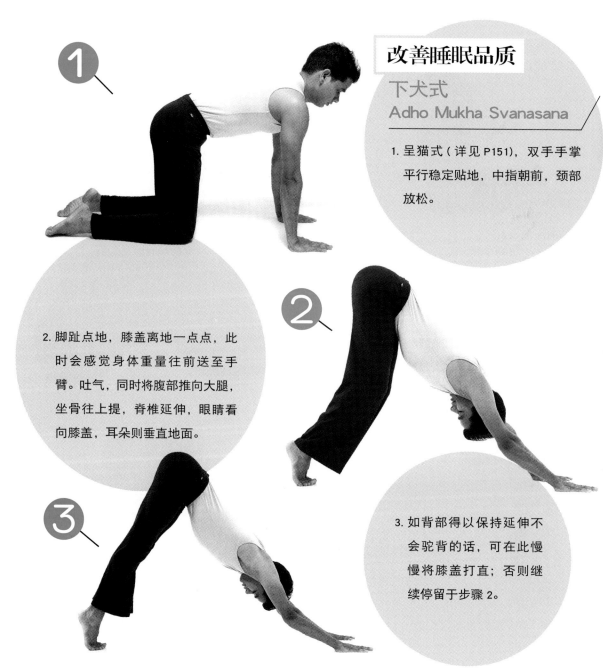

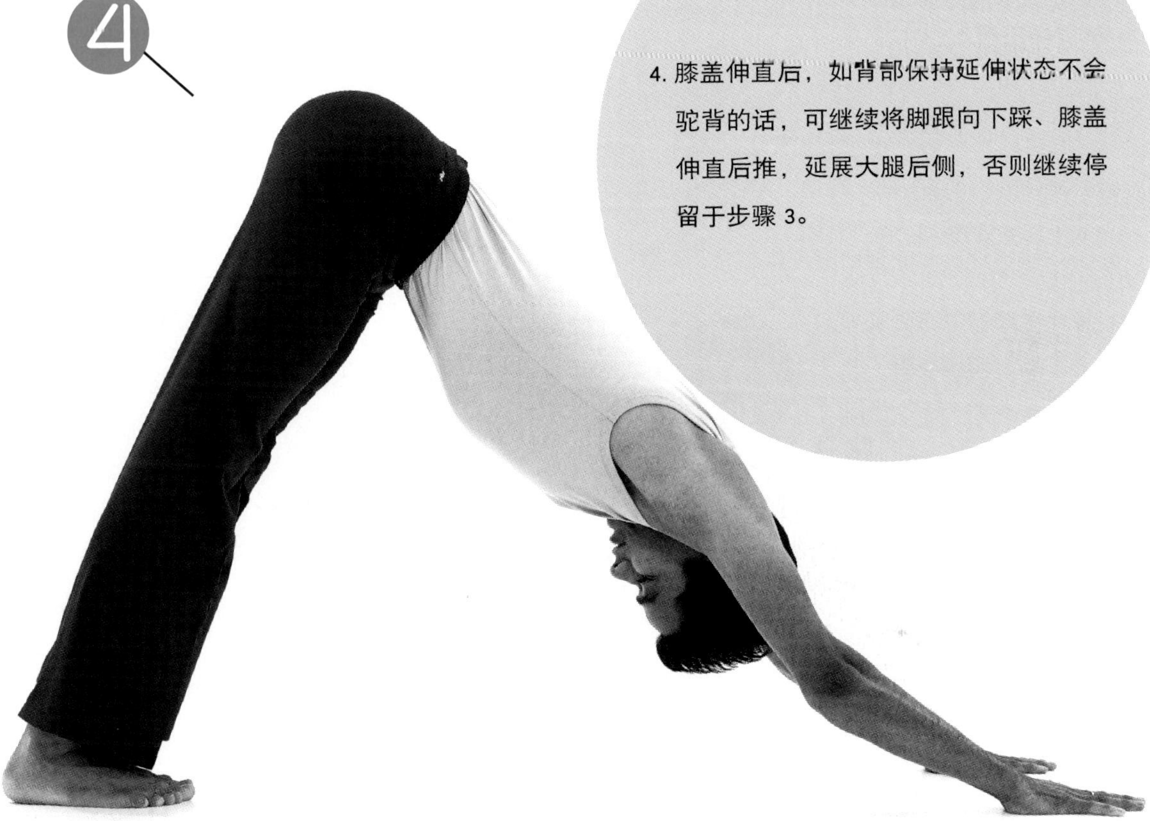

4. 膝盖伸直后，如背部保持延伸状态不会驼背的话，可继续将脚跟向下踩、膝盖伸直后推，延展大腿后侧，否则继续停留于步骤 3。

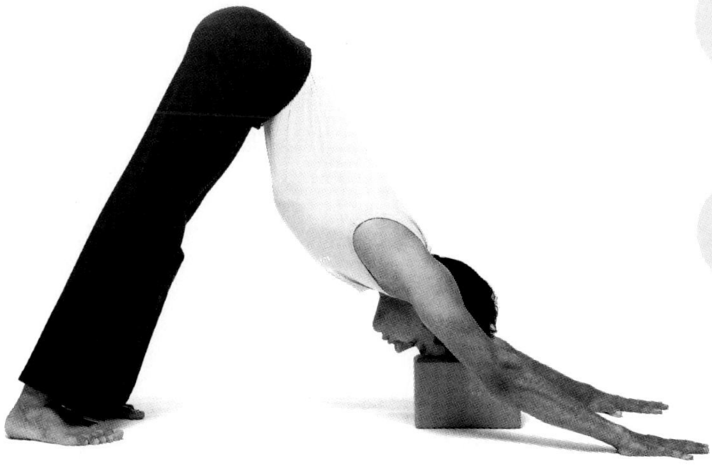

小提醒 Reminder

高血压或其他心血管疾病患者，可将头放在瑜伽砖或其他辅具上练习，生理期期间人士可使用辅具进行练习。

益处 Benefit

可增加活力，并改善关节炎，强化腹部、放松心脏，活化大脑及平衡血压，可作为头立式的替代式 。

改善睡眠品质

摊尸式 Shavasana

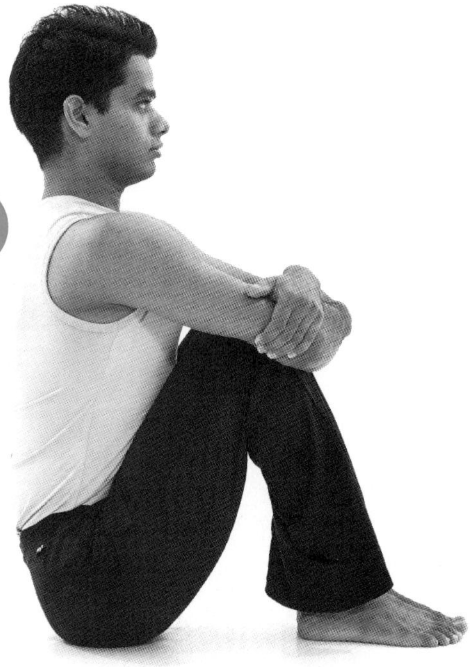

1. 双腿并拢，膝盖弯曲，踩地，坐在垫子正中央，双手环抱双膝。

2. 将双手往后放在垫子上，手掌下推地板，使脊椎伸展 。

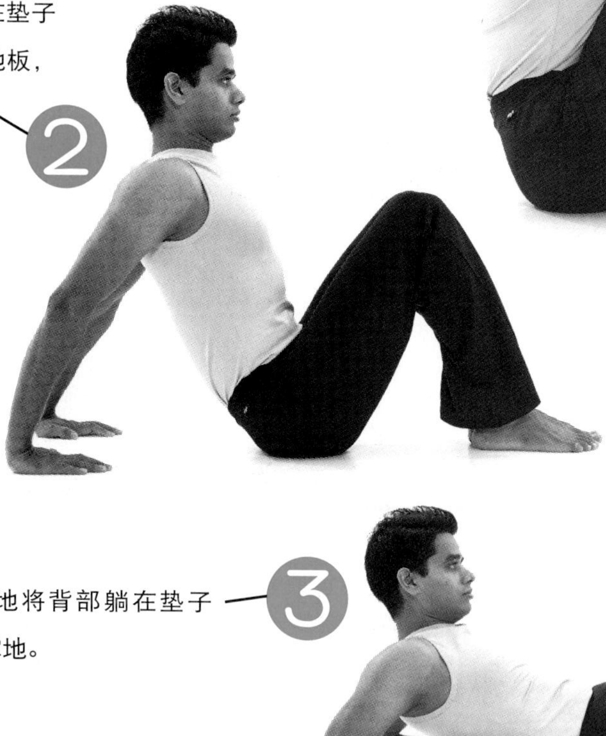

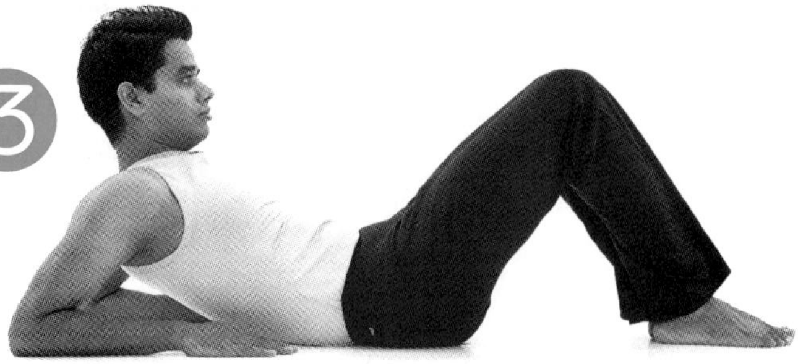

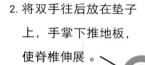

3. 一节一节缓慢地将背部躺在垫子上，手肘打弯撑地。

4. 手背贴地掌心朝上，肩膀放松，往后躺，上背与后脑勺贴地，让前胸伸展，肩膀放松，手臂向前伸直，头部在肩膀中间，背部与地板之间没有任何空隙。

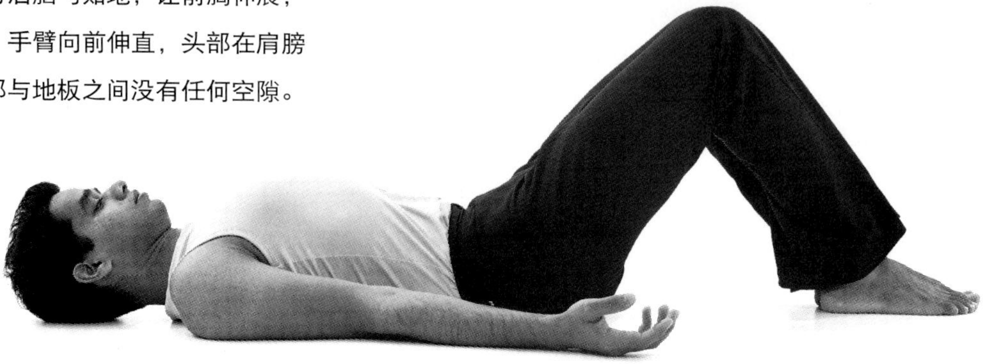

5
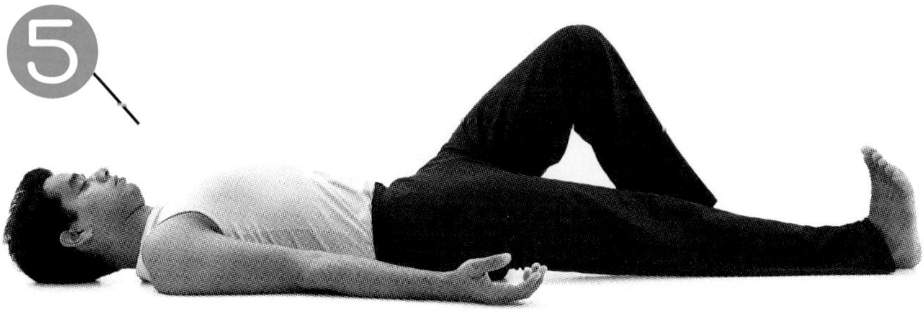

5. 上半身不动，双脚脚跟保持下压地板，缓慢地将右脚跟往前滑使右腿打直，脚跟继续往前推，过程中左脚掌持续下压地面。

6
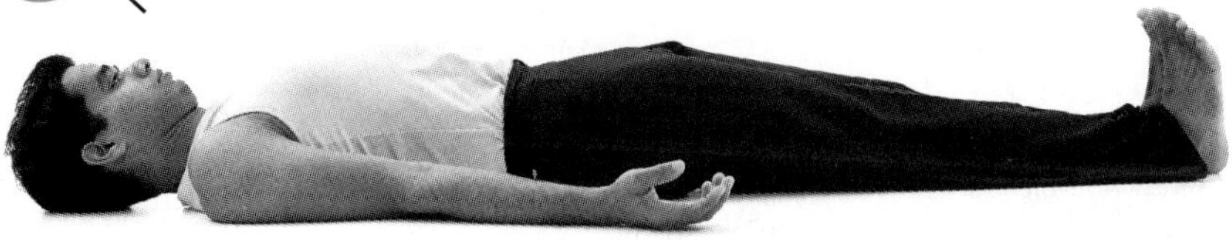

6. 同样地让左脚跟在地板上往前滑，左腿打直，脚跟继续往前推。

7
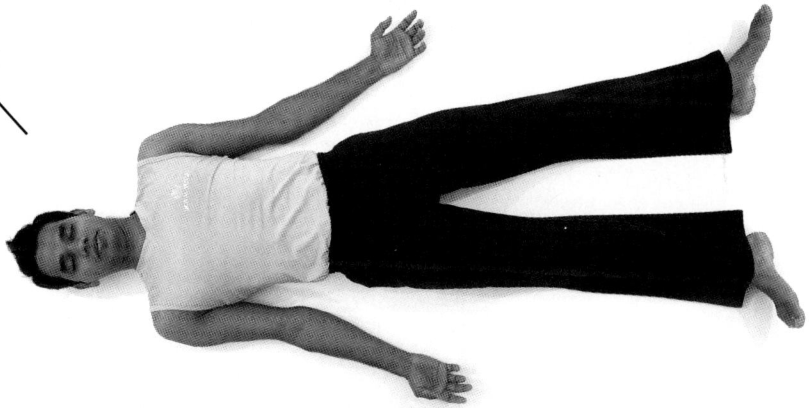

7. 放松双腿，让脚掌自然倒向两侧，如颈部或肩膀不舒适可在脖子下方放置小毛巾，确保颈部与喉咙均匀地放松，将身体带到一舒适姿势后，双眼闭上，全身放松，将意识带到身体每一处，可轻轻调整身体动作使自己舒服，接着专注于呼吸，自然地深呼吸，如此进行 3~5 次。每一次吐气时让身体更加放松，心中感觉更平静。从 27 倒数到 1， 在心中数息：我在吸气 27 我在吐气 27，我在吸气 26 我在吐气 26，我在吸气 25 我在吐气 25……像这样一路往回数到 1，如中途分心或忘记自己数到哪里，就从头开始，接着将专注力转移至身体，轻轻地动一动手指脚趾，头部轻轻左右转动，双腿并拢，双膝弯曲一脚一脚踩回地板上，将右手臂滑至右耳旁，身体面向右边侧躺，头部枕在右手臂上，左手掌置于胸前，在此停留 2~3 次深呼吸，接着慢慢地坐起身，头部最后才提起。

附录　瑜伽体位法名称对照参考

	Chinese	Sanskrit	English
Ⅰ	站立姿势	Utthistha Sthiti	Standing Pose
1	山式	Samasthiti	Mountain Pose
2	手臂上举式	Urdhva Hastasana	Upward Salute Pose
3	上举手指交扣式	Urdhva Baddhanguliyasana	Upward Bound Fingers Pose
4	祈祷式	Namaskarasana	Salutation Pose
5	上举祈祷式	Urdhva Namaskarasana	Upward Palms Joined Pose
6	鹰式	Garudasana	Eagle Pose
7	反转祈祷式	Paschima Namaskarasana	Reverse Prayer Pose
8	树式	Vrikshasana	Tree Pose
9	幻椅式	Utkatasana	Chair Pose
10	四肢伸展式	Utthita Hasta Padasana	Extended Hands and Feet Pose
11	四肢侧伸展式	Parsva Hasta Padasana	Extended Side Hand and Foot Pose
12	三角伸展式	Utthita Trikonasana	Extended Triangle Pose
13	侧角伸展式	Utthita Parsvakonasana	Extended Side Angle Pose
14	扭转三角式	Parivrtta Trikonasana	Revolved Triangle Pose
15	扭转三角侧伸展式	Parivrtta Parsvakonasana	Revolved Side Angle
16	站立飞机式	Vimanasana	Aircraft Pose
17	半月式	Ardha Chandrasana	Half Moon Pose
18	门闩式	Parighasana	Gate Pose
19	侧前伸展式 / 金字塔式	Parsvottanasana	Intense Side Stretch Pose/ Lateral Stretch Pose
20	双角式	Prasarita Padottanasana	Wide-Angle Standing Forward Bend
21	加强前屈伸展式	Uttanasana	Forward-Bending Pose
22	手抓脚趾伸展式	Padangusthasana	Reclining Hand-to-Big-Toe Pose
23	下犬式	Adho Mukha Svanasana	Downward-Facing Dog Pose
24	英雄一式	Virabhadrasana I	Warrior 1 Pose
25	英雄二式	Virabhadrasana II	Warrior 2 Pose
26	英雄三式	Virabhadrasana III	Warrior 3 Pose
27	舞王式	Natarajasana	Lord of the Dance Pose/ Dancer Pose
Ⅱ	坐立姿势	Upavistha Sthiti	Sitting Pose
28	手杖式	Dandasana	Staff Pose
29	手杖式上举手臂	Urdhva Hasta Dandasana	Raised Arms in Staff Pose
30	手杖式手抓大脚趾	Padangustha Dandasana	Big Toe Staff Pose
31	束角式 / 蝴蝶式	Baddha Konasana	Bound Angle Pose/ Butterfly Pose
32	坐角式	Upavistha Konasana	Wide Seated Forward Bend Pose
33	手抓脚趾坐角式	Padangustha Upavistha Konasana	Seated Wide-Leg Straddle Hold Big Toes Pose
34	盘腿坐	Svastikasana	Auspicious Pose Seated/Crossed Legs
35	盘腿坐山式	Parvatasana – in Svastikasana	Upward Interlocked Fingers in Cross-Legs
36	莲花坐	Padmasana	Lotus Pose
37	英雄坐	Virasana	Hero Pose
38	英雄坐山式	Parvatasana –in Virasana	Hero Pose with Interlocked Fingers
39	牛面式	Gomukhasana	Cow Faced pose
40	孩童式	Balasana	Child Pose
41	神猴哈奴曼式	Hanumanasana	Monkey Pose
Ⅲ	前伸展姿势	Paschima Pratana Sthiti	Forward Extension Pose
42	加强背部伸展式	Paschimottanasana	Seated Forward Bend Pose
43	单腿头碰膝式	Janu Sirsasana	Head to Knee Pose

44	半英雄面碰膝加强背部伸展式	Trianga Mukhaikapada Paschimottanasana	Three-Limbed Forward Bend Pose
45	圣哲玛里奇Ⅰ式	Marichyasana I	The Sage Twist Pose
46	坐角式	Upavistha Konasana	Wide-Angle Seated Forward Bend Pose
Ⅳ	后伸展姿势	Purva Pratana Sthiti	Backward Extension Pose
47	眼镜蛇式	Bhujangasana	Cobra Pose
48	上犬式	Urdhva mukha svanasana	Upward-Facing Dog Pose
49	骆驼式	Ustrasana	Camel Pose
50	轮式	Urdhva Dhanurasana	Wheel Pose
51	弓式	Dhanurasana	Bow Pose
52	蝗虫式	Salabhasana	Locust Pose
53	单腿鸽王式	Eka Pada Rajakapotasana	One-legged King Pigeon Pose
Ⅴ	扭转姿势	Parivrtta Sthiti	Lateral extension pose
54	巴拉瓦伽Ⅰ式	Bharadvajasana I	--
55	巴拉瓦伽Ⅱ式	Bharadvajasana II	--
Ⅵ	倒立姿势	Viparita Sthiti	Inversion pose
56	头倒立	Salamba Sirsasana	Supported Headstand Pose
57	手倒立	Adho Mukha Vrksasana	Handstand Pose
58	支撑肩倒立	Salamba Sarvangasana	Supported Shoulderstand Pose
59	单腿肩倒立	Eka Pada Sarvangasana	Single Leg Shoulderstand Pose
60	侧单腿肩倒立式	Parsvaika Pada Sarvangasana	Side One-Legged Shoulderstand Pose
61	鹤式	Bakasana	Crane Pose
62	乌鸦式	Kakasana	Crow Pose
63	蝎式	Vrschikasana	Scorpion Pose
64	半犁式	Ardha Halasana	Half Plough Pose
65	犁式	Halasana	Plough Pose
66	膝碰耳犁式	Karnapidasana	Ear Pressing Pose
67	双角犁式	Supta Konasana	Reclined Angle Pose
68	侧犁式	Parsva Halasana	Sideways or Twisted Plow Pose
Ⅶ	腹部姿势	Udara Akunchana Sthiti	abdominal poses
69	上伸腿式	Urdhva Prasarita Padasana	Upward Extended Foot Pose
70	半船式	Ardha Navasana	Half Boat Pose
71	完全船式	Paripurna Navasana	Full Boat Pose
72	卧手抓脚趾伸展一式及二式	Supta Padangusthasana I & II	Reclining Hand-to-Big-Toe Pose 1 and 2
Ⅷ	其他		
73	萤火虫式	Tittibasana	Firefly Pose
74	马面式	Vatayanasana|	Horse-faced Pose
75	侧平板式	Vasisthasana	Side Plank Pose
76	蛙式	Bhekasana	Frog Pose
77	脚交叉双臂支撑式	Bhujapidasana	Shoulder-Pressing Pose
78	鳄鱼式 / 四肢点地式	Chaturanga Dandasana	Four-Limbed Staff Pose
79	八肢点地式	Ashtanga Namaskara	Salute With Eight Limbs Pose
80	鱼式	Matsyasana	Fish Pose
81	孔雀式	Mayurasana	Peacock Pose
82	仰卧英雄式	Supta Virasana	Reclining Hero Pose
83	单腿康迪亚第一式	Eka Pada Koundinyasana I	One-Legged Sage Pose 1
84	单腿康迪亚第二式	Eka Pada Koundinyasana II	One-Legged Sage Pose 2
85	八角式	Astavakrasana	Eight-Angle Pose

番外篇
你所不知道的镜头外

Master Jitu Soni Inder

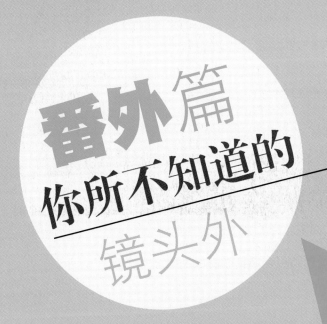

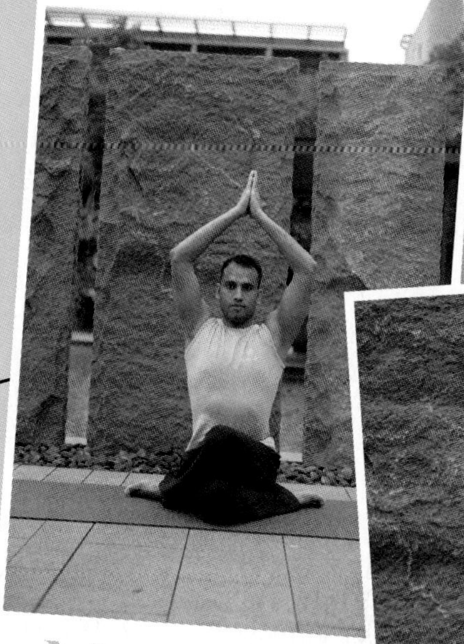

Master Jitu

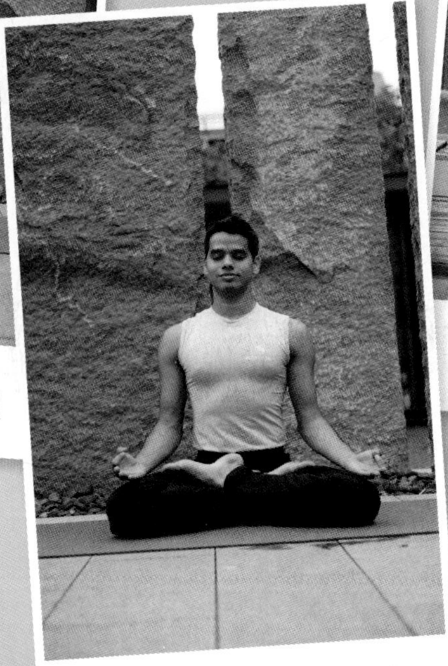

Master Soni

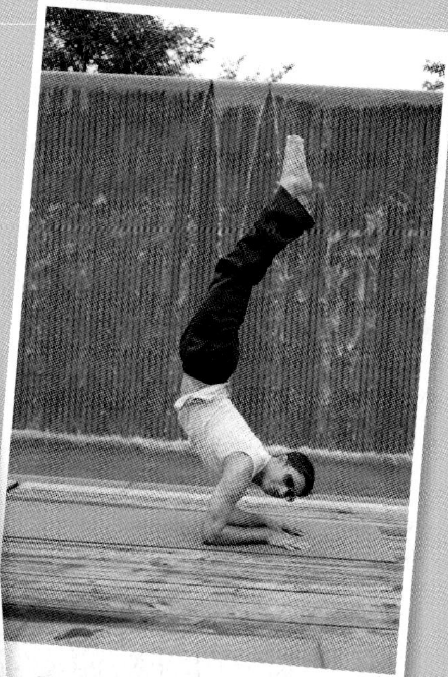

Master Inder

About your master

平日拥有众多粉丝的印度瑜伽老师，难得入镜，将帅气及幽默的另一面呈现在镜头前，让我们一窥拍照时的小插曲，在专业之外更贴近他们真实且亲切的模样。

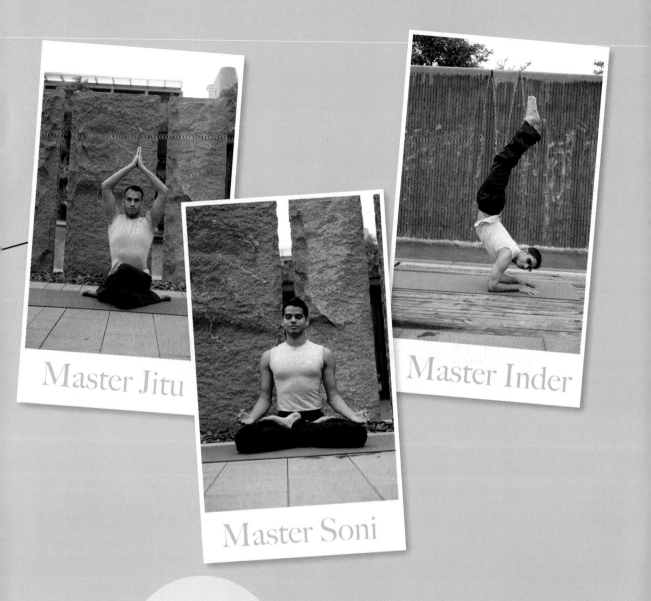

“开拍前”

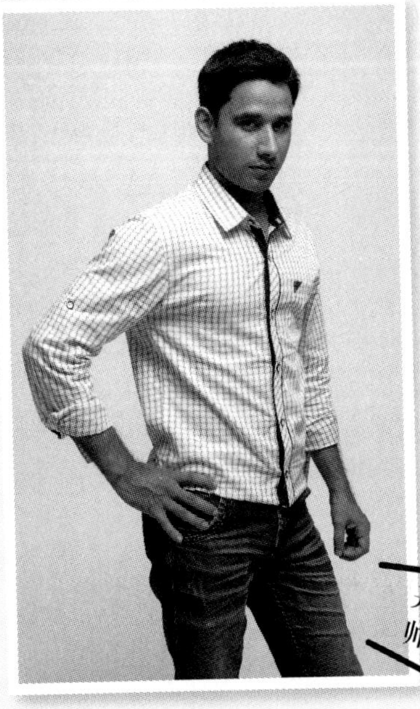

开拍前，先拍一张帅照来祭祭照相机大神！

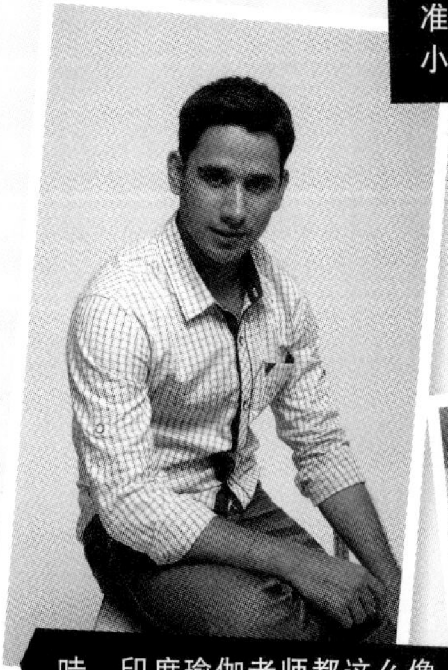

哇，印度瑜伽老师都这么像偶像明星吗？

摄影大哥说：“尹德尔帅到掉渣了，可以进军宝来坞了，包准红！”只见跟在摄影师旁的小编眼睛都快掉出来了。

帅到破表指数 200%

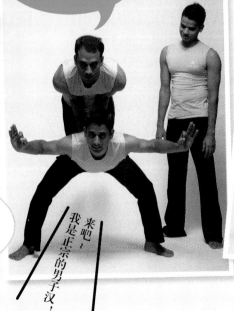

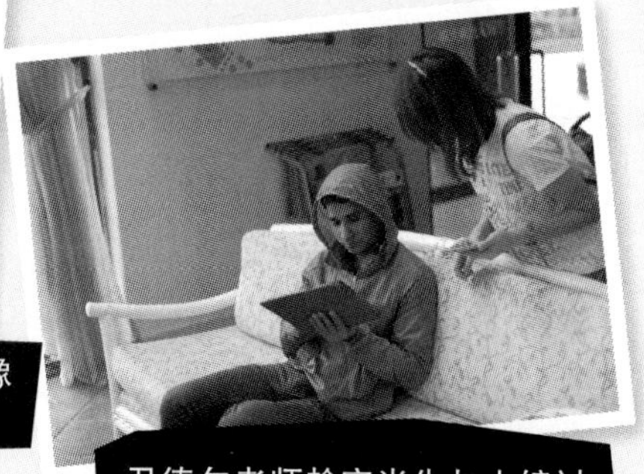

尹德尔老师趁空当先与小编讨论封面照片的姿势！

“Day 1”

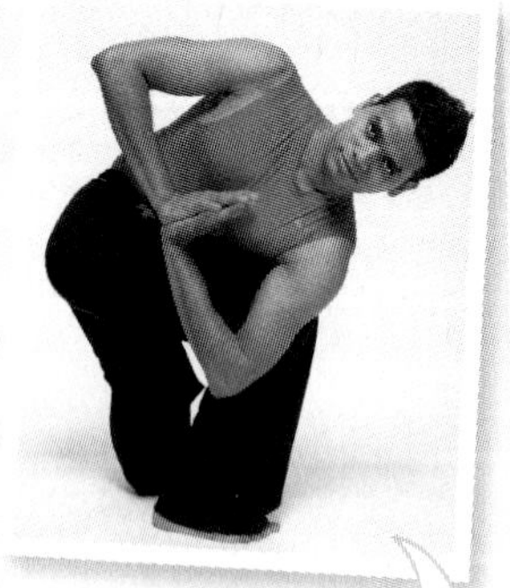

大吉大利，请大家一定要买我们的瑜伽书喔。

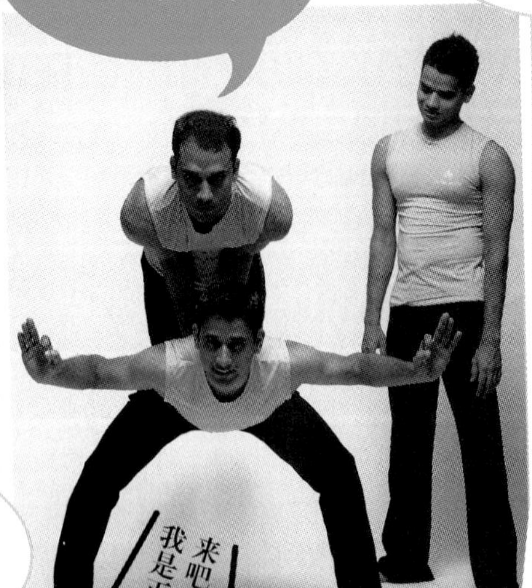

你的腰杆不够软，让我来为你调整一下。
有人的骨头要散了，嘿嘿！
来吧～我是正宗的男子汉！

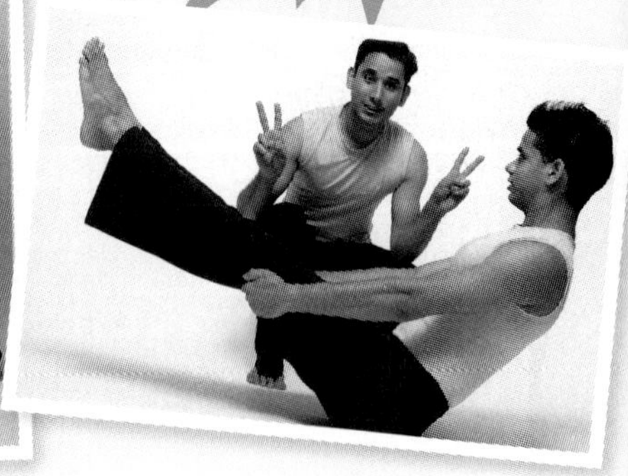

索尼老师：“喂，尹德尔！人家这个姿势很难的，别让我破功！”

“Day 2”

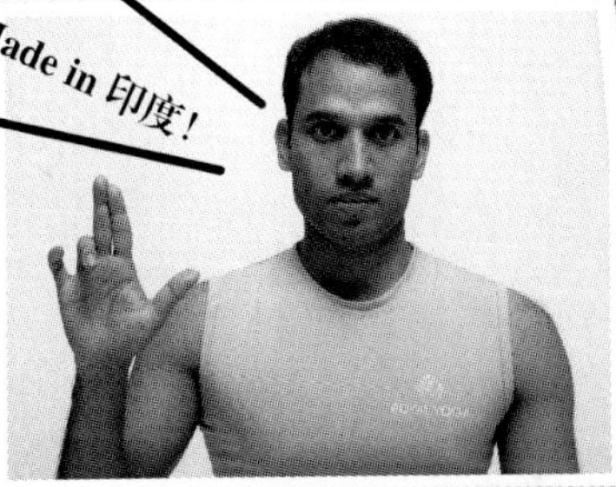
发誓，
真的 Made in 印度！

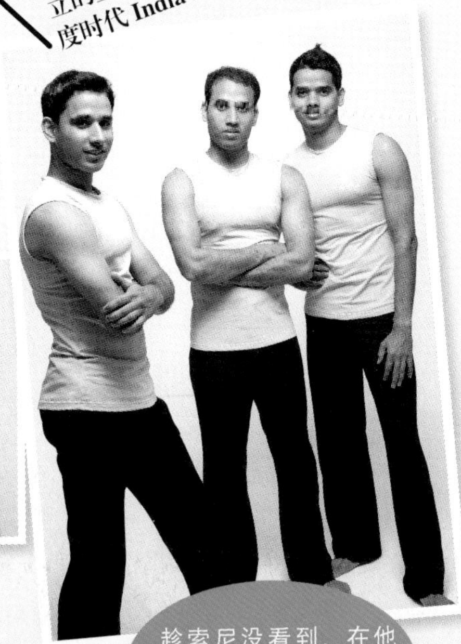
Hi，大家好！我们是新成立的宝来坞偶像团体“印度时代 India Style”！

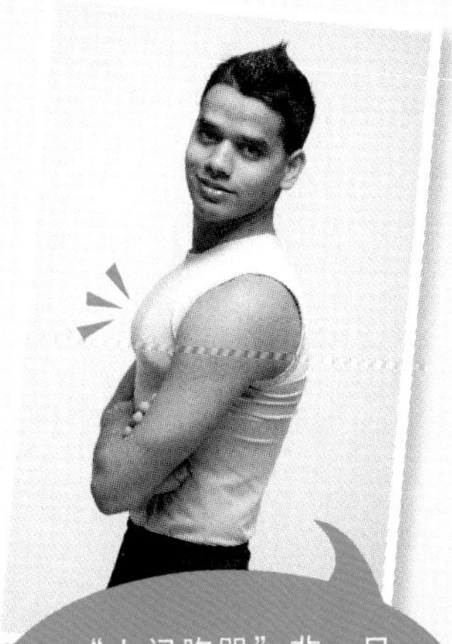
“人间胸器”非一日造成的！同学们，每天要好好练瑜伽喔！

“Day 3”

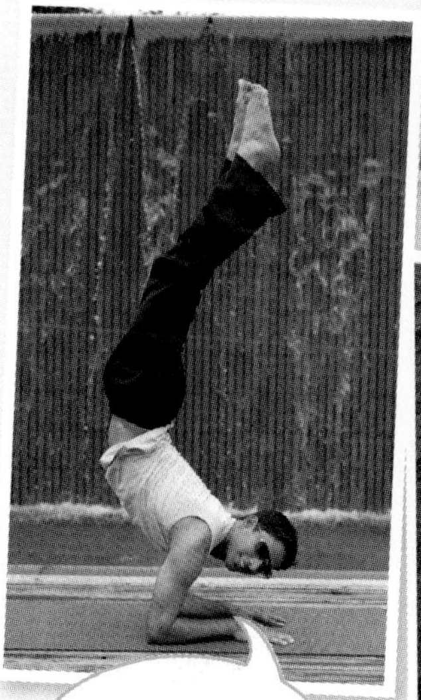
不要随便学，哥哥有练过！

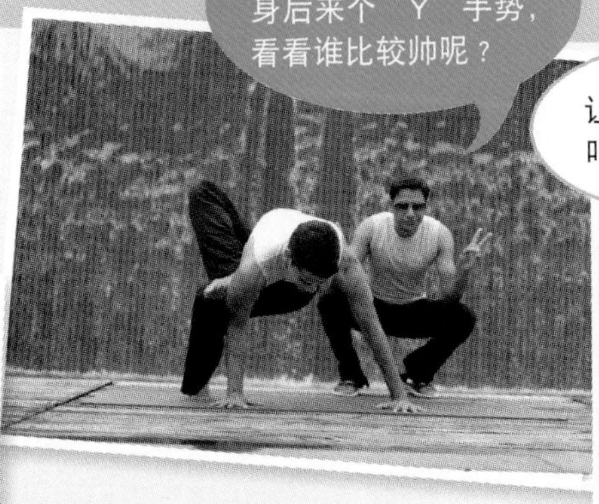
趁索尼没看到，在他身后来个“Y”手势，看看谁比较帅呢？

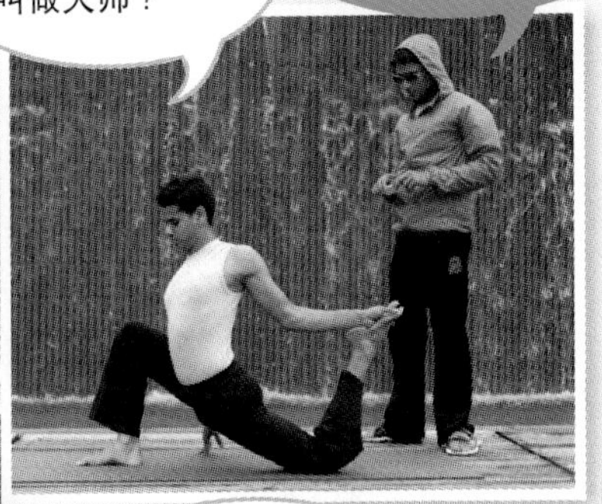
让你瞧瞧什么叫做大师？
哇！索尼老师好棒！赶快拍个照留念！

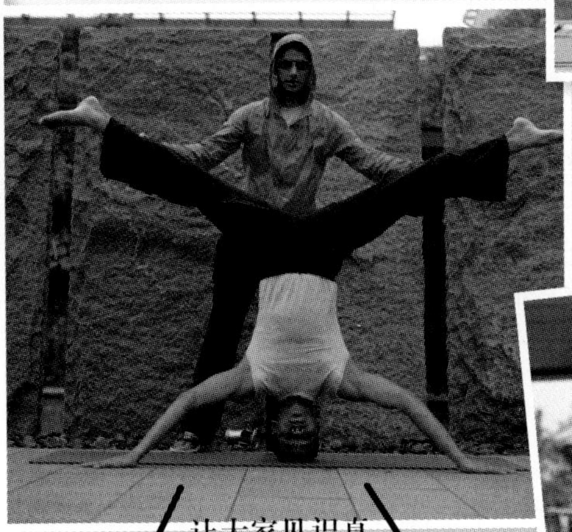
让大家见识真正的劈腿！

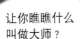

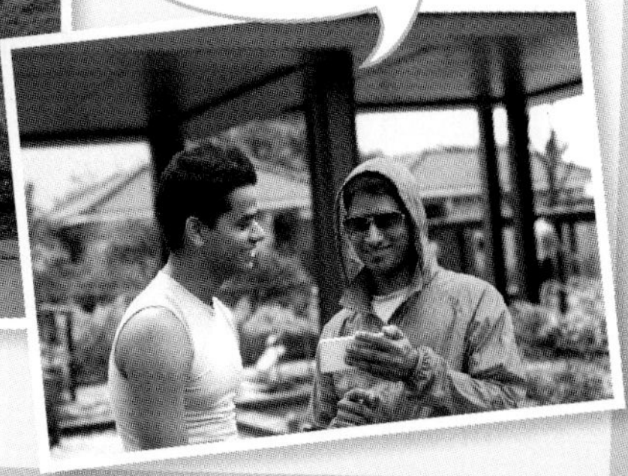
嘿嘿，趁吉图不在，抢他的版面！

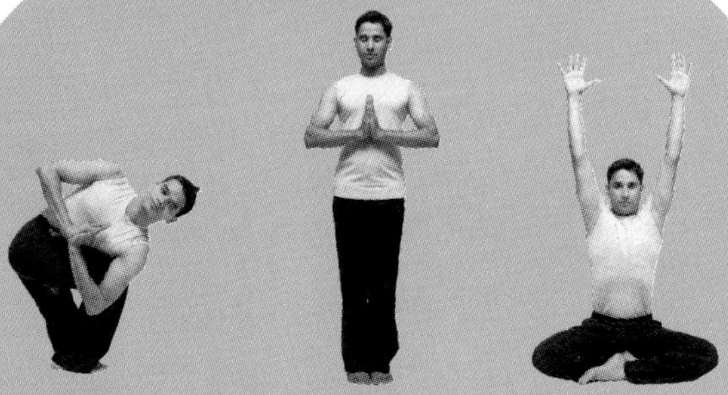

印度舒瑜伽

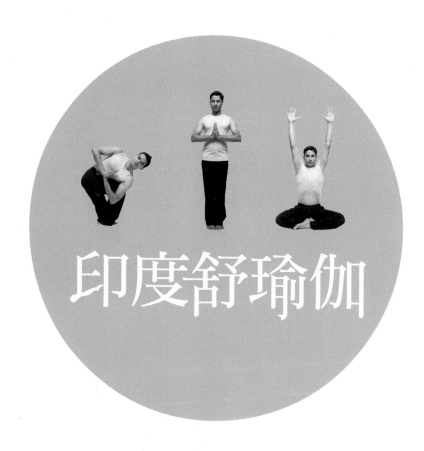